代谢综合征的中医药防治

主　　编　俞　捷　范　源
副主编　李静平　柳　尧　杨兴鑫　顾　雯
编　　委　（按姓氏笔画排序）

马　迪　　韦姗姗　　庄馨瑛　　刘弘毅　　李云飞
李静平　　杨兴鑫　　张　范　　张克交　　陈　帅
范　源　　范译丹　　柳　尧　　俞　捷　　贺　森
顾　雯　　曹冠华　　颜　洁

科学出版社
北京

内 容 简 介

《素问·通评虚实论》指出"凡治消瘅，仆击，偏枯，痿厥，气满发逆，甘肥贵人，则膏粱之疾也"，膏粱之疾可以说是我国传统医药学对代谢综合征最早的经典描述。数千年来，中医药一直是我们的祖先对抗此类疾病的有力武器。本书创作立足于中医药视角，全面梳理了代谢综合征中、西医诊断标准，流行病学特征及危险因素，中医基础理论研究，各类典型代谢综合征中医药防治的临床研究，古今研究中药防治作用及其机制，现代多学科交叉技术的研究成果，同时囊括了常见药食两用、可预防及改善该类疾病的功能食品应用。

本书适用于从事代谢综合征中医药防治研究的科研工作者、研究生、临床医生及对其感兴趣的广大读者。

图书在版编目（CIP）数据

代谢综合征的中医药防治 / 俞捷，范源主编. — 北京：科学出版社，2019.11

ISBN 978-7-03-062940-1

Ⅰ. ①代… Ⅱ. ①俞… ②范… Ⅲ. ①代谢病—综合征—中医治疗法 Ⅳ. ①R259.89

中国版本图书馆 CIP 数据核字（2019）第 242358 号

责任编辑：周 园 / 责任校对：郭瑞芝
责任印制：徐晓晨 / 封面设计：陈 敬

科学出版社 出版
北京东黄城根北街 16 号
邮政编码：100717
http://www.sciencep.com

北京科印技术咨询服务有限公司数码印刷分部印刷
科学出版社发行 各地新华书店经销

*

2019 年 11 月第 一 版 开本：787×1092 1/16
2025 年 3 月第三次印刷 印张：13 3/4
字数：323 000
定价：128.00 元
（如有印装质量问题，我社负责调换）

序

  代谢综合征是人体的蛋白质、脂肪、碳水化合物等物质发生代谢紊乱的病理状态，是一组临床常见的复杂的代谢紊乱症候群，亦是导致糖尿病、心脑血管疾病等继发性病变的危险因素。随着人们物质生活水平的提高、饮食结构的变化、生活压力的加大、不良的生活习惯及人们对此综合征的认识不足，代谢综合征的发病率呈逐年上升趋势，已成为严重威胁人类生命健康的重要杀手之一。

  中医学倡导的"治未病"理念及"整体观"系统论的辨证论治，对代谢综合征的防治具有重要的指导意义。近些年来，中医药工作者通过不断地探索、研究与实践，在一定程度上减少了代谢综合征的发生，为人类健康提供了很好的保障。"治未病"的核心思想主要是"未病先防""既病防变""瘥后防复"。多数的代谢综合征只要早期调治、预防到位，就可以避免进一步损害的发生；对于代谢综合征患者，只要治疗得当，同样可以阻断疾病的进展。当患者痊愈后仍需注意调理，以防止疾病复发。临床实践已经证实中医药对代谢综合征的防治有许多优势，无论是早期预防，还是患病后防止传变及养生调摄等，都有相应的措施和较佳的疗效。

  本书对代谢综合征的中医病因病机、证候辨识、论治之道、中医基础理论研究、临床研究的相关信息、常用治疗药物及保健食品进行了系统介绍，资料充分，信息量丰富，对代谢综合征中发病率较高、大众及研究工作者最关切的糖尿病及其并发症、高脂血症、肥胖症、脂肪肝、高尿酸血症与痛风等的中医药防治进行了系统的介绍。同时将中医药治疗代谢综合征的最前沿知识囊括在内，可为研究者们继续努力地用现代科学语言阐释中医药治疗代谢综合征的奥秘提供某些启迪。书稿既成，反映出云岭多年从事代谢综合征疾病防治和科学研究工作者们的心血，同时也梳理了其他同行和专家的经验及最新研究成果，力求将中医药防治代谢综合征的方法及经验介绍给广大读者。这本书洋洋洒洒数十万言，内容丰富，且整理加入了新近发表的众多前沿研究结果，对代谢综合征的防治工作大有裨益。

  书稿付梓在即，本人得以先睹为快，受益匪浅，倍感欣慰。有感于后辈求真务实、锲而不舍的精神，有助于中医药学术的继承与创新，故乐为之序。

国医大师 张 震

2019 年 7 月于春城

前　言

《说文解字注》载"代，更也。更者，改也"。"凡以此易彼谓之代"。

《淮南子》载"轮转而无穷，象日月之运行，若春秋有代谢"。

《初学记》载"新故代谢，四时次也"。

我们的祖先将时间、空间、物质的更迭规律谓之代谢，代谢异常将会给机体带来很大的负担。近20年来，随着全球经济的迅猛发展和人们饮食结构及生活方式的改变，由胰岛素抵抗而引发的蛋白质、糖类、脂肪等物质代谢异常所致的代谢综合征发病率日益升高。它是一组以高血糖、高血压、血脂异常、肥胖为主且集结了多种代谢性疾病的综合症候群，严重影响着人们的身心健康，逐渐成为全球公共卫生共同面临的危机，对该病的有效防治迫在眉睫。

在古往今来的长期临证实践和科学研究中，传统中医药学在代谢综合征的病因、病机、证候特点、病证结合论治用药、现代中药研发思路及方法与功能食品开发等方面积累了丰富的知识和经验，并形成了较为完整的理论体系，可用于指导临床有效治疗及相关中药研发。

本书创作立足于中医药视角，基于编者们多年的临床和科研工作实践及成果，同时结合该领域其他同行和专家的经验及最新研究成果，全面梳理了代谢综合征的中西医诊断标准、流行病学特征及危险因素，中医基础理论研究（包括关键病因病机、诊疗要点、用药之道等），各类典型代谢综合征疾病（高血压、高脂血症、高尿酸血症、非酒精性脂肪肝、糖尿病等）中医药防治的临床研究，古今研究中有关该类疾病的中药防治作用及其机制，以及基于现代多学科交叉研究前沿（如肠道微生态、非编码RNA、线粒体、代谢组学等）的中医药防治代谢综合征成果，同时囊括了常见药食两用、可预防及改善代谢综合征的功能食品应用。

我们期待能够从传统视角出发，用现代科学语言揭示中医药治疗代谢综合征的优势和奥秘所在，为广大临床、科研工作者提供中医药防治代谢综合征的思路和方法启迪，亦可为中医药知识爱好者带来兼顾传承与创新的开卷体验。

编　者

2019年8月于春城

目　　录

第一篇　概　　论

第二篇　代谢综合征的中医基础理论研究

第三篇　代谢综合征中医药防治的临床研究

第四篇　防治代谢综合征的中药

第一篇 概　　论

第一章　代谢综合征的概念及诊断标准

第一节　基本概念

代谢综合征（metabolic syndrome，MS）是指人体的蛋白质、脂肪、碳水化合物等物质发生代谢紊乱的病理状态，是一组复杂的代谢紊乱症候群。代谢综合征是由于胰岛素抵抗（insulin resistance，IR）引发的一系列临床、生化、体液代谢失常，从而引起多种物质代谢失常的综合征。它是多种心血管疾病（cardiovascular disease，CVD）危险因素在同一个体异常聚集的病理状态。代谢综合征的发病原因尚未完全阐明，但有文献报道其与胰岛素抵抗、高胰岛素血症和肥胖症等关系密切。

进入 21 世纪，随着经济的飞速发展和人民生活水平的提高及生活方式的改变，我国肥胖症、高脂血症、高血压及糖尿病患病率显著增加，对这些疾病集结情况的诊断及防治亦日益受到重视。目前由于代谢紊乱而增加的心血管危险因素，已经逐渐成为临床和公共卫生共同面临的危机。

1923 年 Kylin 首次对代谢综合征进行描述，美国临床学者 Reaven 于 1988 年在班廷奖演讲中首次提出"X 综合征"的概念，包括以下几方面的内容：胰岛素抵抗、糖耐量减低、高胰岛素血症、极低密度脂蛋白（VLDL）-甘油三酯（TG）水平升高、高密度脂蛋白（HDL）水平降低、高血压，以上内容构成的基础是胰岛素抵抗，由于不清楚它们之间的关系，故称为"X 综合征"。Reaven 根据病理生理学研究结果认为胰岛素抵抗是这种集结状态的发病基础。此后将这种状态称为"胰岛素抵抗综合征"。但由于 X 综合征的成分，如向心性肥胖、糖耐量减低、甘油三酯升高及高血压均是冠心病的独立危险因子，属于致命的四种合并因素，所以 1989 年，被 Kaplan 称为"死亡四重奏"，又称"慢性心血管危险因素综合征"。澳大利亚学者则用 CHAOS 来描述胰岛素抵抗综合征，这个单词为代谢综合征主要成分的首字母缩写：C（coronary heart disease）代表冠心病，H（hypertension，hyperlipidemia）代表高血压和高脂血症，A（adult onset diabetes）代表成年型糖尿病，O（obesity）代表肥胖症，S（stroke）代表卒中，即高血压、高血糖（或糖耐量异常）、高胰岛素血症、高甘油三酯血症及高密度脂蛋白降低，可概括为"四高一低"。1998 年 Fagan 提出用"心血管代谢紊乱综合征"更恰当，与胰岛素抵抗综合征相比，心血管代谢紊乱综合征更强调代谢紊乱成分的协同作用，更能反映出它们与心血管疾病危险性增加的关系。

但直到 1999 年，世界卫生组织（WHO）才将其正式命名为"代谢综合征"，并指出代谢综合征是只伴有胰岛素抵抗的一组疾病的聚集，主要包括高血糖、高血压、向心性肥胖、血脂异常、微量白蛋白尿等方面的异常。

第二节 诊 断 标 准

目前代谢综合征（MS）的定义和诊断标准也主要围绕肥胖、胰岛素抵抗和糖脂代谢等来制定，由于 MS 发病机制及其组分的复杂多样化，目前国际上尚无统一的 MS 定义和诊断标准。

一、代谢综合征诊断标准

（一）代谢综合征诊断标准的发展历程

WHO 在 1999 年公布的《糖尿病及其并发症的定义、诊断及分型》中首次提出系统的 MS 定义，制定了 MS 的主要框架，明确了 MS 的主要组分，认为胰岛素抵抗是其主要病理生理机制，但患者具有胰岛素抵抗的同时需合并其他两项危险因素（表 1-1）。随后欧洲胰岛素抵抗研究组（EGIR）也提出了以高胰岛素血症为中心的 MS 定义。随着对 MS 的不断拓展和深入，2001 年美国国家胆固醇教育计划成人治疗组第三次报告（NCEP-ATPⅢ）（表 1-2）摒弃了胰岛素抵抗中心论，采用腰围（waist circumference，WC）定义肥胖，将甘油三酯（triglyceride，TG）和高密度脂蛋白胆固醇（high density lipoprotein cholesterol，HDL-C）分开成为独立的组分，提升了脂代谢在 MS 诊断中的地位；2005 年，国际糖尿病联盟（IDF）（表 1-3）综合了六大洲糖尿病学、血脂学、心血管病学、流行病学、公共卫生、营养和代谢病学、遗传学专家的意见，颁布了首个全球统一的 MS 诊断标准，提出了以向心性肥胖为先决条件的 MS 定义，该定义简化了操作，推动了 MS 的基础和临床研究，且更有利于 MS 的早期识别和干预。至此，IDF 标准和 NCEP-ATPⅢ标准成为国际上主要的诊断标准，但两者在向心性肥胖是否为 MS 诊断的必要条件方面存在分歧。因此，2009 年美国心脏协会/美国国立心肺血管病学研究所（AHA/NHLBI）与 IDF、世界心脏联盟、国际肥胖研究协会和国际动脉粥样硬化协会发表联合声明，在世界范围内对 MS 诊断标准重新达成了共识，即国际多学会联合声明（JIS）标准。

针对中国人群的特点，2004 年 4 月，中华医学会糖尿病学分会（CDS）召开了"认识中国人代谢综合征和胰岛素抵抗特征"专题研讨会。根据中国人 MS 的研究提出了诊断标准（CDS 标准）（表 1-4），2007 年，中国成人血脂异常防治指南制订联合委员会（JCDCG）在此基础上提出新的 MS 诊断标准（表 1-5）；随着循证医学证据的不断深入，CDS 于 2013 年更新了中国人群 MS 诊断标准（表 1-6）。目前 2017 年 CDS 颁布的《中国 2 型糖尿病防治指南》中仍沿用该项诊断标准。

表 1-1 WHO（1999）MS 诊断标准

1. 基本条件：空腹血糖受损，或糖耐量异常，或糖尿病，或胰岛素抵抗

2. 包含以下 2 项及以上：

（1）血压＞140/90mmHg

（2）TG≥1.7mmol/L，或 HDL-C 水平降低：男性 HDL-C＜0.9mmol/L，女性 HDL-C＜1.0mmol/L

（3）向心性肥胖，腰臀比男性＞0.90、女性＞0.85，或 BMI＞30kg/m^2

（4）尿微量白蛋白＞20μg/min

注：BMI，body mass index，体重指数。

表 1-2 NCEP-ATPⅢ(2001)MS 诊断标准

包含下列 3 项及以上:

1. 腰围:男性>102cm,女性>88cm(人种特异)

2. TG≥1.7mmol/L,或已接受治疗

3. HDL-C 降低:男性<1.04mmol/L,女性<1.3mmol/L,或已接受治疗

4. 血压≥130/85mmHg,或已诊断为高血压接受治疗

5. FPG≥5.6mmol/L,或已接受治疗

注:FPG,空腹血糖。

表 1-3 IDF(2005)MS 诊断标准

1. 向心性肥胖(必要条件),腰围:(华人)男性≥90cm,女性≥80cm;(欧洲人)男性≥94cm,女性≥80cm;(南亚人)男性≥90cm,女性≥80cm

2. 包含下列 2 项及以上:

(1)TG≥1.7mmol/L,或已接受治疗

(2)HDL-C 降低:男性<1.04mmol/L,女性<1.3mmol/L,或已接受治疗

(3)血压≥130/85mmHg,或已诊断为高血压接受治疗

(4)FPG≥5.6mmol/L,或 2 型糖尿病

注:FPG,空腹血糖。

表 1-4 CDS(2004)MS 诊断标准

具备以下 4 项中的 3 项或全部者:

1. 超重和(或)肥胖:BMI≥25.0kg/m²

2. 高血糖:FPG≥6.1mmol/L(110mg/dl)和(或)2hPG≥7.8mmol/L(140mg/dl)和(或)已确诊为糖尿病接受治疗

3. 高血压:血压≥140/90mmHg 和(或)已确诊为高血压接受治疗

4. 血脂紊乱:空腹 TG≥1.7mmol/L(150mg/dl)和(或)空腹 HDL-C<0.9mmol/L(35mg/dl)(男)或<1.0mmol/L(39mg/dl)(女)

注:BMI,体重指数;FPG,空腹血糖;2hPG,餐后 2 小时血糖。

表 1-5 CDS(2007)MS 诊断标准

1. 腹型肥胖(即向心性肥胖):腰围,男性≥90cm,女性≥85cm

2. 高血糖:FPG≥6.1mmol/L 或糖负荷后 2 小时血糖≥7.8mmol/L 和(或)已确诊为糖尿病并治疗

3. 高血压:血压≥130/85mmHg 和(或)已确诊为高血压并治疗

4. 空腹 TG≥1.70mmol/L

5. 空腹 HDL-C<1.04mmol/L

以上具备 3 项或更多项即可诊断

注:FPG,空腹血糖。

表 1-6 CDS(2013)MS 诊断标准

1. 腹型肥胖(即向心性肥胖):腰围,男性≥90cm,女性≥85cm

2. 高血糖:FPG≥6.1mmol/L 或糖负荷后 2 小时血糖≥7.8mmol/L 和(或)已确诊为糖尿病并治疗

3. 高血压:血压≥130/85mmHg 和(或)已确诊为高血压并治疗

4. 空腹 TG≥1.70mmol/L

续表

5. 空腹 HDL-C＜1.04mmol/L

以上具备 3 项或更多项即可诊断

注：FPG，空腹血糖。

（二）代谢综合征不同诊断标准之间的异同

在不同的个体和群体中，MS 的组成成分表现出复杂多样性，而且目前广泛使用的几个诊断标准之间也存在着一定的差异，因此在临床诊断中就会因采用标准的不同得出不同的结果。目前常用的 MS 各种诊断标准之间的异同见表 1-7 和表 1-8。

表 1-7　MS 常用诊断标准的比较

项目	NCEP-ATPⅢ（2004）	CDS（2004）
胰岛素抵抗肥胖	腰围，男性＞102cm，女性＞88cm	BMI≥25.0kg/m²
血脂异常	TG≥1.7mmol/L；HDL-C：男性＜1.04mmol/L，女性＜1.3mmol/L	TG≥1.7mmol/L 和（或）HDL-C 男性＜0.9mmol/L，女性＜1.0mmol/L
血糖代谢异常	FPG≥6.1mmol/L	FPG≥6.1mmol/L，2hPG≥7.8mmol/L 和（或）诊断为 T2DM 并治疗
高血压	收缩压/舒张压≥130/85mmHg 或接受抗高血压治疗	收缩压/舒张压≥140/90mmHg 或已治疗

注：BMI：体重指数；FPG，空腹血糖；T2DM，2 型糖尿病。

表 1-8　MS 不同组分诊断标准的对比

项目	IDF（2005）	CDS（2007）
胰岛素抵抗肥胖或向心性肥胖	若 FPG≥5.6mmol/L，则强烈推荐进行 OGTT 腰围：美国，男性≥102cm，女性≥88cm；欧洲，男性≥94cm，女性≥80cm；亚洲，男性≥85cm，女性≥80cm	腰围：男性≥90cm，女性≥85cm
血脂异常	TG≥1.7mmol/L；HDL-C：男性＜1.04mmol/L，女性＜1.3mmol/L 或已接受治疗	TG≥1.7mmol/L 或 HDL-C＜1.04mmol/L
血糖代谢异常	FPG≥5.6mmol/L，或已接受相应治疗，或此前已诊断为 2 型糖尿病	FPG≥6.1mmol/L 和（或）2hPG≥7.8mmol/L 和（或）有糖尿病史
高血压	收缩压/舒张压≥130/85mmHg 或已治疗，或之前诊断为高血压	收缩压/舒张压≥130/85mmHg 或已治疗

注：BMI，体重指数；FPG，空腹血糖；2hPG，餐后 2 小时血糖；OGTT，口服葡萄糖耐量试验。

总之，自 1998 年 WHO 提出首个定义以来，不同学术组织和学术团体基于不同的理论基础和目标人群不同角度提出了不同的 MS 诊断标准。随着最新的研究成果和循证依据的增加，以及对 MS 的不断拓展和深入，MS 的诊断指南也在不断更新。

第二章 代谢综合征的流行病学

第一节 世界范围流行概况

流行病学调查显示，目前，代谢综合征（MS）影响了世界人口的20%～25%。美国的MS患病率目前为34%，而且MS被公认为可预测糖尿病及心血管疾病。在美国成年人中，60%左右的人超重或肥胖，MS的患病率约为25%，至2012年，墨西哥约70%的成年人和34%的儿童超重或肥胖，其中分别有26.6%和20%的人患MS，9.17%成年人为糖尿病患者。国外研究者还发现，MS与2型糖尿病的发病相关性非常高。抑郁症与MS的相关性研究数据显示，44%的抑郁症患者同时伴有MS。老年人心力衰竭患者中有80%属于超重或肥胖。相关文献综述研究显示，不同国家和地区成人MS患病率根据诊断标准不同而有所差异（表2-1）。

表2-1 不同国家和地区成人MS患病率

国家/地区	研究者姓名及发表年份	样本量（例）	年龄（岁）	总患病率（%）	男性患病率（%）	女性患病率（%）	诊断标准
美国	Scuteri 等（2005）	5 888	≥65	35.1	32.1	37.4	NCEP-ATP Ⅲ
美国	Ford（2010）	3 461	≥20	34.3	36.1	32.4	NCEP-ATP Ⅲ
美国	Hari 等（2012）	6 770	45～84	33.1	29.2	36.6	NCEP-ATP Ⅲ
美国	Heiss 等（2014）	16 319	18～74	33.7	34.0	36.0	NCEP-ATP Ⅲ
加拿大	Riediger 等（2011）	1 800	18～79	19.1	20.5	17.8	NCEP-ATP Ⅲ
朝鲜	Yang 等（2014）	14 888	≥20	23.9	26.6	21.3	NCEP-ATP Ⅲ
中国	Xi 等（2013）	7 488	≥18	21.3	20.9	21.7	NCEP-ATP Ⅲ
中国	Yu 等（2014）	11 496	≥35	39.0	45.6	31.4	NCEP-ATP Ⅲ
中国	Sobko 等（2014）	1 592	18～44	6.2	10.5	3.7	IDF
印度	Deepa 等（2007）	2 350	≥20	18.3	17.1	19.4	NCEP-ATP Ⅲ
印度	Deedwania 等（2014）	6 198	≥20	28.6	23.9	34.5	NCEP-ATP Ⅲ
阿拉伯地区	Malik 等（2008）	4 097	≥20	41.8	37.1	44.3	IDF
阿拉伯地区	Al-Daghri 等（2013）	9 164	18～70	43.6	47.2	40.3	NCEP-ATP Ⅲ
法国	Vernay 等（2013）	1 856	18～74	14.1	14.4	13.7	NCEP-ATP Ⅲ
希腊	Athyros 等（2005）	4 153	≥18	23.6	24.2	22.8	NCEP-ATP Ⅲ

第二节 中国流行概况

据IDF初步统计，我国MS患病率为16%～30%。国内研究显示，我国老年MS患病率较高，而老年MS患者中有77.4%合并高血压。根据《中国居民营养与慢性病状况报告（2015 年）》，按照中国标准，2012 年 18 岁及以上成年人超重率为 30.1%，肥胖率为 11.9%，与 2002 年相比，超重率和肥胖率分别上升了 7.3%和 4.8%；同时，全国 18 岁及以上成年人高血压患病率为 25.2%，糖尿病患病率为 9.7%，在过去 10 年中均呈现上升趋势；从报告的数据中可看出，中国肥胖人群伴随着更多的代谢异常，发生高血压、糖尿病等慢性病的风险更高。高血压患者合并 MS 时会增加动脉粥样硬化性疾病的患病风险，并能直接促进心血管疾病的发生。有研究者对 2015 年一年内到北京市预防医学研究中心职业卫生所体检的 3362 人的尿酸指标数据进行分析，发现 50 岁以上男性尿酸异常率比女性高，而 60 岁以上女性的尿酸异常率迅速增加。对广州市东涌镇社区 20 岁以上的农村城市化居民 60 000 人进行 MS 筛查分析，发现本区农村城市化居民的 MS、糖尿病或糖耐量受损、肥胖、高血压及脂代谢异常的患病率分别为 14.83%、26.67%、41.67%、38.33%及 21.67%，且在 60 000 名被调查者中，有 80%以上的人存在 1 种及 1 种以上的代谢异常情况，说明代谢性疾病在农村城市化居民当中非常普遍，多数人身体正处在一种亚健康状态。对 2016 年北京市海淀区苏家坨镇社区的 5989 例农民体检报告进行分析，发现男性和女性 MS 发生率分别为 13.31%和 11.61%，MS 的发生率随年龄的增长而升高，61～70 岁年龄组整体发生率最高，为 19.06%。文献综述研究显示，中国成人高尿酸血症的患病率为 8.4%，据此估计，中国 18 岁以上人群中有将近 9300 万高尿酸血症患者，此患病率低于西方发达国家。至 2010 年，我国成人高血压患病率已达到 33.5%，估计患病人数达 3.3 亿。

第三节　流 行 特 点

一、年 龄 差 异

MS 患病率随年龄增长而增加。美国弗雷明汉心血管病研究结果显示，MS 患病率在 50 岁的男性和女性分别约为 21%和 12.5%，经过 8 年随访后分别增加至 34%和 24%。美国心血管健康研究结果显示，65 岁以上成年人 MS 患病率约为 35%。一项前瞻性随机对照研究发现，在英国、爱尔兰和荷兰的 3 个医学中心入选了 5804 名 70～82 岁有心血管病病史或心血管病高危因素的老年受试者，根据 BMI$>$30kg/m^2 来诊断肥胖症，结果显示 MS 患病率为 28%。英国区域性心脏研究结果与之相似，其中 60～79 岁男性患病率为 27%。中国一项横断面研究表明，60～95 岁人群 MS 患病率约为 60%，远高于年轻人群。对广州市东涌镇社区 20 岁以上的农村城市化居民 60 000 人进行 MS 筛查，结果见表 2-2。

表 2-2　各个年龄段 MS 患病率

年龄（岁）	样本量	MS 患者（例）	患病率（%）
20～29	10 000	400	4.0
30～39	10 000	600	6.0
40～49	10 000	1800	18.0
50～59	20 000	4000	20.0
≥60	10 000	2100	21.0
合计	60 000	8900	14.8

二、城 乡 差 异

　　MS 患病率存在着较明显的城乡差异。研究发现，城市地区 MS 患病率远高于农村地区。但也有一些流行病学研究提示，农村人群的患病率要高于城市地区人群或者与之相当。例如，有研究显示，MS 在农村地区的患病率为 39.9%，城市地区为 32.8%，这种情况在男性（39.7% vs 33.33%）和女性（40.2% vs 32.3%）中均存在。韩国研究者曾开展了一项以社区为基础的对 10 044 位 40～69 岁志愿者的横断面研究，结果显示经年龄和性别校正后的 MS 患病率在农村和城市社区分别为 29.3% 和 22.3%，农村人群显著高于城市人群，其中农村人群存在的主要代谢异常指标是向心性肥胖（46.9%）和高血压（45.2%），而高甘油三酯和低高密度脂蛋白在城市人群中比较流行。在泰国，第四次国家健康调查纳入了 19 256 名 20 岁以上成年人，结果显示 MS 的患病率为 23.2%（男性 19.5%，女性 26.8%），男性 MS 的患病率城市高于农村（23.1% vs 17.9%），但在女性人群中却是农村高于城市（27.9% vs 24.5%）。对 2007～2008 年我国陕西 3930 位城乡人口进行研究显示，年龄标化的 MS 患病率在全体、男性、女性城市人群中分别为 26.0%、27.6% 和 24.4%；全体农村人群和女性农村人群的患病率要高于相应的城市人群（分别为 29.0% vs 25.9%，30.2% vs 24.4%）。但是郊区和城市相比，全人群、男性人群或女性人群间均无显著性差异（分别为 24.2% vs 25.9%，26.9% vs 27.6%，23.6% vs 24.4%）。

第三章　代谢综合征的危险因素

第一节　遗 传 因 素

代谢综合征（MS）是由遗传因素、生活方式及疾病因素共同作用导致的复杂性疾病。

有研究指出，家系研究和双生子研究中对于遗传度的估计证实了遗传因素在 MS 中所起的作用，指出全身性肥胖的遗传度在 25%～40%，向心性肥胖的遗传度可达 50%；血糖水平异常中，空腹胰岛素水平的遗传度可达 20%～55%，空腹血糖的遗传度为 10%～63%；脂代谢异常中，高血清总胆固醇（total cholesterol，TC）的遗传度为 25%～60%，高甘油三酯（triglyceride，TG）的遗传度为 50%～60%，高密度脂蛋白胆固醇（high density lipoprotein cholesterol，HDL-C）的遗传度为 30%～80%，低密度脂蛋白胆固醇（low density lipoprotein cholesterol，LDL-C）的遗传度在 26%～60%；高血压同样受到遗传因素的影响，收缩压的遗传度在 20%～70%，舒张压在 10%～30%，高血压的遗传度可达 50%。利用弗雷明汉心血管病研究中所获得的相关资料寻找 MS 相关数量性状位点基因组扫描时，获得 MS 的遗传度为 0.62；采用 NCEP-ATPⅢ标准对美国某地区西班牙裔家庭的 809 名研究对象调查的结果显示 MS 的遗传度为 0.24。国内研究中，从天津市某医院进行体检的人群中选取 MS 患者及对照各 150 例，以选取的病例和对照作为先证者，确认病例家庭和对照家庭，研究显示，病例组家庭成员 MS 患病率明显高于对照组家庭成员，表明 MS 有家庭聚集性。

在基因遗传方面，载脂蛋白（Apo）A1、ApoC3、ApoA4、ApoA5 基因可能是 MS 的易感基因，ApoA1-ApoC3-ApoA4-ApoA5 基因簇可能与 MS 发病相关联。

其他基因研究结果表明，BRAPrs3782886 基因多态性与 MS 的易感性及代谢组分显著相关，此基因对亚洲人群的冠状动脉疾病及外周动脉疾病等心血管疾病都有影响。

第二节　生活方式相关的危险因素

目前已报道与 MS 相关的因素主要有吸烟、饮酒、饮食、体力活动强度等。吸烟是目前已明确的周围动脉硬化的重要危险因素，主动和被动吸烟都可加速动脉粥样硬化进程。其他有关研究以 MS 为因变量，将所有调查因素引进回归方程。最终糖尿病家族史、休闲体力活动、吸烟、经济收入、高盐饮食、性别及年龄进入回归模型，数据见表 3-1。其他文献研究证实，吸烟是糖尿病的独立危险因素，且吸烟与肥胖也有密切关系。动物实验表明，烟草中的尼古丁会损伤肝脏及肠道上皮细胞结构与功能，造成 ApoA 合成障碍，导致胆固醇酰基转移酶失活，进而导致胆固醇酯化障碍、血中 HDL-C 含量降低。此外，吸烟人群患原发性高血压的风险也高于非吸烟人群。

表 3-1　与 MS 发生有关的 logistic 回归分析

自变量	因变量 ＝MS					
	β	SE	χ	P	OR	OR 值 95%CI
性别（男/女）	−0.667	0.183	13.319	0.000	0.264	0.129～0.539
年龄	0.049	0.015	11.301	0.001	1.050	1.021～1.081
经济收入	−0.562	0.190	8.774	0.003	0.302	0.129～0.705

续表

自变量	因变量 = MS					
	β	SE	χ	P	OR	OR 值 95%CI
高盐饮食	−0.1.021	0.353	8.361	0.004	0.133	0.044~0.402
糖尿病家族史	1.428	0.166	7.840	0.015	2.786	1.043~8.920
休闲体力活动	0.243	0.313	11.400	0.004	2.890	1.454~4.680
吸烟	0.207	0.225	13.368	0.001	4.742	2.624~8.606

注：β，回归系数；SE，标准误；OR，暴露比值比（自变量危险因素与 MS 关联强度比值），OR＞1 代表是危险因素，OR＜1 代表是保护因素，OR＝1 代表该因素不起作用。

关于饮酒与 MS 及其各异常因子的关系尚无统一结论。多数研究认为，饮酒可能增加高血压及肥胖的患病风险。在中国不同地区整群随机抽取 11 480 例研究对象调查发现，与不饮酒组相比，男性轻、中、重度饮酒组的腰围偏大，轻度饮酒组 BMI 偏高，中重度饮酒组收缩压和舒张压偏高，重度饮酒组血糖偏高；重度饮酒组 TG 偏低，而 HDL-C 和舒张压偏高。

相关研究显示：对于 MS 危险度，调整年龄、性别后，吸烟、饮酒相对不吸烟、不饮酒者，收缩压升高、LDL 升高、HDL 降低、TC 升高、空腹血糖升高，且差异都有统计学意义。

生活饮食方面，一般认为摄取高热量、高脂肪、高糖及缺乏纤维素的膳食会促进 MS 发生。有研究显示短期高碳水化合物饮食即可增加血浆甘油三酯的浓度；饱和脂肪酸增加胰岛素抵抗，使血压升高。低热量、高纤维素及适量的饮食可以控制 MS 的发生，并可降低相关指标（如血糖、腰臀围、血压、血脂等）。同时增加体力活动也是 MS 的保护因素，相对于高体力活动来说，中等和低体力活动者的舒张压、LDL、TC 和空腹血糖升高及 HDL 下降，且差异有统计学意义。控制饮食同时增加运动的主要目的是减轻体重，减少腹部的脂肪，增加胰岛素的敏感性，减少肝脏内源性葡萄糖的生成或者加速其降解。荤素搭配因素中，随着荤食比例的增加，收缩压下降，LDL、TC 和血糖升高，且差异有统计学意义。甜食喜好因素中，在调整年龄、性别后，与不喜甜食者相比，喜好甜食者收缩压升高、舒张压升高、LDL 和 HDL 下降、TC 和空腹血糖升高，且差异有统计学意义。

研究发现，体重减轻时，TG、LDL 及 TC 均降低，而 HDL 升高，MS 的指标降低，从而使 MS 的患病风险也降低。已有研究证实，通过规律的体育锻炼，可使患心血管疾病、2 型糖尿病和 MS 的风险显著下降。久坐可能导致 2 型糖尿病及心血管疾病的患病风险增加，同时增加心脏病的死亡率，也可导致体重增加和脂肪组织堆积，因此可能增加 MS 的患病风险。对城市、农村居民 MS 患者进行研究发现，体力活动是农村居民 MS 的保护因素，可能与运动提高体内胰岛素生物作用、减轻胰岛素抵抗有关，也说明城市特有的工作环境、压力而致体力活动程度减少可能促进 MS 发生。

另外，昼夜节律与睡眠及饥饿的调控机制，以及碳水化合物和脂肪的调节有关，同时与激素信号的传导及中断也存在联系。

第三节　疾病因素

一、糖尿病与 MS

MS 的基础是胰岛素抵抗，而人类对胰岛素抵抗的认识始于对糖尿病的研究。世界卫生组织（WHO）将糖尿病或糖耐量减低作为诊断 MS 的必要条件。胰岛素抵抗使机体摄取和利用葡萄糖的效率下降，细胞内糖代谢的能力下降，脂肪分解代谢抑制减弱，从而使游离脂肪酸（free fatty acid，FFA）和 TG 合成增多。国内研究发现，在血糖正常的人群中，约 10%成年女性和 15%成年男性有 MS 的表现，而 42%空腹血糖升高者和 64%糖耐量减低者均可查出 MS，约 80%糖尿病患者存在 MS。其他研究表明 MS 是 2 型糖尿病肾病发病的独立危险因素，MS 的大多数指标均参与了糖尿病肾病的发病过程，且各因素之间相互影响。

二、高血压与 MS

高血压是心血管病变最重要的危险因素之一，同时高血压既是 MS 的特征之一，亦是 MS 的主要危险因素。目前研究显示，单纯血压升高的高血压患者相对减少，而同时合并一种或多种代谢异常（如血脂紊乱、糖代谢异常、高胰岛素血症、高尿酸血症等）的高血压患者逐渐增多。在 2010 年对北京市的 2000 名老年人进行调查，发现有 21%的老年人患有 MS，且这些患者中有 64%老年人为高血压患者，充分显示高血压与 MS 密切相关。

三、肥胖与 MS

肥胖为产生胰岛素抵抗的重要因素。许多研究表明，BMI、腰围是肥胖和向心性肥胖的预测因子，而肥胖和向心性肥胖不但是 MS 的组成之一，且是该综合征中其他疾病的危险因子。欧洲南部的一项流行病学调查结果显示，向心性肥胖人群（48.4%）MS 患病率明显高于非向心性肥胖人群（18.8%）。国内研究也有类似发现，有学者对 4950 名 60～92 岁老年人进行调查，探讨全身肥胖和向心性肥胖与 MS 的关系，发现仅有超重或向心性肥胖时，发生 MS 的危险性为无肥胖者的 1.7 倍，当超重和向心性肥胖同时发生或单有肥胖（BMI≥25kg/m^2）时，发生 MS 的危险性为无肥胖者的 2.76 倍，当两种肥胖类型同时发生时，发生 MS 的危险性已增大到无肥胖者的 4.11 倍。

四、血脂紊乱与 MS

在 MS 患者中普遍存在血脂紊乱，包括 TC、TG、LDL-C 及 FFA 升高，HDL-C 降低。其中高甘油三酯血症、低高密度脂蛋白胆固醇血症是 MS 的诊断条件之一。血脂紊乱在胰岛素抵抗和高胰岛素血症的发病过程中起着重要作用，导致 MS 发生，并增加发生心血管疾病的危险。对国内 2006～2007 年参加健康体检的 1113 名成人进行现况调查、体检、生化检验，结果发现肥胖、高 TG、高血糖和高血压是脂肪肝的危险因素，其中肥胖是关键因素，危险因素聚集越多，脂肪肝发病率越高；脂肪肝与 MS 有共同的危险因素，脂肪肝往往伴有 MS。

五、微量白蛋白尿与 MS

微量白蛋白尿（microalbuminuria，MA）是肾脏病变的早期表现，同时也是全身内皮细胞功能损伤和小血管病变的重要标志。MA 与胰岛素抵抗有密切关系，是 MS 的特征之一，也是心血管疾病发生的独立危险因素。流行病学研究显示在正常人群中 MA 的发生率为 10%～15%，而在糖尿病、高血压人群中发病率较高，分别约 25% 和 20%。而且在高血压、糖尿病人群中，伴 MA 的患者往往存在明显的高胰岛素血症和胰岛素抵抗。

六、炎症与 MS

胰岛素抵抗还会启动一系列炎症反应，使 C 反应蛋白（CRP）和白细胞介素 6（IL-6）等炎症因子水平升高。同时核转录因子（NF）-κB 炎症通路在多项研究中已经被证实与肥胖、胰岛素抵抗代谢性疾病相关。

（范　源　柳　尧　俞　捷　李云飞　张　范）

第二篇 代谢综合征的中医基础理论研究

第四章 传统医学视角的代谢综合征

第一节 概　述

现代医学所谓的代谢综合征（MS）是以高血糖、高血压、血脂异常、肥胖为主要病理状态，多种代谢性疾病集结为临床特点的一组严重影响人类健康的临床综合症候群。MS 是糖尿病、脂肪肝、高血脂、高血压及各种心血管疾病的基础。近年来，随着社会经济的发展，生活方式的转变、饮食结构的变化（高营养饮食即所谓高蛋白、高脂肪、高热量、低纤维）导致该病的发生率越来越高，严重影响着人们的身心健康。据中华医学会糖尿病学分会在"中国人代谢综合征和胰岛素抵抗特征"研讨会上的报告指出：中国城市人口中每 8 名成年人中至少有 1 人患有 MS，而美国有报告每 4 名成年人中至少有 1 人患有MS。因此，MS 已成为当前医学和生物学研究的热点。

MS 是现代医学病名，自古至今传统中医学中并无 MS 对应的特定病名，根据其发病及临床表现，此证应属于中医"肥满""湿阻""消渴""胸痹""胁痛""眩晕""头痛"等范畴。

有学者认为结合中医古籍文献资料，"肥满"作为 MS 中医病名较为形象、贴切，并且可以反映 MS 的基本条件——向心性肥胖；另有学者认为 MS 是与生活方式密切相关的疾病，故以"肥胖"作为 MS 病名既便于医患沟通，又利于健康知识普及；也有学者提出以"脾瘅"作为 MS 中医病名，有较强的中医特色，且可以反映 MS 肥胖的特征，"脾瘅"是糖尿病、心脑血管疾病等的前期状态，进一步发展可成为"消渴""胸痹"等疾病。

关于 MS 中医病名的探讨观点不一，但究其病名并不重要，关键在于能否发挥中医辨证论治的优势，以中医的思维和理论进行本病治疗和作用机制的合理阐释。在古往今来长期的临证实践中，中医药学在对该病的病因、病机、证候特点、病证结合论治用药等方面积累了丰富的经验，并形成了较为完整的理论体系，可用于指导临床开展有效治疗及进行相关中药研发。

第二节 代谢综合征的关键病因病机

一、中医病因

（一）先天禀赋不足

现代流行病学研究发现，MS 是由遗传因素和生活方式综合作用的结果。中医认为，遗传因素源于先天父母交合的原始之精，而原始精气又与真气密切相关。《灵枢·刺节真邪》云："真气者，所受于天，与谷气并而充身者也。"真气是构成人体生命活动的基本物质，真气不足所致的气化失常、气机失调是导致代谢功能紊乱的内因。父母肥胖，自幼多脂，阳气不足，运化无力，易聚湿生痰，发为 MS。《医门法律》也云："肥人湿多"，《丹溪心法》曰："肥人多是湿痰。"正如汪昂所说"肥人多痰而经阻，气不运也"，皆指出了肥胖者的痰湿体质。

另外，精气是维持人体生命活动的基本物质，由先天的父母生殖之精和后天的水谷之精组成，类似于现在所说的遗传物质。而后天之精指从饮食所得的精微物质，先天之精与后天之精相互依存，只有先天之精依赖后天之精不断培育和充养，才能不断充盈，同时后天之精又依赖先天之精，方能不断摄入和化生，另外，肾精所化生的元气能推动人体生长发育和生殖，激发和调节各个脏腑、经络等组织器官生理功能，为人体生命活动提供原动力。若先天禀赋不足，元气亏损，易患遗传性疾病。个人的体质差异与先天禀赋息息相关。《灵枢·寿夭刚柔》云："余闻人之生也，有刚有柔，有弱有强，有短有长，有阴有阳"，认为体质阴阳刚柔的差异，由先天禀赋决定。《灵枢·阴阳二十五人》指出"土形之人……黄色，圆面，大头，美肩背，大腹，美股胫，小手足，多肉……水形之人……大头，廉颐，小肩，大腹"。前者指全身性肥胖，后者指向心性肥胖，二者均与先天禀赋有密切关系。父母生殖之精的盛衰，决定着子女禀赋体质的厚薄强弱，若先天禀赋不足，脏腑羸弱，则易患 MS。《灵枢·五变》云："五脏皆柔弱者，善病消瘅。"说明先天禀赋不足是造成 MS 的重要原因。故此，那些具有家庭遗传背景，真气不足、体质羸弱、先天禀赋不足者，往往是 MS 的易感人群、高危人群。

（二）饮食不节，劳逸失调

1. 过食肥甘 多食，既指食量过多，又指嗜食肥甘油腻之物。中医认为胃主受纳，脾主运化，饮食的消化吸收离不开脾胃的功能。《素问·经脉别论》曰："饮入于胃，游溢精气，上输于脾，脾气散精，上归于肺，通调水道，下输膀胱。"说明脾胃在水湿的运化中起着重要的作用。若长期过食肥甘，暴饮暴食，可损伤脾胃，水谷运化失司，湿浊内生，脾恶湿，湿浊进而阻碍脾气，加重湿浊内生，蓄积体内，转为膏脂，并可溢于肌肤、腠理，阻滞经络，或脾病及肾，脾肾阳虚，水湿运化无权，加重体内湿浊；若饮食伤及脾胃，脾不散精，气化失司，精微不布，则使津液形成脂浊，甚或聚浊成瘀，脂浊内停于血，可致血流瘀滞；内停于血脉，可致脉管闭塞，膏脂留滞脏腑，可致脏腑病变，则发为 MS。

《素问·奇病论》云："必数食甘美而多肥也"。《素问·通评虚实论》有"甘肥贵人，则膏粱之疾也"之说。《脾胃论》云："油腻厚味，滋生痰涎。"《临证指南医案》认为："湿从内生者，必其人膏粱酒醴过度，或嗜饮茶汤太多，或食生冷瓜果及甜腻之物。"《兰室秘藏》言："伤酒、湿面及味厚之物，膏粱之人或食已便卧，使湿热之气不得施化，致令腹胀满。"这些论述均说明，过食肥甘，又嗜酒无度，损伤肝胆脾胃，湿热蕴结，即所谓"饮食自倍，肠胃乃伤"，均可导致精微物质过剩而引起 MS 的发生。

2. 劳逸失调 运动及体力活动减少。过度安逸，贪睡少动；终日伏案，多坐少走，少动懒动。然人体之气血贵在流通，终日少动，气血凝滞，犹如一潭死水，如《医学入门》云："终日屹屹端坐，最是生病。人徒知久立、久行之伤人，不知久卧、久坐之尤伤人也。"《素问·宣明五气》云："久卧伤气，久坐伤肉"。脾主四肢肌肉，活动减少，脾之健运功能失司，水谷精微输布出现障碍，气机壅滞，津液转输不利，痰浊、膏脂内聚，造成体内代谢紊乱。另外，肝藏血，具有调节血量的作用，脉管中的血量随人体活动情况而增减，若缺少运动，气血运行受限，则肝的疏泄功能下降，调节血液功能随之减弱，造成机体清除有害物质能力下降，生湿聚毒。痰浊湿热毒堆积体内，从而引起 MS。

因此，多食少动为其始动因素，摄入过多、消耗过少使得肥甘厚味等不能正常运化转输，而化为膏脂留于体内，从而引起 MS。

3. 情志所伤　《血证论·脏腑病机论》曰："木之性主于疏泄，食气入胃，全赖肝木之气以疏泄之，而水谷乃化。"一方面，饮食不节，食积、酒食之浊气壅滞不行，致使肝失疏泄，气血郁滞，脏腑功能失调，水谷不能化生，膏脂输化障碍，进而使一系列代谢障碍发生。另一方面，肝脏与情志致病的关系最为密切。肝体阴而用阳，藏血，主筋，为罢极之本，主疏泄，恶抑郁。肝主疏泄能够保持全身气机调达舒畅，通而不滞，散而不郁，肝疏泄功能正常能使人保持情志舒畅。若长期情志过极或精神状态不协调，必然影响肝的疏泄功能，使肝气郁滞，气机不畅，导致脏腑气机失调、三焦气化失常、水谷运化失司，加重机体气血津液的代谢失衡，进而郁久化热，热毒内蕴，水湿内停，聚湿生痰，痰瘀互结，则痰、浊、水、瘀、毒等病理产物潴留为患，导致肥胖、眩晕、胁痛等疾病的发生。

MS 的发病以中老年人居多，随着年龄的增长，肝主疏泄功能减退，气化功能减弱，多易形成"气有余而血不足"的体质，即"阳常有余，阴常不足"的病理特点，生痰生瘀可引起一系列代谢失常，则所谓的"年龄越大，血脂异常率越高"。

4. 年老肾虚　肾主骨生髓，主水。随着年龄的增长，肾气逐渐亏虚，如《素问·上古天真论》曰："五八，肾气衰，发堕齿槁。"肾主水，在水液代谢中起着重要的作用，人体尿液的生成和排泄，必须依赖于肾的气化功能，年老肾虚，膀胱气化不利，可导致水液的代谢异常。肾气亏虚，失于固摄，精微从尿液外排，是消渴病的重要原因之一。另外，肾之阴阳为其他脏腑组织阴阳之根本，五脏六腑的正常功能依赖于肾元鼓动。若年老肾虚，肾元亏损，其他脏腑亦会受到影响，如肾阳虚，火不暖土，导致脾阳亦虚，运化水谷失司，从而导致水谷精微代谢的异常。肾水亏虚，水不生木，肝木失于调达，疏泄异常，亦导致气机的失调，进而影响水津的输布。

二、中　医　病　机

（一）脾胃亏虚，痰浊膏脂内生

脾胃是后天之本，主受纳、运化水谷，为气血化生之源；脾脏又担任着布散、转输水谷精微的职责。脾虚气弱，上不能散精于肺以输布全身，下不能散精于肾以制水，湿浊内生，脾喜燥恶湿，湿浊进而阻碍脾气，加重湿浊内生，或脾虚气弱日久，脾阳亏虚，水湿运化无权，加重体内湿浊，精微不布，则痰浊膏脂积于体内。聚于肚腹之中而致腹部肥大。聚于血脉中，则是血脂、血糖异常之因。痰浊堆积肌肤之下，则是形体肥胖之因；脾虚不能统摄，痰浊膏脂溢于管壁之中，以致脉管僵硬变脆，血压升高，其甚者可见血溢脉外。脾虚不能统摄，精微下流，故见尿糖、尿有甜味。

（二）脾肾两虚，痰瘀互阻

脾肾为后天及先天之本，一有亏虚，脏腑失其濡养温煦，痰湿不运，日久成瘀，形成此病。痰浊瘀血与代谢紊乱密切相关，既是病理产物，又是致病因素，并贯彻病程的始终。

肾为一身之阴阳之本，肾气亏虚，失其固摄，水谷精微从尿液排出，是消渴的重要原因。阴阳失调，开阖失度，水湿内停，最终聚湿为痰。火不暖土，脾阳亦虚，运化水谷失司；水不生木，肝木失于调达，气机失调，水液失于输布。痰瘀本质的现代研究发现血清胆固醇、低密度脂蛋白、甘油三酯含量的升高是"痰浊"特有的重要生化指标和物质基础。痰证和痰瘀证均表现为血液流变学"浓""黏""凝""聚"的异常变化，痰瘀证的变化程度甚于单纯的瘀证，证实了"痰可致瘀"，痰证与瘀证具有共同的病理生理基础。

（三）痰湿瘀浊

痰湿瘀浊均是机体代谢障碍所形成的病理产物，痰湿是人体的津液在输布和排泄过程中发生障碍，停留于体内所致。痰浊壅塞，流注经络，遍及全身，故有"百病多由痰作祟"之说。MS 患者体型肥胖，皮肤油亮，肌肉松软如棉，或少气懒言，或口干口黏，舌体胖大，边有齿痕，苔白腻，脉滑或弦滑，均是痰浊之证的临床表现。现代医学认为，MS 与糖脂代谢紊乱密切相关。痰浊阻滞经络，阻碍气机升降，使肝失疏泄，气滞血瘀，或脏腑虚衰不能推动血行，或久病入络，均可以造成血行不畅，瘀血内生。《灵枢·血络论》云："血少黑而浊"，恰当地概括了 MS 瘀血内阻的病理特征。临床上可见患者手足麻木、疼痛或感觉异常，舌质紫暗有瘀点瘀斑，舌下静脉蓝紫，并可发展成胸痹心痛、中风等疾病。

《外证医案汇编》云："蓄则凝结为痰，气渐阻，血渐瘀，流痰成矣。"明确指出痰浊瘀血同源，相互渗透，相互影响。痰瘀流溢皮下，积于脉道，瘀久化热，久而气血阴阳亏虚，从而出现 MS 的一系列病症。可见痰瘀是贯穿 MS 主要症候群的中心病理因素，两者互相影响。因痰致瘀，或因瘀致痰，痰瘀互阻也就成了 MS 的主要病机。痰瘀产生之后，又可变成致病的病邪，引起多种病理变化，全身各部均可出现，与五脏之病均有关系。痰瘀留滞于脏腑，如痰浊血瘀停滞于心，可痹阻心脉，出现胸闷、心悸等症状；停滞于经络则经络气机阻滞，气血运行不畅，出现肢体麻木甚至半身不遂。痰浊和瘀血既是病理产物，又是新的致病因素，痰浊和瘀血相互转化，互为因果，造成脏腑功能失调，存在于 MS 病程的始终。

（四）气化失调

"气病为百病之先、诸病之变"，即疾病的发生多与机体气化失调有关。气化失调包括机体真元之气不足与气机运行失调两方面，前者指因先天不足或后天失养，致气化无力，后者指因气机运行失调，致气血津液代谢失常、脏腑功能失调。这一病理过程符合 MS 的发病特点。

气化失调与肺、脾、肾、肝四脏相关。《素问·经脉别论》中云："饮入于胃，游溢精气，上输于脾，脾气散精，上归于肺，通调水道，下输膀胱，水精四布，五经并行。"可见，津液的生成主要在脾，输布主要在肺，排泄主要在肾。津液生成之后，必须通过脾的作用上输至肺，才能若雾露之溉，熏肤、充身、泽毛，输布全身。三脏各居其位，相互配合，共同维持人体津液代谢的协调平衡。而肝主疏泄，调畅一身之气机。《血证论》中云："木之性主于疏泄，食气入胃，全赖肝木之气以疏泄之，而水谷乃化。设肝之清阳不升，则不能疏泄水谷，渗泄中满之证，在所不免。"若肝失疏泄之职，气机紊乱，气血运化失常，肝郁化火上犯于肺，肝气郁滞横逆犯脾，肝肾同源，肝阴不足，子病及母，下及肾阴，致肾阴不足。肺脾肾三脏功能受损，气化不利，水液代谢障碍，水谷精微不能正常化生为气血津液，而为膏、为湿、为痰、为浊。病理产物一旦形成，则导致气机运动受阻、气化功能失常，引发机体出现各种代谢功能紊乱，从而发为 MS。因此，脏腑气化失调为 MS 的基本病机。

（五）变证百出

脏腑气化失调不能及时纠正，痰浊瘀血淤于体内，则"糖毒""脂毒"泛滥，气血逆乱，络枯脉损，脏腑衰败，变证百出，预后凶险。如瘀血痰浊留于心脉，则心脉痹阻，出现胸痹心痛甚至真心痛；肾脉瘀阻，肾气受损，开阖不利，可见腰痛、水肿、尿浊等变证；瘀血痰浊留于四肢，血脉失养，经络不和，则见四肢麻木疼痛，下肢发凉、肿胀，甚至溃烂日久不愈；瘀血阻于耳目，可发生视瞻昏渺、暴盲、耳聋等病证；痰浊瘀血阻于脑络，清窍失养，可见头晕头痛，甚至发为中风；严重者可因阴竭阳亡，出现昏迷、肢厥、脉微欲绝等危象。

三、中医病因病机理论框架

综上研究，MS 的形成和演变过程可概括为在遗传背景下（先天禀赋不足），长期过食肥甘，过度安逸，则水谷精微化生过多，水谷精微吸收后不被代谢，堆积体内，生膏生脂，引发肥胖；肥胖生中满，中满生内热，脾失健运，导致枢机不利，大气不转；情志不舒，肝气郁结，血行艰涩，水液代谢受阻，进而化热、化湿、化痰、化浊。病位在肺、脾、肝、肾四脏，病性为本虚标实，脾肾两虚为本虚，痰、浊、瘀、热等病理产物为标实；肺、肝、脾、肾四脏失调，久之则导致脏腑功能虚损、气血逆乱或衰败，阴阳失调，虚实夹杂病证。病程日久，化燥化火，耗伤阴液，则易致心、脾、肝、肾等脏器阴虚火旺，或肝阳上亢；耗气伤阴，气阴两虚，心、脾两脏尤为明显；煎熬阴液，营阴暗耗，血液黏稠，阻结于脏腑及脉络。

MS 发病的脏腑多，病变范围广，病机复杂，证型繁多，症状不一，病势缠绵，易发突变，病情凶险，常危及生命。湿浊痰瘀毒等病理产物闭阻脉络以致双目失养，表现为视瞻昏渺，类似于糖尿病视网膜病变等微血管（络脉）并发症。以高血压、血脂异常为主导的 MS 后期则以大血管损害为主。另外，以脂肪肝为主导的 MS 后期可出现肝硬化；以高尿酸血症为主导的 MS 后期可以出现高尿酸性肾病等。

第五章 代谢综合征的用药之道

第一节 治 疗 总 则

MS 病性多属本虚标实，主要与肺、脾、肝、肾四脏功能失调有关，而水湿、痰瘀等浊毒贯穿疾病的始终。饮食结构不合理，使酒醴、食积之浊气壅滞不行，使肝失疏泄，气血郁滞。过食厚味直接影响食物消化、吸收和排泄，可加重肝对脂类、糖类的代谢负荷，进一步加重肝疏泄功能的失调、脏腑功能失常，使饮食不能运化、膏脂输化障碍，进而使一系列代谢障碍发生。

脾肾两虚是内因，饮食失调、运动过少等是外因：代谢综合征的发生、发展、变化错综复杂，但究其内因，以脾不健运和肾气不足为主。脾失健运，不能把水谷变成精微物质，也不能运化水湿之邪，加之升清降浊功能失常，使浊邪内存，痰湿内蕴，相当于现代医学所指的代谢紊乱。肾与津、精、水、血的关系密切，肾又为一身阴阳之本，肾气不足则各脏腑功能失常，阴阳失调则开阖失度，水津不布或水液内停，最终为湿为痰。《景岳全书》谈"夫痰即水也，其本在肾，其标在脾"，"五脏之病，……故痰之化无不在脾，而痰之本无不在肾。"我们姑且把中医脾肾不足、痰湿内停等证候与西医的糖类、脂类代谢能力下降，以致高糖、高脂、高黏、高凝血症等相比拟。研究也证实血清胆固醇、甘油三酯、低密度脂蛋白含量的升高是"痰浊"特有的重要生化指标和物质基础。当然，过食肥甘、过量烟酒、运动甚少、忧思劳倦均可加重脾肾虚损，导致痰湿内停及肥胖，但这些只是外因而已。一般来讲，内外合因，更易致病。

肝失疏泄是重要环节：正常情况下，肝气条达、舒展、宣散、流通，三焦通利，各脏腑功能协调。若抑郁、焦虑、恼怒、悲愤，则肝郁气滞，气机不畅，三焦气化失常，气血津液运行不畅。另外，肝旺克脾，脾失健运，则不能运化水谷精微及水湿之邪，聚湿成痰，痰浊内生。临床上很多代谢综合征患者有肝郁气滞的问题，而且肝气郁结，郁久可以化热，主要有肝热、胃热、肠热等不同表现。如果不注意疏肝、解郁、清热，则脏腑功能进一步失调，无疑会促进 MS 的进展。

痰瘀互阻是主要病机：痰乃津液之变，瘀乃血液凝滞，由于津血同源，所以痰瘀不仅互相渗透，而且可以互相转化，因痰致瘀，或因瘀成痰。在脾肾虚损、肝失疏泄这一病理时段的早期，如不能及早预见并对其进行治疗，久之则痰湿愈重，患者形体渐胖，此时耗气过多，久致气虚，气虚既可聚湿生痰，又可聚血成瘀，使痰与瘀相兼为病。从大多数患者的情况来看，向心性肥胖往往是 MS 的罪魁祸首，随后将出现糖尿病、冠心病、高血压、高脂血症、动脉硬化等一系列问题，相当于中医的"痰浊"（无形之痰）、"湿阻"、"血瘀"的范畴。对于肥胖与痰湿的关系，清代陈修园认为："大抵素禀之盛，从无所苦，惟是湿痰颇多。"《医门法律》有"肥人湿多"之说，古人还有"肥人多痰，乃气虚也，虚则气不能运行，故痰生"等论述。

虚损变证是 MS 的不良结局：如果在 MS 早、中期不能抓住时机恰当治疗，发展到晚期往往会出现以动脉硬化为基础的心、脑、肾等重要脏器的严重病变，致残、致死率均高，中医称此为脏腑虚损，功能衰败出现的变证、坏证，如中风、厥证、真心痛、关格等。虽然上证表现各异，但病机相同，即痰瘀互阻，流窜经络，脏腑功能虚损以致气血逆乱或衰败，阴阳失调。

故此，结合 MS 的关键病因病机酌定以下治疗原则。

一、"调和脏腑、涤痰化瘀、攻补兼施"为主

MS 的治疗总则：调和五脏，通畅六腑，驱逐水饮，涤痰化湿，活血化瘀，攻补兼施，以促进水谷的运化受纳腐熟，水湿的运化升清，水谷精微得以化生，气血精微充养全身，气血运行有常。

二、"改善生活方式"为辅

MS 的发病与不良生活方式相关。其在有遗传背景的基础上，与营养过剩、运动不足、应激状态等环境因素关系密切，因此，MS 的"源头"治疗涵盖饮食调理与运动疗法在内的生活方式改善。

（一）控制体重

采取逐渐降低体重、限制热量摄入、增加运动、纠正不良行为的方式，减肥速度不宜过快，每月体重下降以 3kg 为宜。

（二）控制总热量

指导患者合理选择膳食，根据体重、血糖，合理进行调配。供给优质蛋白，选择鱼、牛肉等。脂肪的摄取应减少，采用植物油和鱼油烹调。摄入过多糖会转换为脂肪，加重胰岛素负担，引起胰岛素抵抗。

（三）避免过饱

进食过饱或暴饮暴食，使膈肌上移，影响呼吸，使血糖升高，加重心肺负担，易诱发心绞痛等，故主张少量多餐，避免过饱，多食富含粗纤维的青菜、杂粮，以促进肠蠕动，助营养物质的消化吸收。

（四）戒烟、酒

有的患者吸烟史较长、不易戒掉，采取从口腔吸烟、低毒吸烟至高浪费吸烟过渡的方法，逐步戒烟，同时讲明吸烟对身体的危害性。酒精对肝肾有损害，以不饮酒为宜，酒瘾较重者，采取逐步减量法，逐渐用含酒精低且具有抗氧化、扩张血管等保健功能的红葡萄酒代替。

（五）合理运动

适量运动可增加骨骼肌中胰岛素的活性，从而降低血浆胰岛素水平。运动的原则是量力而行、循序渐进，切忌急于求成。

第二节　用药之道

一、调理脏腑的主要治法及用药之道

调理五脏六腑而治运化失常，主要有以下五个方面。

（一）调理脾胃

1. 健脾益气 用治脾胃气虚，则运化及受纳腐熟水谷无力、气血化生乏源之证，主要表现为神倦乏力，纳呆，泄泻，内脏下坠等。

方药：四君子汤、补中益气汤等。

因本证的病机关键为脾气虚弱而下陷，虽有运化失常而纳呆之症，但不可过用消食之药，或不用消食之力较强之药。

2. 健脾养胃 用治脾胃虚弱，不能受纳腐熟水谷运化水湿之证，主要表现为胃脘饱闷不舒，纳呆不食或毫无食欲，面黄肌瘦，体质羸弱等。

方药：枳实消痞丸、保和丸等。

脾虚而气血生化乏源，宜用健脾益气之力较为平和的生黄芪，不宜用益气较甚者，以免"气有余便是火"而伤脾阴；加用活血养血之品丹参、枸杞，以助气血化生而全身得养。

3. 健脾化湿 用治脾虚而不化水湿，积而为水饮、痰湿之证，主要表现为脘痞胸闷，或头晕目眩等。

方药：六君子汤、枳实导滞丸等。

本类用药，宜用平和益气健脾之品，且应加用分清泌浊，促进水饮、痰湿代谢之品，不可用健脾收涩之药。

4. 燥湿醒脾 用治湿邪困脾，脾土壅遏之证，主要表现为纳呆脘痞，呕恶不舒，便溏泄泻，苔白腻等。

方药：参苓白术散、二陈汤、胃苓汤、三仁汤等。

燥湿醒脾之方药治疗湿邪困脾、脾土壅遏之证，宜以分清泌浊、燥湿开闭为要，不可用滋腻或养阴之药，以避免助湿生痰。

5. 健脾消食 用治脾虚而食积食滞不化之证，主要表现为脘腹饱闷，嗳腐吞酸，或呃逆嗳气，口臭黏腻，或大便稀溏或暴注、泄泻腥臭、黏液不爽，舌红，苔厚腻。

方药：保和丸、健脾丸、启脾丸等。

健脾消食导滞，宜与疏肝利胆之药相须为用。

（二）疏利肝胆

1. 疏肝理气 用治肝郁气滞而气机不畅，结滞不行，壅遏脾土，中焦不利之证，常见胁肋胀满、疼痛不舒，胸腹饱闷，口中黏腻，纳食不化，大便不调或里急后重等。

方药：逍遥丸、柴胡疏肝散等。

本类用药，以疏肝理气而治运化失常，宜与消食导滞、安神宁心之品合用。

2. 疏肝利胆 用治肝胆郁滞，胆汁不利而运化失健之证，常见口苦，身发黄，恶心痞闷，厌油腻等。

方药：温胆汤、大柴胡汤等。

本类用药，以疏肝利胆而治肝胆郁滞、运化失健之证，宜与通调水道、消食导滞、活血祛瘀之品合用。

（三）调治肾气

1. 补肾益脾 用治脾肾两虚而运化失健之证，主要见完谷不化，滑利下泻等。

方药：六味地黄丸、左归丸合四君子汤等。

本类用药，在以补肾健脾之药为主的同时，还宜加以收涩止泻之品。

2. 温肾利水　用治肾阳不足，水湿泛滥，或水饮停蓄之证，主要表现为身体浮肿，形寒肢冷，尿闭或清长不止等。

方药：金匮肾气丸合四君子汤等。

本类用药，在以温补肾阳之药的同时，若尿闭不通，宜加桑白皮、大腹皮、金钱草、瞿麦等；若为尿清长不收，则宜加海螵蛸、桑螵蛸、诃子等。

3. 清利下焦（通利膀胱）　用治湿热蕴结下焦之证，腰痛而胀，主要表现为外阴潮湿或溃烂，尿短黄或涩痛淋沥难解，舌红，苔黄腻等。

方药：导赤散、龙胆泻肝汤、三黄汤等。

本类用药，在湿热蕴结下焦较甚时，当以清利为主，且宜辅以清热凉血之品，切不可以补治之。

（四）调顺肺气

1. 宣肃肺气并涤痰除湿化饮　用治肺气被束，不能宣发或肃降而痰湿、痰饮停蓄，阻滞气道之证，常见咳喘，咳吐痰涎，或哮鸣痰饮声响，胸闷胸痛，苔腻，脉弦等。

方药：小青龙汤、二陈汤等。

本类用药，宣发肺气与肃降肺气并举，用药多为辛开苦降之味，切不可收敛肺气，以免邪闭于内。

2. 肃降肺气而通调水道并利水消肿　用治肺气郁闭，不能通调水道而水饮停蓄、水湿不化之证，常见身体浮肿，咳喘不宁，尿少尿闭等。

方药：三子养亲汤、二陈汤、顺气导痰汤等。

本类用药，以肃降肺气为主，少量宣畅肺气之药，是为升降相因而用，但不可多用或过用升散之力较甚者。

（五）调养心气

1. 养心安神　促进心神统摄之力，以治情志不畅、心神不宁及运化失畅之证，出现虚烦不寐，纳呆不适，胸闷不适，喉间郁阻等。

方药：酸枣仁汤、柏子养心丸、天王补心丹等。

本类药使用，宜与调畅气机、益气行气之药薤白、瓜蒌、枳壳、桔梗、炙升麻等合用。

2. 益气活血　用治心气不足而痰瘀互结于心胸证，出现心胸痹阻刺痛，气短憋闷，痰阻苔腻等。

方药：四君子汤、补阳还五汤等。

本类药使用，宜与调畅气机、理气行气之药薤白、瓜蒌、枳壳、桔梗、炙升麻等合用。

二、水饮的主要治法及用药之道

水饮为患，当以逐水化饮之法，逐其外泄，消其停滞，复其运化。

（一）通利逐水化饮

用治水饮内停、潴留不通之证，常见胸胁痞满疼痛，或胸胁胀闷，难耐而痛，随呼吸、转侧等动作而痛甚，或咳喘，痰多而清稀色白，甚则喉中哮鸣有声，面目浮肿等。

方药：苓桂术甘汤、五苓散等。

（二）清热化湿逐饮

用治水饮停蓄而郁热蕴结之证，即水饮内停之证并见湿热之象，尿短黄，舌红，苔黄腻，脉弦滑数等。

方药：四妙散、八正散。

（三）温阳逐水化饮

用治阳虚不化、水饮停蓄为患之证，即水饮内停之证并见阳虚寒盛之象，舌淡白，苔白腻，脉沉细弦等。

方药：真武汤等。

（四）益气分清泌浊而逐水化饮

用治中气虚弱、水湿运化不力而水饮上犯之证，常见眩晕，呕恶，舌淡，苔白滑或白腻，脉沉细弱或细弦等。

方药：防己黄芪汤等。

三、痰湿的主要治法及用药之道

对于痰湿之证，总应以涤痰化湿之法治疗。

痰湿之证，源于水湿不化。水湿不化，多因气机失常。故痰湿之治，在化痰、涤痰，化湿、渗湿之中，均需注意调理气机。调理气机，包含了疏利气机的理气、行气、破气、降气和补益脏腑之气的补气诸法。

（一）治有形之痰

1. 化痰涤痰并宣肺降气　用治痰液阻塞气道，致肺失宣肃而见气逆咳喘诸症。具体治疗，需分辨寒热之性。

寒邪凝滞痰湿而为患之证，出现肺寒痰湿阻滞，咳喘，喉间痰阻哮鸣，或咳痰清稀，呈泡沫状，或兼恶寒发热，身酸困，无汗，当以温肺涤痰除湿止咳平喘之法治疗。

热邪裹挟痰湿而为患之证，出现痰湿热邪壅肺，咳喘胸痛，痰黄稠或脓血腥臭，或伴高热，恶热，汗出，舌红，苔厚腻等，治宜清热涤痰化湿，宣降肺气，止咳平喘。

2. 健脾益肾（益气健脾或温补脾阳并补肾益气）以祛痰　通过祛除生痰之根本，以治痰涎壅盛，喉间痰阻而咳吐清稀痰涎不止，胸痞脘闷，恶心欲呕，体倦乏力，形寒身冷等。

（二）治无形之痰

针对无形之痰内聚，或成核成团成块，或随内生风邪为患而阻络蒙蔽清窍的病机关键，总以涤痰散结通络为主，疏利气机，消散阻滞之邪。

1. 涤痰散结通络　用治痰核阻于经脉皮肉，或肢体经脉麻木疼痛，或皮下成团成块，或喉间如物阻塞，咳之不出，咽之不下等症，分别施以涤痰通经活络，或涤痰软坚散结，或涤痰解郁开闭等法。

2. 涤痰通络（息风）开窍　用治无形之痰挟风邪为患，阻于脑窍络脉，痹阻筋脉，筋脉挛急之证，常见头昏目眩，肢体麻木或抖颤，言謇语涩，舌体歪斜或颤抖等。

（三）化湿祛湿

1. 理气化湿　调畅气机而促进水湿运化，以治水湿不化、阻碍气机、湿积成痰之证，常见脘腹痞闷不舒，纳呆泄泻，口中黏腻，恶心厌油腻，湿盛痰阻而喉中有痰、咳痰不尽等。

本类用药，宜以促进痰湿消化、渗利、排泄之品，不可用健脾收涩、止痰之药。

2. 渗湿开闭　借助调畅气机之力，渗利清解内聚之湿，以治水湿不化，助湿生痰，痰湿内聚之证，常见身肿尿闭，腹胀满闷，苔腻不适等。

此外，在化湿、渗湿为主的同时，当视其是否寒化或热化，再分别与散寒或清热之法合用。偏寒化者，加干姜、白术、砂仁、吴茱萸；偏热者，加败酱草、紫花地丁、萹蓄、龙胆草等。

四、瘀血的主要治法及用药之道

活血化瘀、祛瘀生新是治疗瘀血的关键。针对瘀血为"前病生此邪，此邪致新病"的病机关键，其治之法当从以下几方面着手。

（一）理气活血化瘀

理气、行气、破气、降气之力，促进瘀血消散，以治气滞而血瘀之证，常见胀满疼痛或刺痛，疼痛常随情志不畅而加剧，烦躁不安，脉弦涩等。

（二）益气活血化瘀

补益脏腑之气而帮助血行畅达，以治气虚而血瘀之证，常见神疲乏力，气短懒言，心胸痹阻疼痛而刺痛，面唇青紫晦暗等。

（三）温阳活血化瘀

温阳消散阴寒而活血，消散积滞之瘀血，以治疗阳虚寒凝而血瘀之证，常见形寒肢冷，恶寒，肢厥而青紫发绀，或心胸冷痛而气憋刺痛，面唇紫暗而发乌等。

（四）清热凉血化瘀

清热泻火、凉血化瘀，以治因热盛而血瘀之证，常见身热或患部灼热刺痛，瘀点瘀斑暗红、紫红，或兼发热，口渴不饮，舌红绛，苔黄燥等。

五、痰瘀互结的主要治法及用药之道

痰瘀同治、涤痰化瘀是治疗痰瘀互结的主要治法。具体之用，当注意三点：一是分辨痰湿、瘀血的轻重程度，以涤痰化湿为主，辅以活血祛瘀；或以活血祛瘀为主，辅以涤痰化湿；或痰瘀同治。二是分辨痰湿、瘀血的病因病机联系，治其前病之根，治其此时之征，必当消其生成之根。三是注意痰瘀为患的病位特点，从其病位特点而施治，如痹阻于心胸，则当通脉宽胸开痹；阻于经脉，当通利经脉等。

痰瘀互结而痰湿偏盛

治宜涤痰化湿，或健脾化痰利湿，合以活血化瘀之法，如治用参苓白术散、六君子汤、半夏白术天麻汤，再加丹参、川芎、桃仁等。

1. 痰瘀互结而瘀血偏盛　治宜活血化瘀，合以涤痰化湿之法，如治用桃红四物汤、血府逐瘀汤、通窍活血汤等，加用天麻、苍术、贝母、白芥子、莱菔子、皂角刺等；血瘀积滞较甚者，加用破血之品三棱、莪术、水蛭、虻虫。

2. 痰瘀互结俱重　当痰瘀同治，以活血化瘀之方药与涤痰化湿之方药同用，如半夏白术天麻汤，或涤痰汤，或温胆汤等与丹参饮、失笑散、四妙勇安汤、桃红四物汤等合用。

（李静平）

第三篇 代谢综合征中医药防治的临床研究

第六章 中医辨证论治代谢综合征的思路与进展

中医学中并无代谢综合征的病名，由于没有特征性的典型表现，目前仅仅根据相关疾病的临床表现进行分析，依据代谢综合征发病和临床表现，现代医家大多从其对应的中医病名"头痛""眩晕""湿阻""消渴""肥胖"等来论治，总体认为本病相当于中医"痰湿瘀浊综合征"。近年来，随着中医、中西医结合研究的不断深入，代谢综合征无论在基础理论研究，还是在临床经验的积累方面，均取得了可喜的成果。针对胰岛素抵抗这一中心环节开展的证型研究，为代谢综合征的中医证型的研究提供了一定的依据。

一、中医对胰岛素抵抗和代谢综合征的证型研究进展

由于胰岛素抵抗是代谢综合征的中心环节,对于代谢综合征-胰岛素抵抗中医证候的研究日趋增多。有学者通过对中医证型与胰岛素敏感性关系的研究发现肝火亢盛型、痰湿壅盛型、阴虚阳亢型及阴阳两虚型的胰岛素敏感性呈递增趋势，提示实象越明显则胰岛素抵抗状况越严重，虚象越明显则机体对胰岛素的反应性越敏感。另有学者将 108 例非胰岛素依赖型糖尿病患者分 3 型，其血清胰岛素水平、C 肽分泌状况均表现为曲线峰度后移，3 小时后未能降至正常水平，但分泌水平却不同，气虚型明显升高或正常，阴虚型减低，气阴两虚型减低介于前两者之间；有研究将 151 例 2 型糖尿病患者按中医辨证分为阴虚热盛型、气阴两虚型、阴阳两虚型，与健康对照组进行胰岛素敏感性比较。结果表明 2 型糖尿病各证型与健康对照组比较存在明显的胰岛素抵抗，3 种证型间胰岛素敏感性对比则阴阳两虚型＞阴虚热盛型＞气阴两虚型。有研究将 65 例高血压患者分为痰湿壅盛型、肝阳上亢型、肝肾阴虚型和阴阳两虚型，结果表明胰岛素抵抗是高血压中痰湿壅盛和肝阳上亢证型的病理基础之一。有学者在观察高血压中医证型与胰岛素抵抗关系的临床研究中发现，胰岛素敏感指数按顺序呈痰湿壅盛＜肝火亢盛＜阴虚阳亢＜阴阳两虚证的规律。有研究观察发现部分冠心病患者存在胰岛素抵抗，且主要与心血瘀阻和痰浊壅塞两型有关，同时均伴有不同程度的脂质代谢紊乱。有学者对冠心病心血瘀阻、痰浊壅塞、阴寒凝滞、心肾阴虚和阳气虚衰证研究后，发现均存在明显的胰岛素抵抗，且阳气虚衰证伴有高胰岛素血症，而心肾阴虚证则伴有血糖增高。

近年研究多把代谢综合征分为虚实两类，实证多由肝郁导致气滞，或者脾失运化而使痰浊停聚；虚证多为脾肾亏虚、气血津液代谢失调、不归正化所致。

近年来学者从不同角度开展了关于代谢综合征证型的研究。有学者通过模拟胰岛素抵抗大鼠探讨中医证候，结果显示胰岛素抵抗大鼠的指标变化可分为 3 类，并与中医的痰浊、瘀血、内毒有密切的联系。也有学者通过分析 107 例代谢综合征患者细胞因子 IL-6 及血脂、

体重指数、胰岛素等相关指标，按中医辨证分型分为四个证型组，即肝胃郁热型组、痰湿瘀滞型组、气阴两虚型组、阴阳两虚型组，认为痰湿瘀滞可能为代谢综合征的基本病机。有学者认为胰岛素抵抗多为脾胃虚寒、真火衰微、脾肾阳虚、肝胃虚寒的阳虚证。有学者则将其分为瘀血阻滞型、脾虚痰浊型和阴虚热盛型。另有学者将代谢综合征分为肝郁气滞、痰湿壅盛、瘀血阻络、胃热滞脾、脾肾两虚证，或有学者认为可将代谢综合征的中医证治类型分为脾虚不运、痰湿瘀滞、肝胃郁热、气阴两虚、阴阳两虚 5 型。

二、代谢综合征治法的研究进展

（一）代谢综合征治法

中医认为，代谢综合征的病机是以正虚为本，血瘀、痰浊、瘀毒、湿热等为标，所以治疗代谢综合征时采用的复方多以益气养阴、滋阴补肾、健脾益气、活血化瘀、祛痰化瘀、清热利湿等为法。

在治法上，不同医家从不同角度进行辨证论治。刘春华医师从肝脾论治代谢综合征，认为治疗从补气健脾、疏肝解郁入手，善用黄芪与葛根对血压进行双向调节，以自拟方晕清降压方为主方，随证加减，同时注重生活方式的调整，健康饮食，保持良好的生活习惯，坚持运动，从整体上对代谢综合征进行治疗。杨丽华医师从痰湿论治代谢综合征，认为治疗该病以健脾化痰、除湿通络为先，佐以化瘀、清热，继以调补病脏，培补元气，调和阴阳，以求治本。

（二）代谢综合征分期证治与辨证论治

由于目前的中医临床研究的深度和广度还不足以产生一个辨证分型的方案，所以，不少学者认为应分期对待，在分期的基础上进一步辨证论治。分期的好处是可以将病变程度和种类进行限定，从而简化辨证分型，使治疗措施更具有针对性。

1. 有学者认为，代谢综合征分为前期、早期、中期、后期为宜。

（1）前期：指有胰岛素抵抗，并且有血压、血脂、肥胖、白蛋白尿四项异常改变其中之一，此时没有明显的病态，表现为实证。临床争取早日发现，治疗以生活方式干预为主，无效者配合药物治疗。对"无证可辨"者，不主张辨证论治。

（2）早期：指已构成代谢综合征，但没有合并症。有明显的症状，表现为实证。以生活方式干预配合药物治疗，积极纠正胰岛素抵抗，防治并发症，辨证论治以去实为主。

（3）中期：指已构成代谢综合征，合并症少，不严重，有比较复杂的症状，表现以实证为主，治疗以药物为主，纠正胰岛素抵抗和防治并发症并重，辨证论治、扶正祛邪并举。

（4）后期：指已构成代谢综合征，有合并症，并造成严重心、脑血管病变，症状复杂，病情严重，虚实错杂，以治疗合并症为主，辨证论治、扶正祛邪并举。

在代谢综合征的早期、中期，往往湿浊内盛，运脾化湿、健脾化湿是常用治法。代谢综合征的中期、后期，血管病变明显，尤其是后期出现以动脉硬化为基础的心、脑、肾等重要脏器的严重病变，治疗上也应以改善血管病变为主，采用活血化瘀通络的方法。对于痰瘀互阻，则健脾化湿与活血化瘀并用。

2. 也有学者提出依据痰瘀在代谢综合征中不同的发病机制分为痰瘀易生期、痰瘀期、痰瘀入络期三期进行辨证论治。

（1）痰瘀易生期：临床症状不明或症状轻微，或仅有体胖多食，精神不振，不耐劳，心悸或活动后气喘，舌质淡，苔略厚腻，脉象弦滑，以痰浊为重。治疗应针对易患因素，积极控制饮食，禁食肥甘，调畅情志及适度锻炼。针对辨证结果加减用药，食积者消积导滞，肝气不疏者疏肝理气，脾虚者健脾益气，同时给予消痰、化痰或化湿、燥湿、利湿、理气、理血之剂。

（2）痰瘀期：学者认为痰瘀互阻是代谢综合征的主要病机，此期病机复杂。常由痰浊壅塞、瘀血阻络，继而发展为痰浊、瘀血化热，最后热邪耗伤气阴，致气阴两虚。此时患者临床表现明显，可有头晕、心悸、胸闷、胸部不适，舌脉也出现痰浊、瘀血的征象，或血脂异常，治疗当化痰、豁痰、理气活血、化瘀通络，常用温胆汤、瓜蒌薤白半夏汤、半夏白术天麻汤、血府逐瘀汤、通窍活血汤等加减。若热与痰结则为痰热，热与血结则为血热，为实证夹痰、实证夹瘀。如瘀热、痰热耗伤气阴，气阴不足，进而阴损及阳，阴阳两虚，属正虚邪实，虚实夹杂。应辨清主次，虚的一面主要有气阴两虚、肝肾两虚、阴阳两虚、脾肾阳虚等；实的一面有夹痰、夹瘀、夹热，治疗宜在益气养阴、培补肝肾、温补脾肾的基础上酌加清热、涤痰、降浊、活血化瘀之品。

（3）痰瘀入络期：因久病入络，脉络损伤而成。出现大血管病变和微血管病变，痰瘀互结为其基本病机。痰瘀内阻，使脏腑功能失调，正气益虚，体内糖脂代谢失调，从而变证百出。痰浊壅塞，清阳不升，或胸阳不振，则出现头晕、头痛、胸如窒；痰瘀互结，脉络不通，或痰瘀蒙蔽清窍，清阳不展，可见眩晕、中风甚至昏迷；痰瘀阻于肾络，肾气受损，开阖不利，则出现腰痛、水肿、淋证、尿浊等。治疗当以化痰降浊、活血通络为主，同时兼顾致痰致瘀的病机，这也符合中医"急则治其标"的思想，这样才能从根本起效。

总之，代谢综合征的治疗上需尽可能做到辨病论治与辨证论治相结合，分期论治与辨证论治相结合，即"病"与"证"结合论治。

第七章 临床常见代谢综合征的中医诊治概况

目前在临床上对代谢综合征分型诊治的研究虽较多，但均无统一标准，我们将临床上涉及代谢综合征常见疾病的中医诊治概况及进展进行论述。

第一节 肥 胖 症

一、概 念

（一）西医的定义及简单的流行病学

肥胖症是指体内脂肪堆积过多和（或）分布异常，体重增加，是遗传、环境和行为等多方面因素共同作用引起的复杂慢性疾病。肥胖症也是一种最常见、最古老的代谢性疾病。随着现代生活水平的不断提高及生活方式的变更，我国的超重和肥胖人群正呈快速增长趋势，近年的调查显示，超重或肥胖人数呈持续增长趋势，2014 年的数据显示，全球 18 岁及以上成年人超过 19 亿人超重，其中 6 亿人肥胖。2015 年世界卫生组织（WHO）的数据显示，欧洲成年男性的肥胖率达 21.5%，成年女性的肥胖率更高达 24.5%，5 岁以下儿童的超重率也达到 12.5%。推测到 2030 年，全球超重或肥胖人群将高达总人口的 60%，其中超重人口 22 亿，肥胖人口 11 亿。而我国的数据显示中国成人向心性肥胖的发生率为 27.1%，超重为 31.4%，肥胖为 12.2%，6～12 岁学生肥胖率也已达 10.2%。肥胖症同时又是多种复杂情况的综合体，常与高血压、2 型糖尿病、高脂血症、缺血性心脏病等集结出现，因而它又是一个慢性的代谢异常疾病。

（二）中医相关的病证及病因病机

本病属"肥胖"范畴。历代医籍对肥胖症的论述非常多。对本病的最早记载见于《黄帝内经》，如《素问·通评虚实论》中有"甘肥贵人，则膏粱之疾也"，指出肥胖的产生与过食肥甘有关，并用"甘肥贵人"命名本病，这是关于肥胖病因及病名最早的文献记载。《素问·阴阳应象大论》中有"年五十，体重，耳目不聪明矣"的描述，指出肥胖为衰老的表现之一。在证候方面，《灵枢·逆顺肥瘦》记载"广肩腋，项肉薄，厚皮而黑色，唇临临然，其血黑以浊，其气涩以迟"。《灵枢·卫气失常》根据人的皮肉气血的多少对肥胖进行分类，分为"有脂、有膏、有肉"三种证型，后世医家对肥胖的分型即由此发展而来。此外，《素问·宣明五气论》有"久卧伤气，久坐伤肉"，《素问·奇病论》中有"食甘美而多肥也"的记载，说明肥胖的发生与过食肥甘、先天禀赋、劳作运动太少等多种因素有关。后世医家在此基础上认识到肥胖的病机还与气虚、痰湿、七情及地理环境等因素有关，如《景岳全书》认为肥人多气虚，《丹溪心法》《医门法律》认为肥人多痰湿。在治疗方面，《丹溪心法·中湿》认为肥胖应从湿热及气虚两方面论治。《石室秘录·痰病》认为治痰不可徒去其湿，必须以补气为先，而佐以消痰之品。此外，前人还认识到肥胖与其他多种病证有关，《黄帝内经》认识到肥胖可转化为消渴，还与仆击、偏枯、痿厥、气满发逆等多种疾病有关。《女科切要》中指出："其肥白妇人，经闭而不通者，必是痰湿与脂膜壅塞之故也。"

肥胖自古有之，其形成在中医看来，与先天禀赋不足、地理环境影响、过食肥甘厚味、疏于劳作运动、七情过度、脾胃虚弱、痰饮水湿等有关。也有不少人认为肥脂即痰浊。对于肥胖症的病理机制，历代医家认为与虚、痰、湿、瘀有关；脾虚则运化无权，肾虚则气化乏力，以致水湿内停，进而水泛为痰湿、血瘀；痰湿、血瘀一经形成，则又可成为新的致病因素，内积脏腑，外充形廓，而致机体气血阴阳的紊乱，发为肥胖。

二、诊　治

（一）诊断标准

肥胖症的评估包括测量身体肥胖程度、体脂总量和脂肪分布，常用测量指标或方法如下。①体重指数（BMI）：BMI（kg/m^2）＝体重（kg）/[身长（m）^{2}]，是诊断肥胖症最重要的指标；②理想体重（IBW）：IBW（kg）＝身高（cm）–105 或 IBW（kg）＝[身高（cm）–100]×0.9（男性）或 0.85（女性），主要用于计算饮食中热量和各种营养素供应量；③腰围或腰臀比（WHR）：反映脂肪分布；④CT 或磁共振成像（MRI）检查：计算皮下脂肪厚度或内脏脂肪量；⑤其他：身体密度测量法、生物电阻抗测定法、双能 X 线吸收法测定体脂总量等（表 7-1）。

肥胖的诊断标准国内外尚未统一。2003 年《中国成人超重和肥胖症预防控制指南（试行）》以 BMI 值≥24kg/m^2 为超重，≥28kg/m^2 为肥胖；男性腰围以≥85cm 和女性腰围≥80cm 为向心性肥胖；2010 年中华医学会糖尿病学分会建议代谢综合征中肥胖的标准定义为 BMI 值≥25kg/m^2。应注意肌肉发达的人可过重却不伴脂肪增加，不应机械地按标准被视为肥胖（表 7-2）。《2016 美国 AACE/ACE 肥胖指南》首次把慢性疾病防治的诊断分级概念引入到肥胖症的诊治中，强调肥胖症的早期预防、疾病管理及并发症防治的重要性，这为肥胖症系统、规范化诊治提供了整体框架。BMI 仍然是诊断和评估肥胖严重程度最重要的指标。所有的成年人每年都应行 BMI 评估，大部分地区以 BMI≥25kg/m^2 作为超重的标准，东亚、东南亚、南亚地区人群以≥23kg/m^2 作为标准。腰围（WC）作为腹型肥胖的危险因素，对于 BMI＜35 kg/m^2 的患者亦需要进行评估。目前，美国的肥胖标准为男性 WC≥102cm，女性 WC≥88cm。中国则以男性 WC≥90cm，女性 WC≥80cm 为肥胖标准。指南中也列出了不同地区不同人种相应的 WC 标准，对于南亚、东南亚、东亚地区人群，以男性 WC≥85cm，女性 WC＝74～80cm 为标准。随着 BMI 和 WC 的增加，肥胖相关并发症的风险也升高。

表 7-1　超重和肥胖的 BMI 及腰围危险度分级 [《2016 美国 AACE/ACE 肥胖指南》]

项目	BMI（kg/m^2）	并发症风险	并发症风险	
			腰围：男<102cm，女<88cm	腰围：男≥102cm，女≥88cm
低体重	＜18.5	低	—	—
正常体重	18.5～24.9	平均	—	—
超重	25.0～29.9	增加	增加	高
肥胖Ⅰ级	30.0～34.9	中度	高	很高
肥胖Ⅱ级	35.0～39.9	重度	很高	很高
肥胖Ⅲ级	≥40.0	非常严重	非常高	非常高

表 7-2　超重及肥胖症诊断及治疗的总体指南［《2016 美国 AACE/ACE 肥胖指南》］

人体测量指标（BMI）	疾病阶段	慢性疾病防治分级	建议治疗
＜25.0kg/m²，部分地区＜23.0kg/m²	正常	一级	健康的生活方式
25.0～29.9kg/m²，部分地区 23.0～24.9kg/m²	超重 0 期	二级	生活及行为方式治疗
≥30.0kg/m²，部分地区≥25.0kg/m²	肥胖Ⅰ期	二级	生活及行为方式治疗；减重药物
≥25.0kg/m²，部分地区≥30.0kg/m²	肥胖Ⅰ期（至少合并 1 种轻度并发症）	三级	生活及行为方式治疗；减重药物
≥25.0kg/m²，部分地区≥30.0kg/m²	肥胖Ⅰ期（至少合并 1 种重度并发症）	三级	生活及行为方式治疗；减重药物；可考虑外科手术（BMI≥35.0kg/m²）

（二）分证论治

1. 论治原则　针对肥胖本虚标实的特点，治疗当以补虚泻实为原则。补虚常用健脾益气之法；脾病及肾，需结合益气补肾。泻实常用祛湿化痰，结合行气、利水、消导、通腑、化瘀等法，以祛除体内多余的痰浊、水湿、痰热、瘀脂等。其中祛湿化痰法是治疗本病的最常用方法，用于本病治疗过程的始终。

2. 分型诊治

（1）脾虚痰湿

1）症状：形体肥胖，面色少华，精神倦怠，神疲乏力，肤色白、面色淡黄而暗，多伴有口黏，胸闷，身重不爽，目黯微肿，腹部肥满松软，困倦，苔白腻，舌胖，脉滑。

2）治法：健脾益气，化痰祛湿。

3）方药：防己黄芪汤（《金匮要略》）合参苓白术散（《太平惠民和剂局方》）加减。

4）组成：药用防己、黄芪、茯苓、党参、白术、山药、砂仁、薏苡仁、法半夏、车前子、白扁豆。

5）加减：气虚重者加太子参；腹胀者加厚朴、枳壳；纳呆，食滞不化者加焦山楂、莱菔子。

（2）胃热湿阻

1）症状：肥胖而壮，头胀，眩晕，口渴喜饮，或口中黏腻，多有口臭，消谷善饥，神倦体重，大便干结，舌红，苔黄腻，脉弦数。

2）治法：利湿化浊，清胃泻火。

3）方药：泻黄散（《小儿药证直诀》）合三仁汤（《温病条辨》）加减。

4）组成：药用藿香、防风、生地黄、栀子、夏枯草、决明子、牡丹皮、杏仁、白蔻仁、薏苡仁、厚朴、白术、滑石、大黄。

5）加减：大便不通加用芒硝，或麻子仁丸，口重黏腻胶着者加用黄连、竹茹；口渴者加用麦冬、荷叶、粉葛等。

（3）气滞血瘀

1）症状：形体肥胖，胸胁胀痛，尤以入夜尤甚，烦躁易怒，食欲旺盛，月经不调或闭经，经色暗红或有血块，肤色暗，大便干，舌紫暗，或有瘀斑瘀点，脉弦。

2）治法：疏肝理气，活血化瘀。

3）方药：逍遥散（《太平惠民和剂局方》）合桃红四物汤（《医宗金鉴》）加减。

4）组成：药用当归、赤芍、柴胡、茯苓、白术、薄荷、桃仁、红花、川芎、熟地黄、甘草。

5）加减：若心烦易怒，失眠多梦者，可用丹栀逍遥散；痛甚者加用佛手、延胡索。

（4）痰浊壅阻

1）症状：素体肥胖，喜食肥甘，头晕头胀，胸闷腹胀，肢体困重，手足麻木，咳吐黏痰，舌苔白腻或黄腻，脉滑。

2）治法：健脾化痰。

3）方药：温胆汤（《备急千金要方》）加减。

4）组成：药用法半夏、枳实、竹茹、陈皮、茯苓、甘草、干姜。

5）加减：胸膈满闷者加瓜蒌仁、砂仁；嗳腐吞酸，脘胀纳呆，加莱菔子、神曲；小便不利者加泽泻；食欲亢进者加黄芩。

（5）脾肾两虚

1）症状：形体肥胖，疲倦无力，腰膝酸痛、喜暖畏寒，肢冷，头昏气短，阳痿阴冷，下肢水肿，舌淡体胖，苔薄，脉沉细。

2）治法：益气健脾，温阳益肾。

3）方药：真武汤（《伤寒论》）合金匮肾气丸（《金匮要略》）加味。

4）组成：药用茯苓、白芍、白术、制附片、干姜、肉桂、地黄、山茱萸、山药、泽泻、丹皮、益智仁、桑螵蛸、菟丝子、淫羊藿。

5）加减：水肿者加车前子；便溏者加佛手、苍术；腰膝酸软者加桑寄生、牛膝、杜仲。

■（三）治疗进展

中医治疗肥胖症的方法主要以中药、针灸及推拿为主。有单一治疗手法减重，也有多种手法合用，实验研究表明都能取得确切疗效。随着现代科技的进步，当代专家在中医基础理论的指导下利用激光、磁疗、低频仪器等现代新科技治疗肥胖，取得了一定疗效，但其安全性还有待进一步评估。

1. 专方专药

（1）疏肝消肥汤：柴胡 10g，枳实 10g，当归 12g，香附 9g，郁金 12g，泽泻 10g，丹参 12g，生山楂 12g，水蛭 10g，大黄 6g。每日 1 剂，水煎服。适用于肝气郁滞者。

（2）防风通圣散：防风 10g，荆芥 10g，麻黄 6g，薄荷 6g（后下），连翘 10g，桔梗 6g，川芎 10g，当归 10g，白术 10g，酒炒大黄 6g，炒栀子 10g，芒硝 10g，黄芩 10g，滑石 10g，白芍 10g，甘草 6g。每日 1 剂，水煎服，亦可作水丸，每次 6g，每日 2 次口服。适用于湿热内结者（《黄帝素问宣明论方》方）。

（3）首乌白术减肥汤：何首乌 12g，白术 12g，桑寄生 12g，丹参 12g，茵陈 18g，泽泻 10g，生山楂 12g，茯苓 10g，草决明 12g，当归 12g。每日 1 剂，水煎服。适用于脾肾双亏，湿浊内阻者。

2. 名老中医经验

（1）国医大师李振华认为：肥胖一病是以肝郁脾虚为本，痰浊、水湿、郁热为标的本虚标实之证。病因多为过食肥甘厚味、醇酒或坐卧少动，损伤脾胃；或素体脾气亏虚，水湿失运，痰浊内生，血瘀气滞，脂膏瘀积。故治当从健运脾胃着手，佐以渗湿祛痰或行气活血导滞，自拟清消饮：荷叶 20g，黄芪、泽泻、茯苓、草决明、薏苡仁、防己各 15g，生白术 12g，陈皮 10g，加减治疗，每能获效。该方以黄芪、白术益气健脾；茯苓、薏苡仁健脾渗湿；泽泻配伍白术，取《金匮要略》泽泻汤之意，健脾利水而不伤阴。防己行水兼泻下焦湿热，善治皮中之水；更以荷叶相伍，一则可利水，二则可升发脾胃清阳；三则与草决明一升一降，升清降浊。全方健脾益气治其本，使水湿生成无源；利水渗湿，清脂消浊治其标，使既成之水湿遁消于无形。标本同治，故取效颇捷。若脾虚明显者加党参、桂枝；痰湿盛者加杏仁、枇杷叶；小便不利者加车前草、猪苓；瘀滞内阻者加山楂、三棱、莪术、丹参、鸡内金；气滞明显者加砂仁、厚朴。另外某些患者表现为头晕、咽干、五心烦热、舌质暗红、苔黄等肝肾阴虚，湿热血瘀肥胖者，提倡以滋阴活血、祛湿清热为大法，用药上提出应注意滋阴而不助湿，利湿却不伤阴，清热但不碍脾，活血兼以行气。常选用制首乌、枸杞子、丹参、牡丹皮、赤芍、桃仁、莪术、山楂、鸡内金、草决明、荷叶、泽泻、郁金等。此外，对于伴有情志失调病因者，提出当治以健脾豁痰祛湿、疏肝清热理气法。常在健脾渗湿药物基础上加用半夏、陈皮、荷叶、香附、菖蒲、郁金、栀子、莲子心等祛痰、清肝、疏利、泻火之品。

（2）全国名中医丁学屏认为肥胖症与中医"脾"的功能休戚相关。肥胖之为病，病由不一，多与饮食无度、起居失常、久卧久坐、情志不遂等相关，但均会伤及脾土，逐步发为肥胖。丁老认为当从脾论治，强调"治病必求于本"。虽然肥胖症"膏者""肉者""脂者"各具特点，但"脾土乃伤"是其共同的核心病机。当谨守病机，从脾论治。肥胖症常变证丛生，因此在具体辨证论治时，既在固护脾土的同时，又兼顾气血津液的亏损，痰湿瘀浊与邪火的胶着，参照"膏者""肉者""脂者"肥胖三型，复方多法随证加减，斟酌用药。在治法方药上，提出对于"脂者"，当治以清热化湿、斡旋中州，常以清热渗湿汤、资生丸二方复合。其重者，宜以清热渗湿汤为主方，以黄连、黄柏、茯苓、泽泻、苍术、白术等药加减治疗；其轻者，宜以资生丸为主方，以白术、甘草、茯苓、扁豆、莲子肉、山药、砂仁等健运脾土、补中益气之品燮理，以杜生痰之源。对于"膏者"，当治以蠲化痰浊，益气运脾。以鹿衔白术泽泻汤为主方，并常与生胃丸复合为用，以鹿衔草、白术、泽泻、木香、天南星、厚朴、半夏、神曲、青皮、槟榔、橘红、陈皮、枳壳等药加减治疗。每用苍术、半夏、陈皮等苦温燥湿之品，常伍以秫米，滋养胃阴，固护脾土，防止辛香之品燥热伤胃也。对于"肉者"，当治以健脾益气，渗湿涤痰，活血化瘀，多以渗湿汤合消积保中丸为用，以白术、茯苓、猪苓、泽泻、苍术、紫草、茜草、泽兰、凌霄花、鬼箭羽、三棱、莪术等药加减治疗。

（3）于真健医师用千金老来瘦汤治疗老年性肥胖，认为肥胖症临床证型多，症状复杂，虚中有实，实中有虚，虚实并见，寒热交错，多脏受累，故应着眼本质。他概括其病机为"肥人多痰湿"。痰湿阻滞，气血运行不畅是其主要病理变化。于氏处方用药的作用点是抑制体内脂肪的合成，促进体内脂肪的转化，调节体液的代谢和平衡。方药组成：虎杖、生山楂、葛根、车前子各 30g，夏枯草、泽泻各 15g，大腹皮、炒莱菔子、桃仁、王不留行各 12g。随证加减：脾虚湿滞者加当归、黄芪、川朴各 10g；肝气郁结者加郁金、柴胡、枳实各 10g；胃热湿阻者加黄连 6g、菖蒲 12g；气滞血瘀者加生香附、茺蔚子各 12g。服药方法：每日 1 剂，水煎二汁混合后分 2 次服，30 天为 1 个疗程。停药后每日用生山楂 30g，夏枯草 10g，开水浸泡代茶饮服。方中葛根有较强的解痉作用，能扩张血管，增强毛细血管通透性，改善微循环；虎杖、山楂、桃仁、莱菔子、车前子活血散结，化瘀利尿通便；夏枯草、泽泻、大腹皮清肝泻热，下气宽中；更有王不留行通利关窍，走而不守。全方具有活血散结、化浊行滞之效。现代药理研究表明，选用改善血液流变性和降脂、扩张血管的药物，对治疗单纯性肥胖疗效好。

3. 针灸治疗

（1）辨证取穴：根据患者的证型不同选择针刺、艾灸不同的穴位。脾虚湿阻型针刺阴陵泉、丰隆、足里、三阴交；胃腑蕴热者可选胃俞、内庭、曲池、足三里等穴；小肠实热者针刺小海、曲池、前谷、下巨虚；肠燥便结者针刺曲池、内庭、上巨虚、二间；肝气郁结型针刺太冲、期门、脑中、支沟、内关、三阴交等；脾肾阳虚型可选关元、中脘、阴陵泉、水分等；阴虚内热者取支沟、三阴交。痰浊盛者配丰隆、足三里，夹瘀血者配血海等。

（2）用电针治疗肥胖。主穴取中脘、大横、关元、三阴交。配穴：痰湿壅盛配丰隆、支沟；脾胃实热配曲池、上巨虚；气血亏虚配气海、足三里；肝阳上亢配风池、太冲；心气不足配内关、膻中。主穴每次必取，据证型选配穴 1～3 个。穴位常规消毒，用 2～3 寸（1 寸＝3.333 厘米）毫针刺入所取穴位，进针应稍深，腹部主穴斜刺约 2.5 寸，以提插补泻手法为主。得气后主穴接电针治疗仪，频率为 150～200 次／分，通电刺激 20 分钟，电流强度以患者能耐受为度；配穴留针 20 分钟，其间行针 1 次，约 1 分钟，隔日针刺 1 次，10 次为 1 个疗程。休息 3 日，再进行下一疗程，可连续治疗 2 个疗程。

（3）取上巨虚、丰隆、内庭、曲池、三阴交、阴陵泉；配合耳穴脾胃二穴。若肠积便秘，体穴加天枢、支沟，耳穴加肺、大肠；易饥饿加足三里（手法重泻）；自幼发胖，体穴加肾俞，耳穴加肾；产后肥胖，体穴加曲泉、石门，耳穴加屏间；月经不调，体穴加地机、血海，耳穴加屏间；下肢肿胀，体穴加水分，耳穴加三焦。体针实证用泻法，虚证用补法，虚寒证加灸，每次留针 20～30 分钟，隔日 1 次，15 次为 1 个疗程；耳穴按压王不留行籽，嘱患者于每日进食前半小时自行按压 1 分钟左右，感酸痛为度，5 天更换 1 次，6 次为 1 个疗程。

4. 其他疗法 如按摩。患者仰卧，揉按前胸、腹部、双腿、臀部（配合应用减肥霜或减肥乳，效果更佳），每次 30 分钟，然后按压曲池、足三里、太溪、关元等穴位，疗程 1 个月，每日 1 次，休息 1 周后可开始第二疗程。

另有令患者仰卧位，操作者循肺、胃、脾经走向进行按摩准备，点中府、云门、腹结、气海、关元等穴，然后更换为俯卧位，推拿膀胱经，点脾俞、胃俞、肾俞等。

三、转归与预后

肥胖症如能及早重视，并正确对待，采取必要的治疗措施（包括饮食疗法、运动疗法、行为矫正等）是完全可以控制的。若任其发展，不仅会给患者带来很多生活上的不便，还会出现许多并发症，甚至因导致冠心病或脑血管意外而死亡。

第二节　非酒精性脂肪肝

一、概　　念

（一）西医的定义及简单的流行病学

非酒精性脂肪性肝病（NAFLD）是一种与胰岛素抵抗（IR）和遗传易感密切相关的代谢应激性肝脏损伤，其病理学改变与酒精性肝病（ALD）相似，但患者无过量饮酒。疾病谱包括非酒精性单纯性脂肪肝（NAFL）、非酒精性脂肪性肝炎（NASH）及相关肝硬化和肝细胞癌。NAFLD 的危险因素包括高脂肪、高热量膳食结构，多坐少动的生活方式，IR、代谢综合征及其组分（肥胖、高血压、血脂紊乱和 2 型糖尿病），目前有专家共识认为铁过载与 NAFLD 的进展有关。随着肥胖症和代谢综合征在全球的流行，NAFLD 被认为是代谢综合征在肝脏的表现，近 20 年亚洲国家 NAFLD 增长迅速且呈低龄化发病趋势，中国的上海、广州和香港等经济发达地区成人 NAFLD 患病率在 15%左右。本病的临床表现不尽相同，约有 25%的轻度脂肪肝无明显的临床症状，少数会有疲劳乏力、肝区不适感。随着病情的发展，中、重度脂肪肝症状可较明显，有类似慢性肝炎或消化不良的表现，出现两肋胀痛或隐痛、疲倦乏力、食欲不振、恶心呕吐、上腹胀满等症。

（二）中医相关的病证及病因病机

非酒精性脂肪性肝病是现代医学的病名，我国医学并无此病名。根据其临床症状及病机特点可将其归属为中医学的"胁痛""肝胀""肝痞""肝癖""积聚""痰证""湿阻"等病的范畴。"十一五"期间，国家中医药管理局中医肝病重点专科协作组将其中医病名定为"肝癖"。

本病病因多归结于嗜食肥甘厚腻、劳逸失调、情志失调、久病体虚、禀赋不足等。中医学对于本病的发病机制，多数医家认为肝失疏泄，脾失健运，肾精不足，湿热内结，痰浊郁结，瘀血阻滞，而最终形成痰湿瘀阻互结，痹阻肝脏脉络而形成脂肪肝。其病理基础与痰、湿、浊、瘀、热等有关，病位在肝，涉及脾、胃、肾等脏腑，证属本虚标实，脾肾亏虚为本，痰浊血瘀为标。

二、诊　　治

（一）诊断标准

2010 年中华医学会肝病学分会脂肪肝和酒精性肝病学组修订的《中国非酒精性脂肪性肝病诊疗指南》，规定了 NAFLD 的临床诊断标准，明确其诊断需符合以下 3 项。

1. 无饮酒史或饮酒折合乙醇量男性＜140g/周，女性＜70g/周［乙醇量（g）=饮酒量（ml）×乙醇含量（%）× 0.8］。

2. 除外病毒性肝炎、药物性肝病、全胃肠外营养、肝豆状核变性、自身免疫性肝病等可导致脂肪肝的特定疾病。

3. 肝活检组织学改变符合脂肪性肝病的病理学诊断标准。鉴于肝组织学诊断难以获得，NAFLD 可定义为：①肝脏影像学的表现符合弥漫性脂肪肝的诊断标准且无其他原因可供解释；②有代谢综合征相关组分的患者出现不明原因的血清丙氨酸转氨酶（ALT）和（或）天冬氨酸转氨酶（AST）、γ-谷氨酰转肽酶（GGT）持续增高半年以上，减肥和改善胰岛素抵抗后，异常酶谱和影像学脂肪肝改善甚至恢复正常者可明确 NAFLD 的诊断。

■（二）分证论治

1. 治疗目标　缓解病情，防止病情进展，提高生活质量；减少并发症的发生。

2. 治疗原则　中医治疗应当分期论治，疾病初期的治疗方法主要为疏肝理气、健脾和胃；中后期的治疗方法主要为健脾益肾、化瘀散结，佐以清热化湿。重症患者应采取中西医结合治疗。

3. 分型诊治

（1）湿浊内停证

1）证候：右胁肋胀满，形体肥胖，周身困重，倦怠，胸脘痞闷，头晕，恶心，舌淡红，苔白腻，脉弦滑。

2）治法：祛湿化浊。

3）处方：胃苓汤（《丹溪心法》）。

4）组成：苍术、陈皮、厚朴、甘草、泽泻、猪苓、赤茯苓、白术、肉桂。

5）加减：形体肥胖，周身困重等湿浊明显者，加绞股蓝、焦山楂；胸脘痞闷者，加藿香、佩兰。

（2）肝郁脾虚证

1）证候：右胁肋胀满或走窜作痛，每因烦恼郁怒诱发；腹胀，便溏，腹痛，欲泻，乏力，胸闷，善太息，舌淡边有齿痕，苔薄白或腻；脉弦或弦细。

2）治法：疏肝健脾。

3）处方：逍遥散加减（《太平惠民和剂局方》）。

4）组成：醋柴胡、炒白术、薄荷、炒白芍、当归、茯苓、山楂、生姜、生甘草。

5）加减：腹胀明显者，加枳壳、大腹皮；乏力气短者，加黄芪、党参。

（3）湿热蕴结证

1）证候：右胁肋胀痛，恶心，呕吐，黄疸，胸脘痞满，周身困重，纳呆，舌质红，苔黄腻；脉濡数或滑数。

2）治法：清热化湿。

3）处方：三仁汤（《温病条辨》）合茵陈五苓散（《金匮要略》）。

4）组成：杏仁、滑石、通草、白蔻仁、竹叶、厚朴、薏苡仁、半夏、茵陈、茯苓、泽泻、猪苓、桂枝、白术。

5）加减：恶心呕吐明显者，加枳实、姜半夏、竹茹；黄疸明显者，加虎杖等；胸脘痞满、周身困重等湿邪较重者，加车前草、通草、苍术。

（4）痰瘀互结证

1）证候：右胁下痞块或右胁肋刺痛，纳呆，胸脘痞闷，面色晦暗，舌淡暗有瘀斑，苔腻；脉弦滑或涩。

2）治法：活血化瘀，祛痰散结。

3）处方：膈下逐瘀汤（《医林改错》）合二陈汤（《太平惠民和剂局方》）。

4）组成：柴胡、当归、桃仁、五灵脂、穿山甲、丹皮、赤芍、大腹皮、茯苓、生白术、陈皮、半夏、枳实。

5）加减：右胁肋刺痛者，加川楝子；面色晦暗等瘀血明显者，加莪术、郁金。

（5）脾肾两虚证

1）证候：肝右胁下隐痛，乏力，腰膝酸软，夜尿频多，大便溏泄，舌淡，苔白；脉沉弱。

2）治法：补益脾肾。

3）处方：四君子汤（《太平惠民和剂局方》）合金匮肾气丸（《金匮要略》）。

4）组成：药用人参、茯苓、白术、炙甘草、熟地黄、山茱萸、山药、茯苓、泽泻、牡丹皮。

5）加减：腰膝酸软、头晕乏力者，加黄芪、续断、杜仲；畏寒肢冷者，加附子、肉桂；夜尿频多者，加金樱子、海螵蛸；大便溏泄者，加炒扁豆、炒薏苡仁。

（三）治疗进展

1. 专方专药

（1）逍遥散：该药由柴胡、当归、白芍、茯苓、炙甘草、煨生姜、薄荷组成。具有疏肝解郁，健脾和营的功效。每次6～9g，每日2～3次。

（2）健肝消脂颗粒：该药由丹参、三七粉、莪术、山楂、黄芪、青皮、赤芍、姜黄、泽泻、菊花、荷叶、甘草构成。益气健脾、活血化瘀。用于高脂血症、脂肪肝及脂肪性肝炎等。口服，每次1袋，每日3次。

（3）强肝胶囊：清热利湿、补脾养血、益气解郁。适用于慢性肝炎、早期肝硬化病、脂肪肝、中毒性肝炎等。口服，每次3粒，每日3次。

（4）血脂康胶囊：从红曲中提炼精制而成的纯生物制剂，具有良好的降血脂和改善肝内脂肪沉积的功效。除湿祛痰、活血化瘀、健脾消食。用于由高脂血症引起的脂肪肝的辅助治疗。口服，每次2粒，每日2～3次。

（5）护肝宁片：主要成分有垂盆草、虎杖、丹参、灵芝。能够清热利湿，益肝化瘀，疏肝止痛，退黄，降低ALT水平。用于急性肝炎及慢性肝炎。

2. 名老中医经验

（1）杨震教授认为本病总以痰湿血瘀凝滞脉络为主，治疗多以疏肝健脾、化痰活血为主，自拟桑明合剂（桑叶、菊花、夏枯草、地龙、怀牛膝、海藻各10g，生山楂、松子仁、丹参各15g，决明子30g组成），治疗60例NAFLD患者，总有效率为93.33%。

（2）关幼波教授认为本病的病位在疏肝脾，主要的病理变化为湿热痰凝，痰瘀阻络，治宜去湿化痰、疏肝利胆、活血化瘀。临床上常用青黛10g、明矾3g、草决明15g、生山楂15g、醋柴胡10g、郁金10g、丹参12g、泽兰12g、六一散15g。方中青黛、明矾、六一散等包括了"青矾散""碧玉散""白金丸"三个方剂，全方清肝利胆，活血化瘀，且以化痰为重点。另外，还可用草决明90g、生山楂90g分成10包，每次1包，开水浸泡代茶饮，或用米醋1瓶（约500ml）、鲜姜10g切薄片装入瓶内，封口7日后，每次5ml，每日3次。

（3）陆定波教授认为NAFLD病因须辨清内外：外者多因饮食不节，如过食肥甘，或偏嗜厚味，饮食过度，脾胃损伤，脾虚不运，不能升清降浊，致痰湿内生而发病。内者，其一为情志内伤，首虑肝郁。其二为体虚不化，尤重脾虚。病机总为本虚标实，本虚当从肝虚、脾虚、肾虚论，而以肝脾为主；标实当从痰、湿、瘀论，而以痰、湿为要。病位涉及肝、脾、肾三脏，多为痰、湿、瘀等病理产物胶着于肝，三者又相互影响。病之初起多责痰湿为患，痰湿内阻，蕴而化热，易成湿热内蕴之证；痰湿阻络，肝络涩滞不通每致瘀血内生；若湿热蕴久，化火伤阴，则易致肝肾阴虚。

3. 其他疗法

（1）针灸：取丰隆、足三里、三阴交、阳陵泉、内关、肝俞、足三里、丰隆、关元、合谷、肾俞，以 1.5 寸毫针刺入。

穴位加减：肝郁气滞者，加太冲、行间，用泻法；痰湿困脾者，加公孙、商丘，用泻法；瘀血内阻者，加血海、地机，用泻法；肝肾两虚者，加太溪、照海、复溜，用补法。每次留针 30 分钟，每周 3 次，治疗 3～6 个月。

（2）穴位埋线治疗：肝俞、太冲、丰隆、中脘、气海、足三里、阳陵泉。

第三节 高尿酸血症及痛风

一、概　念

（一）西医的定义及简单的流行病学

痛风是一种单钠尿酸盐（MSU）沉积所致的晶体相关性关节病，以嘌呤代谢紊乱和（或）尿酸排泄障碍所致的高尿酸血症为主要特征的一组临床症候群。主要表现为反复发作的关节炎、痛风石形成和关节畸形，严重者可致关节活动障碍，可累及肾脏引起慢性间质性肾炎和尿酸性肾结石，常伴发肥胖、高脂血症、高血压病、2 型糖尿病、动脉硬化及冠心病等。这些代谢紊乱以胰岛素抵抗为发病基础，临床上称为代谢综合征。高尿酸血症和痛风仅为其中的一种表现。由于慢性无症状性高尿酸血症与心血管疾病关系密切，因而可用于预测与胰岛素抵抗有关的心血管疾病。此外，无症状的高尿酸血症还可反映胰岛素诱导的肾小管对尿酸的重吸收情况，故可作为监测胰岛素抵抗和肾血管疾病的一项观察指标。

不同国家的痛风患病率不同，不同种族人群之间高尿酸血症与痛风的易患性差异较大。随着饮食结构的改变及人均寿命的延长，高尿酸血症和痛风的患病率呈逐渐升高趋势。我国缺乏全国范围痛风流行病学调查资料，但根据不同时间、不同地区报告的痛风患病情况，2016 年我国痛风的患病率在 1%～3%，并呈逐年上升趋势。国家风湿病数据中心（Chinese Rheumatism Data Center，CRDC）网络注册及随访研究的阶段数据显示，截至 2016 年 2 月，基于全国 27 个省（自治区、直辖市）100 家医院的 6814 例痛风患者有效病例发现，我国痛风患者平均年龄为 48.28 岁（男性 47.95 岁，女性 53.14 岁），患病人群逐步趋年轻化，男：女为 15：1。超过 50% 的痛风患者为超重或肥胖。首次痛风发作时的血尿酸水平，男性为 527μmoL/L，女性为 516μmol/L。痛风患者最主要的就诊原因是关节痛（男性为 41.2%，女性为 29.8%），其次为乏力和发热。发病诱因有很大差异，男性患者最主要为饮酒诱发（25.5%），其次为高嘌呤饮食（22.9%）和剧烈运动（6.2%）；女性患者最主要为高嘌呤饮食诱发（17.0%），其次为突然受冷（11.2%）和剧烈运动（9.6%）。

（二）中医相关的病证及病因病机

中医文献对无症状性高尿酸血症无明确记载，有专家认为其发生是由于先天禀赋不足，或人过中年，脏气日渐虚衰，加之饮食不节，嗜食肥甘厚味或饮酒过度，致脾失健运，聚湿生痰，痰瘀互结，留于营血而成。而痛风性关节炎的发生是由于过食肥甘厚味，湿热内蕴，日久湿毒瘀滞愈甚，兼感外邪，闭阻经络，导致关节突发疼痛。可归属于"痛风""痹证""白虎历节风"等。例如，《素问·痹论》："风寒湿三气杂至，合而为痹也，其风气胜者为行痹，寒气胜者为痛痹，湿气胜者为著痹也。"张仲景《金匮要略·中风历节病脉证并治》："病历节不可屈伸，疼痛，乌头汤主之。"至元代朱丹溪《格致余论·痛风论》及《丹溪手镜》《丹溪心法》开始使用"痛风"之名，其后的许多医家大多沿袭"痛风"而设专论，如清代林佩琴《类证治裁》、吴昆《医方考》都将痛风与痹证分而论之，丰富和发展了痛风的论治内容。

《黄帝内经·素问》有云"膏粱之变，足生大丁"。《金匮要略·中风历节病脉证并治》曰："历节疼，不可屈伸，此皆饮酒汗出当风所致。"均指出本病的诱发因素与不良饮食习惯有关。临床中痛风多见于中老年患者，多有家族遗传史。可见痛风与素体禀赋不足或年老体衰、脾肾亏虚有关。脾肾亏虚是痛风的病机关键。脾为后天之本、气血生化之源，脾胃受损，健运失司，分清别浊与传输功能失职，则痰湿生成过多。肾为先天之本，主水，乃元阴元阳之所藏。脾肾一旦虚损，气化不利，开阖不利，湿浊不能排出体外。脾、肾二脏先后天相互滋生、相互影响。脾主运化，赖命火温煦，肾主藏精，需脾精补充。脾虚及肾，肾虚及脾，则水液代谢愈加紊乱，升清降浊无权，凝聚成痰，痰浊内阻，血脉滞涩，气血运行不畅，日久成瘀及酿成湿热邪毒；痰瘀互结，流注皮肤、关节，湿热邪毒郁于关节，以致关节肿胀、疼痛、溢流脂浊。临床上，痛风常与肥胖、2 型糖尿病、高血压相伴发，而上述疾病常常与脾肾亏虚、痰湿内盛相关，也佐证了脾肾亏虚是痛风的病机关键。

二、诊　　治

（一）诊断标准

痛风诊断标准：2015 年美国风湿病学会标准。

具备以下任何一项即可诊断。

1. 关节腔穿刺检查可见特异性尿酸盐结晶。

2. 痛风石经化学方法或偏振光显微镜检查证实含有尿酸盐结晶。

3. 具备下列 12 项中至少 6 项。

（1）1 次以上的急性关节炎发作。

（2）炎症表现在 1 天内达到高峰。

（3）单关节炎发作。

（4）患病关节皮肤发红。

（5）第一跖趾关节疼痛或肿胀。

（6）单侧发作累及第一跖趾关节。

（7）单侧发作累及跗骨关节。

（8）有可疑的痛风石。

（9）高尿酸血症。

（10）X 线显示关节非对称性肿胀。

（11）X 线摄片显示骨皮质下囊肿不伴有骨质侵蚀。

（12）关节炎症发作期间关节液微生物培养阴性。

（二）分证论治

1. 治疗原则　本病因先天禀赋不足、后天嗜食膏粱厚味调摄失养造成脾、肾等脏腑功能失调，并与饮食、劳倦、外感、环境等诱因有关，临床辨证时应注意辨别虚实。急性期多属湿热痹范畴。慢性期多表现为寒湿痹阻、痰浊阻络、瘀血阻滞、肝肾阴虚、脾肾阳虚诸证。根据其病机和不同临床症状，常采用清热利湿、健脾化湿、泄浊祛瘀、健脾补肾等中药内服及针灸、灌肠等外治疗法。

2. 分型诊治

（1）湿热痹阻证

1）证候：关节卒然红肿热痛，病及一个或多个关节；关节拒按，局部灼热，得凉则舒；伴发热，口渴，心烦；小便短黄；舌质红，苔黄或黄腻，脉滑数或弦数。

2）治法：清热利湿，通络止痛。

3）处方：四妙丸（《丹溪心法》）合白虎汤（《伤寒论》）加减。

4）组成：苍术、黄柏、薏苡仁、知母、生石膏、木瓜等。

5）加减：热盛者加栀子、连翘、忍冬藤等；伤阴者酌加生地黄、麦冬、石斛等；肿痛明显者酌加络石藤、全蝎、蜈蚣、桑枝、元胡等；下肢关节痛者加牛膝、独活；上肢关节痛者加桑枝、片姜黄、威灵仙等。

（2）寒湿痹阻证

1）证候：关节肿痛，屈伸不利，或见局部皮下结节或痛风石。伴关节喜暖，肢体重着麻木。小便清长，大便溏薄。舌质淡红或淡胖，苔薄白，脉弦紧或沉紧。

2）治法：祛风散寒，除湿通络。

3）处方：薏苡仁汤（《奇效良方》）合乌头汤（《金匮要略》）加减。

4）组成：薏苡仁、麻黄、独活、苍术、防风、桂枝、制川乌等。

5）加减：寒邪偏盛者加制附子、细辛、炮姜等；湿邪偏盛者加防己、萆薢、木瓜、羌活等；皮下结节或痛风石者酌加天南星、炮山甲、白芥子等化痰通络之品。

（3）痰瘀阻滞证

1）证候：关节肿痛反复发作，时轻时重。或疼痛固定，或局部硬节，或见痛风石，或见关节畸形，屈伸不利，或关节局部皮色暗红。舌质暗红或胖大，边见瘀点瘀斑，舌苔白或黄，脉沉滑或弦涩。

2）治法：化痰散结，活血通络。

3）处方：复元活血汤（《医学发明》）合二陈汤（《太平惠民和剂局方》）加减。

4）组成：茯苓、陈皮、半夏、炮山甲、瓜蒌、桃仁、威灵仙等。

5）加减：关节疼痛明显者加莪术、红花、全蝎、乌蛇等；血瘀明显者加赤芍、丹皮、路路通、蒲黄等；皮下结节或痛风石者加白芥子、胆南星等；关节肿甚者加防己、木瓜、土茯苓、泽泻等。

（4）脾肾阳虚

1）证候：关节肿痛持续。伴肢体及面部浮肿，气短乏力，腰膝酸软，畏寒肢冷，纳呆呕恶，腹胀便溏；舌质淡胖，苔薄白或白，脉沉缓或沉细。

2）治法：健脾温肾。

3）处方：附子理中汤（《三因极一病证方论》）加减。

4）组成：制附子、肉桂、白术、党参、茯苓、黄芪等。

5）加减：呕恶者加半夏、生姜等；肿甚者加防己、泽泻、车前子等；阳虚寒甚者加干姜、巴戟天、肉苁蓉等。

（5）肝肾阴虚

1）证候：关节疼痛反复发作，日久不愈，时轻时重；关节变形，可见结节，屈伸不利；伴腰膝酸软，耳鸣口干，肌肤麻木不仁，神疲乏力，面色潮红或颧红；舌质红或干红，苔薄少津，脉弦细或细数。

2）治法：补益肝肾。

3）处方：独活寄生汤（《备急千金要方》）合左归丸（《景岳全书》）加减。

4）组成：独活、桑寄生、白芍、熟地黄、知母、菟丝子、龟板、鳖甲等。

5）加减：腰膝酸软明显者加鹿角胶、黄芪、川断等；关节重着麻木者加防己、薏苡仁、鸡血藤等；皮下结节者酌加化痰通络之品如白芥子、炮山甲、胆南星等。

（三）治疗进展

1. 专方专药

（1）院内痛风清洗剂

1）主要成分：苦参、金荞麦、虎杖、透骨草。

2）功能主治：清热祛湿，消肿止痛。

（2）七味散

1）主要成分：黄芪、丹参、木香、海风藤、川牛膝、杭白芍、生甘草。

2）功能主治：补气活血，舒筋通络，温筋祛湿。

（3）痛风消颗粒

1）主要成分：附片、制草乌、黄芪、防己等。

2）功能主治：驱寒除湿、益气祛风、舒经止痛。

（4）蠲痹颗粒

1）主要成分：附片、川芎、桂枝、独活、透骨草、五加皮等。

2）功能主治：温经散寒、祛风除湿、消肿止痛。用于风寒湿痹之关节肌肉疼痛不适等症。

2. 名老中医经验

（1）商宪敏教授认为痛风发病以痰湿及湿热为基础，而湿性黏腻难除，最易留恋，故而本病有反复发作、病程长、难以根治的特点；湿热滞于体内，或湿邪日久化热，遇有风寒湿热之邪外袭或酒浆肥甘油腻厚味中阻则诱发或加重，且每发病常见关节红肿热痛；湿邪重着下注，故以足部关节最为多发；湿浊流注于关者，关节多肿痛，麻木重着；湿聚而生痰，痰在经络者，日久多见肢体麻木，关节畸形；痛风日久不愈，肝肾受损，可导致筋骨失养，引起关节失用；肾与膀胱气化功能受损，痰瘀胶结，湿热下注，煎熬水液，可发生石淋；诸邪久滞于体内，损伤肝肾，终致肾元受损，肾脏劳衰，乃成关格之变。痛风治疗法如下。

1）痛风急性发作期：清利湿热，活血通痹。典型症状：足趾踝关节红肿热痛，灼痛难忍，痛不可及，昼轻夜重，甚者下肢活动受限，每以感受暑湿或过食肥甘醇酒厚味而诱发，或伴身热咽干，烦渴汗出，舌质红，苔黄腻，脉滑数或弦滑。方药：虎杖 30g，银花藤 30g，连翘 30g，秦艽 15g，萆薢 15g，苍术 10g，黄柏 10g，车前子 30g，秦皮 15g，豨莶草 15g，苦参 10g，川牛膝 10g。方解：平素过食肥甘醇酒厚味，导致湿热内蕴于体内，阻滞经络气血，故以萆薢、连翘、秦皮、豨莶草、苦参、车前子清利湿热；虎杖、银花藤、秦艽清热通络；苍术燥湿健脾；川牛膝通络活血。

2）慢性痛风关节炎期：①化湿散寒，活血通痹。典型症状：关节肿痛，胀痛重着，每以阴冷天气、感受风寒而诱发，肢体沉重，或恶风喜暖，小便清白，大便不爽，舌暗胖，苔白腻，脉沉弦而滑。方药：萆薢 30g，防风 10g，汉防己 10g，威灵仙 12g，秦艽 15g，车前子 30g，川牛膝 10g，秦皮 12g，木瓜 15g，细辛 3g。方解：平素过食肥甘醇酒厚味，湿浊内蕴，遇风寒、阴冷潮湿而诱发，以萆薢、秦皮、车前子、汉防己除湿利水；威灵仙、秦艽、木瓜利湿通络；防风祛风除湿；细辛祛风散寒，温化湿浊；川牛膝通络活血。②化痰除湿，活血通痹。典型症状：关节肿痛，局部颜色紫暗，发热不甚或不发热，夜间为甚，遇阴冷天气而诱发，肢体沉重麻木，胸闷脘痞，舌暗淡，苔白腻，脉弦细滑。方药：车前子 30g，萆薢 30g，山慈菇 10g，白芥子 10g，穿山龙 15g，秦艽 15g，威灵仙 12g，夏枯草 15g，生蒲黄 12g（包），川牛膝 10g，川芎 10g，木瓜 30g。方解：平素过食肥甘醇酒厚味，伤脾碍胃，痰湿阻滞经络气血，遇有诱因引发。以萆薢、车前子除湿利水；秦艽、威灵仙、木瓜除湿通络；川芎、川牛膝、穿山龙活血化瘀通络；山慈菇、白芥子、夏枯草、生蒲黄化痰除湿、活血通络。

3）缓解期：①祛湿通络，滋补肝肾，活血通痹。典型症状：关节肿痛消除或时作，局部颜色紫暗，或伴有头晕耳鸣，腰膝酸痛，肢体麻木，时或烦热，舌质暗淡，苔腻，脉沉弦滑。方药：萆薢 30g，秦艽 15g，女贞子 15g，山茱萸 10g，鹿衔草 15g，制首乌 10g，桑寄生 30g，川牛膝 10g，车前子 30g，秦皮 15g，生蒲黄 12g（包），山慈菇 10g。方解：痛风久病，湿浊痰瘀留恋不去，累及肝肾，故以萆薢、秦艽、车前子、秦皮、山慈菇祛湿通络；生蒲黄、川牛膝活血通络；桑寄生、女贞子、鹿衔草、制首乌、山茱萸滋补肝肾。②化湿祛痰，温补脾肾，活血通络。典型症状：关节肿痛时作，局部颜色紫暗，或伴有身倦乏力，胸脘痞闷，食少纳呆，舌胖暗淡，苔腻，脉沉细滑。方药：萆薢 30g，杜仲 10g，淫羊藿 10g，补骨脂 10g，川牛膝 10g，车前子 30g，木瓜 15g，茯苓 30g，生、炒薏苡仁各 15g，桑寄生 30g，生蒲黄 12g（包），山慈菇 10g。方解：湿热浊瘀留恋不去，内伤脾胃，故以萆薢、车前子、木瓜、山慈菇除湿化痰通络；川牛膝、生蒲黄活血通络；桑寄生、杜仲、淫羊藿、补骨脂温阳补肾；茯苓、薏苡仁健脾利湿。

（2）马中夫医师认为痛风属中医痹证范畴，但与中医痛风有严格的区别，病变虽在筋骨关节，而其本在脾肾，多发于有先天不足、后天失养或年迈脏气日衰，又善食辛甘肥腻的形体丰腴之人；其标为痰浊毒瘀，滞留关节，瘀而化火，痹阻不通。其症见关节红肿热痛，僵硬畸形甚至剧烈疼痛不止，夜间加重。据此病因病机提出"调补脾肾，化痰散结，利湿祛毒，通络止痛"的治疗方法。自拟"痛风灵汤"：大黄、车前子、穿心莲，荡积祛毒、化痰祛湿、活血化瘀、利尿消肿，为君药以治其本。山慈菇、百合，清热解毒、消肿散结、养阴安神，为臣药以治其标。佐以五苓散、徐长卿、丹皮、防己、独活，温阳化气、利水渗湿、祛风止痛、活血通脉、化瘀消癥。桂枝与丹皮一温一寒，相互制约，相互促进，活血通脉，化瘀消癥之力甚妙；桂枝与防己二者伍用，相使相助，既可增强其祛风除湿、除痹止痛的作用，又使通阳化气、利水消肿之力倍增；丹皮与大黄二者相使为用，辛以行之，苦以降之，相辅相成，具有较强的通降下行、泻热散瘀、荡涤热毒瘀滞之功；白术、茯苓、泽泻、猪苓四药具有较强的利水渗湿之效，且攻中寓补，升清降浊，虽利而不伤正气。使益母草、丹参、延胡索活血化瘀之药兼有利水之性。

（3）尹亚君教授长于辨证，精于用药，从治疗实践出发，认为痛风性关节炎前期以湿热痹阻、痰浊阻滞所致的标实证为主，以四妙散加味治疗；后期则以肝肾阴虚为重，本虚标实，拟自创六味四藤饮治疗。尹教授主要从肾辨治痛风，治病求本，标本兼顾，治疗痛风性关节炎。前期基本方：土茯苓30g，苍术、黄柏、牛膝、秦艽各12g，薏苡仁、威灵仙、钩藤各20g，雷公藤、大黄、甘草各9g，发热者加石膏30g，金银花15g，知母15g。恶风者加防风12g，羌活15g。关节灼热疼痛加虎杖15g，萆薢20g。水煎服，每日1剂，至各症状减轻后，以后期治疗为主。后期基本方：熟地黄30g，山药、茯苓、泽泻、海风藤、络石藤各15g，山茱萸、牡丹皮、牛膝各12g，钩藤20g，雷公藤9g，威灵仙20g。湿重者去熟地黄、山茱萸，加苍术12g，薏苡仁20g，萆薢20g。偏瘀血者加赤芍15g，徐长卿15g。发热较甚者加黄柏12g，秦艽12g。每日1剂，水煎服15日为1个疗程。

（4）国医大师朱良春教授提出了"浊瘀痹"的病名，认为高尿酸血症虽然无痛风发作的关节红肿疼痛之象，但是仍然可以列属"浊瘀痹"范畴论治，湿浊瘀滞内阻是其主要病机，且此湿浊之物，不受之于外，而生之于内。其"浊瘀痹"理论提出，发作期主要见关节红肿疼痛，以足趾、足背、踝关节、手指、膝关节为主，有时可见发热、恶寒、口干、尿黄、便秘、舌红、苔黄腻等症，均为湿热之象，治疗着重泄浊化瘀。自拟痛风方，方中以土茯苓益肾敛精，健脾除湿，清热解毒，通利关节，为主药，剂量30～120g；萆薢祛风除痹，分清泄浊；晚蚕沙祛风除湿，和胃化浊，活血通经；威灵仙祛风湿，通经络，消痰涎，散癖积，止痛；车前子清热利尿，渗湿通淋；用鬼箭羽、泽兰、赤芍活血化瘀，重在泄浊活血，使络脉气血通畅，湿浊、湿热诸邪从下而出。浊瘀、湿热又互相影响，平素治疗也要重视健脾益肾，脾健湿运，肾之开阖功能正常，湿浊从下而出。健脾可用茯苓、陈皮、苍术、生薏苡仁；益肾可用首乌、地黄、怀山药；利湿利水可用六月雪、益母草、泽泻等。如兼高血压，可加夏枯草、菊花、决明子；血糖升高，加葛根、生地黄、首乌、玄参；高脂血症可加决明子、生山楂，临诊时也常与虫类药同用，能够快速改善症状，增强疗效。关节灼热、红肿痛者，可配羚羊角或水牛角、地龙清热通络；关节剧痛，痛不可触，伍以全蝎、蜈蚣搜风定痛；关节肿大、僵硬畸形，伍穿山甲、蟅螂虫开瘀破结；伴有结节、痛风石者，伍僵蚕、牡蛎化痰软坚；腰背酸楚、骨节冷痛者，加鹿角霜、蜂房温经散寒。在高尿酸血症、痛风湿浊毒瘀胶结，气血凝滞不宣，经络闭塞阶段，配伍虫蚁搜剔钻透、化痰开瘀之品，往往出奇制胜，收到常规药物难以达到的疗效。

3. 针灸

（1）放血疗法：痛风以关节的红肿热痛为最常见症状，在急性期更加突出了湿、热、痰、瘀等邪实的表现。故祛邪就变成了主要矛盾，而使邪随血外出的放血疗法就成为多数人的选择。

1）三棱针：作为放血的最常用针具，在临床应用很普遍。点刺肿胀的囊部后，可挤压出尿酸盐结晶。

2）火针：作为特种针法治疗痛风有着独到之处。火针有着借火助阳、温通经络、散寒除湿、以热引热、行气散毒的作用，更加适合痛风的治疗。火针放血疗法更适宜于湿热蕴结型的患者。

3）梅花针：用梅花针重叩患处至皮肤出血（红肿处全部叩遍），以中度刺激叩刺至渗血并配合叩刺部位旁揉按以减轻拘挛。

4）小针刀：在常规皮肤消毒后，小针刀刺入受累关节最肿胀处及敏感痛点，先行纵行切割，然后左右摇摆针尾，使局部尽可能分开，拔出针刀后立即应用真空拔罐抽吸，多可抽出暗红色瘀血，部分患者可拔出黄色黏油状物质，7 天后根据病情可再次用上述方法行小针刀治疗。

5）拔罐：作为一种辅助手段的作用是增加出血量或分泌物，以加强祛邪的作用。在三棱针点刺、梅花针叩刺或小针刀刺割后均可用火罐、真空罐操作。

6）刺血的部位：多选择病变部位瘀肿疼痛处或其周围的腧穴，如肿胀的囊部，关节局部高度肿胀、充盈、青紫、怒张的络脉上，病变附近相关腧穴如行间、太冲、太白、陷谷、阿是穴等。

7）出血量的控制：根据病变局部的红肿状态、疼痛程度和血尿酸值高低来决定放血量，每次每穴掌握在 5～10ml。

8）放血的周期：根据病变的轻重程度和关节局部症状来决定临床放血周期，轻症每周 1 次，重症 2 天 1 次，一般 4 天 1 次。

（2）针刺治疗

1）五输穴的应用：五输穴是人体的特定穴，分布在四肢肘膝以下，与痛风病变部位吻合。痛风发病部位多在足肝、脾、肾经，取"病在脏者，取之井；病变于色者，取之荥；病时间时甚者，取之输"之旨，按虚则补其母，实则泻其子之法，取主穴：行间（泻）、商丘（泻）、复溜（补）；配穴：太溪、三阴交、肾俞、足三里，用补法。

2）齐刺法的应用：《灵枢·官针》云："齐刺者，直入一，傍入二，以治寒气小深者。或曰三刺，三刺者，治痹气小深者也。"意思是直针刺一针，再在两旁各侧刺一针的方法。一般用于病位虽深而范围较局限的疼痛症。

4. 外治

（1）外洗：痛风洗剂外洗，苦参 30g，当归、乳香、没药、紫花地丁、黄芩各 15g，海桐皮、乌梅、土茯苓各 20g，栀子 15～20g，青矾、白矾各 6g，每日 1 剂，水煎；浸泡患处或冷敷，每次 30 分钟，每日 3 次。

（2）外敷

1）四黄散：大黄、栀子各 5 份，黄柏 4 份，黄芩 3 份，共研细末，过 80 目筛适量，加温水调匀，铺桑皮纸上外敷患处，3 日换药 1 次。

2）消瘀散：蒲公英 500g，土鳖虫 200g，苏木 100g，大黄 220g，泽兰、当归、刘寄奴各 250g，蒲黄、三七、没药各 200g，丹参、老鹳草各 300g，五灵脂 650g，烘干研粉，过 80 目筛，装瓶备用。以梅花针重叩患处出血，加拔罐，出血 5～20ml，约 10 分钟后取罐。取消瘀散适量，用蜂蜜和陈醋调成糊状，敷于患处，以纱布包扎固定，嘱患者定时用陈醋浇灌于纱布上，保持药物湿润。隔日治疗1次。

（3）灌肠：用健脾除湿、清热祛瘀的中药复方四妙散加味（生薏苡仁、苍术、黄柏、牛膝、土茯苓、生大黄组成）灌肠疗法进行治疗，可清热、利湿、活血、泄浊。

第四节 高 血 压

一、概 念

（一）西医的定义及简单的流行病学

高血压（hypertension）是一种以体循环动脉压升高为主要特征，可伴有心脏血管、脑和肾器官功能性或器质性改变的全身性疾病。按目前 WHO 的标准，收缩压≥140mmHg和（或）舒张压≥90mmHg，即可诊断为高血压。我国人群高血压患病率仍呈增长趋势，目前我国约有 2 亿高血压患者，约占全球高血压总人数的 1/5。在临床上分为原发性高血压和继发性高血压。原发性高血压称高血压病，占高血压的 95%以上；继发性高血压为某些疾病的临床表现，有明确的病因，占高血压的 5%以下。高血压的特点是起病隐匿，进展缓慢，早期无症状。约20%患者在体检时发现。少数患者在出现心、脑、肾等脏器的并发症时才发现血压升高。常见的症状有头晕、头痛、情绪激动、颈部板滞、注意力不集中。早期血压升高诱因如劳累、激动、紧张，休息后可缓解，后期随病情进展，血压持续升高。长期、持续的高血压可有心、脑、肾等靶器官损害的临床表现。

（二）中医相关的病证及病因病机

高血压为临床常见病、多发病，以头晕、头痛、心悸、失眠、烦躁、耳鸣、肢麻、腰膝酸软等为主要表现，多属中医"眩晕""头痛""中风"等范畴。本病的发生，多与先天禀赋不足、年老体衰、情志失调、饮食劳倦等因素有关，病位主要在肝，但可涉及心、脾、肾等脏器，病理性质有实有虚，实证主要是肝阳（包括肝热、肝火或肝风）、痰浊和瘀血。虚证主要是肝肾阴精不足和气血亏虚，年老久病患者阴损及阳，出现阴阳两虚者也不少见。

二、诊 治

（一）诊断标准

根据《中国高血压防治指南 2018 年修订版》，我国采用的高血压分类和标准见表 7-3。

表 7-3 血压水平分类和定义

分类	收缩压（mmHg）		舒张压（mmHg）
正常血压	<120	和	<80
正常高值	120～139	和（或）	80～89
高血压	≥140	和（或）	≥90
1 级高血压	140～159	和（或）	90～99
2 级高血压	160～179	和（或）	100～109
3 级高血压	≥180	和（或）	≥110
单纯收缩期高血压	≥140	和	<90

■（二）分证论治

（参照《中国高血压防治指南 2018 年修订版》及 2017 年版中华医学会《临床多发病中西医诊治》）

1. 治疗原则

对于高血压患者，并不能单纯降压，中医讲究整体观念，从中医学角度应注意人体脏腑气血阴阳的整体调节。肝主疏泄，就是可以调畅气机和调节情志。日常生活中，应注重治疗与保健相结合，控制情志，调畅心情，适度饮食，适当锻炼等，同时配合中医疗法，以期更好地防治高血压。

2. 分型诊治

（1）肝火上炎证

1）证候：眩晕，头痛，急躁易怒，面红目赤，口干口苦，便秘溲黄，舌红，苔黄，脉弦数。

2）治法：清肝泻火。

3）处方：龙胆泻肝汤加减。

4）组成：龙胆草、柴胡、泽泻、车前子、生地黄、当归、栀子、黄芩、生甘草。

5）加减：头痛、头昏甚加石决明、珍珠母。如肝火扰心，心烦失眠、口舌生疮，加黄连、莲子心。如肝火犯胃，嗳气、吞酸，加代赭石、竹茹；或者合用左金丸（黄连、吴茱萸）。如肝火灼津，口干喜饮，加玄参、麦冬。如火热动血，面部痤疮、牙龈出血、舌红，加丹皮、赤芍、丹参、水牛角粉冲服，以平肝潜阳。目赤耳鸣、头痛偏甚，加菊花、蝉蜕、决明子、夏枯草，以平肝息风。急躁易怒、胁肋灼痛甚，加白芍、香附、川楝子，以理气止痛。大便不爽、舌苔黄腻，加胆南星、黄连，以清热化痰。心烦、小便黄、舌红、口舌生疮，加穿心莲、石膏。大便秘结，加当归龙荟丸或加柏子仁、瓜蒌仁。目赤耳鸣，头痛偏甚，加牛膝、乳香。

（2）痰湿内阻证

1）证候：眩晕，头痛，头重如裹，胸脘痞闷，纳呆恶心，呕吐痰涎，身重困倦，少食多寐。舌淡胖，苔腻，脉滑。

2）治法：化痰祛湿，和胃降浊。

3）处方：半夏白术天麻汤加减（痰郁化热用温胆汤加减）。

4）组成：法半夏、白术、天麻、陈皮、茯苓、竹茹、枳实、石菖蒲、泽泻。

5）加减：胸闷心痛甚，加丹参、延胡索、全瓜蒌、薤白，以活血化痰宣痹。眩晕较甚，急躁易怒，加代赭石、旋覆花以镇肝降气。脘闷纳差，加砂仁、焦三仙等，以健胃；耳鸣重听，加石菖蒲、葱白，以开窍；烦热呕恶，胸闷气粗，舌质红、苔黄腻，加天竺黄、黄连，以清热化痰；身重麻木甚者，加胆南星、僵蚕，以化痰通络。

（3）瘀血内阻证

1）证候：头痛如刺，痛有定处，胸痹心痛，手足麻木，面唇发绀，夜间尤甚，舌质紫暗，脉弦涩。

2）治法：活血化瘀，通利血脉。

3）处方：通窍活血汤加减。

4）组成：当归、地龙、川芎、桃仁、红花、白芷、石菖蒲、老葱、全蝎。

5）加减：兼神疲乏力，自汗气短，加生黄芪、党参，以益气活血。兼畏寒肢冷，感寒加重，加附子、桂枝，以温经活血。

（4）阴虚阳亢证

1）证候：眩晕，头痛，腰酸膝软，五心烦热，心悸，失眠，耳鸣，健忘，舌红，少苔，脉弦细数。

2）治法：滋阴潜阳，平肝息风。

3）处方：天麻钩藤饮加减。

4）组成：天麻、钩藤、石决明、牛膝、盐杜仲、益母草、桑寄生、黄芩、栀子、茯神、夜交藤。

5）加减：肝火上炎，口苦目赤、烦躁易怒，加龙胆草、夏枯草，以清肝火。目涩耳鸣，腰膝酸软，舌红少苔，脉弦细，加枸杞子、制何首乌、生地黄、玄参，以补肝肾。目赤便秘，加大黄、芒硝冲服或用当归龙荟丸以通腑泻热。眩晕剧烈，兼见手足麻木或震颤，加生龙骨、生牡蛎、全蝎、蜈蚣，以镇肝息风，清热止痉。

（5）肾精不足证

1）证候：眩晕，头痛，心烦不寐，耳鸣腰酸，心悸健忘，失眠梦遗，口干口渴，舌红，脉细数。

2）治法：补养肝肾，益精填髓。

3）处方：左归丸加减。

4）组成：熟地黄、山茱萸、山药、龟板胶、鹿角胶、枸杞子、菟丝子、牛膝。

5）加减：五心烦热，潮热颧红，舌红少苔，脉细数，加鳖甲、知母、黄柏、牡丹皮、地骨皮，以滋阴降火；兼见失眠，多梦，健忘，加阿胶、鸡子黄、酸枣仁、柏子仁，以交通心肾，养心安神；四肢不温，形寒怕冷，精神萎靡，舌淡脉沉，可用右归丸，或酌加巴戟天、淫羊藿、肉桂，以温补肾阳，填精益髓；兼下肢浮肿，尿少，加桂枝、茯苓、泽泻，以通阳利水；兼便溏，腹胀食少，可加白术、茯苓，以补脾健胃。

（6）气血两虚证

1）证候：眩晕时作，短气乏力，口干，心烦，兼见面白，自汗或盗汗，心悸失眠，纳呆，腹胀便溏等症，舌淡，脉细。

2）治法：补益气血，调养心脾。

3）处方：归脾汤加减。

4）组成：党参、白术、黄芪、当归、龙眼肉、大枣、茯神、远志、酸枣仁。

5）加减：兼纳少神疲，便溏，脉象无力，可合用补中益气汤；自汗出，易于感冒，当重用黄芪，加防风、浮小麦，以固表止汗；腹泻或便溏，腹胀纳呆，舌淡胖，边有齿痕，当归宜炒用，加薏苡仁、白扁豆、泽泻，以健脾利湿；兼形寒肢冷，腹中隐痛，脉沉，加桂枝、干姜，以温中助阳；血虚较甚，面色㿠白，唇舌色淡，加阿胶、紫河车，以填精补血；兼心悸怔忡、少寐健忘，加柏子仁、合欢皮、夜交藤，以养心安神。

（7）冲任失调证

1）证候：妇女月经来潮或更年期前后出现头痛、头晕为主症，兼见心烦、失眠、胁痛、全身不适等症，舌淡，脉弦细。

2）治法：调摄冲任。

3）方药：二仙汤加味。

4）组成：仙茅、淫羊藿、当归、巴戟天、黄柏、知母、白芍、丹参、益母草、车前草。

5）加减：烘热、汗出，加黄芪、丹皮、浮小麦，以益气清热固阴；若心悸、乏力、气短，加党参、麦冬、五味子，以益气宁心；失眠、心烦，加黄连、阿胶、肉桂、酸枣仁，以交通心肾、养血安神；悲伤欲哭，情绪低落，加浮小麦、大枣、甘草、香附、郁金、柴胡，以养心解郁。

（三）治疗进展

1. 专方专药

（1）泻青丸，由龙胆草、大黄（酒炒）、防风、羌活、栀子、川芎、当归、青黛组成，具有清肝泻火的功效。适用于耳鸣耳聋，口苦头晕，两胁疼痛，小便赤涩。用法：口服，一次1丸，一日3次。

（2）眩晕宁片，由泽泻、白术、茯苓、半夏（制）、女贞子、墨旱莲、菊花、牛膝、陈皮、甘草。辅料为淀粉、二氧化硅、微晶纤维素、硬脂酸镁、滑石粉、薄膜包衣预混剂组成。具有健脾利湿、滋肾平肝的功效。适用于痰湿中阻、肝肾不足引起的头昏头晕。用法：口服，一次4~6片，一日3~4次。

（3）清脑降压片，由黄芩、夏枯草、槐米、磁石（煅）、牛膝、当归、地黄、丹参、水蛭、钩藤、决明子、地龙、珍珠母组成。具有平肝潜阳、清脑降压的功效。适用于肝阳上亢，症见血压偏高，头昏头晕，失眠健忘。用法：口服，一次4~6片，一日3次。

（4）脑立清胶囊，由磁石、赭石、珍珠母、清半夏、酒曲、酒曲（炒）、牛膝、薄荷脑、冰片、猪胆汁（或猪胆粉）组成。具有平肝潜阳、醒脑安神的功效。适用于肝阳上亢，头晕目眩，耳鸣口苦，心烦难寐；高血压。用法：口服，一次3粒，一日2次。

2. 名老中医经验

（1）金章安教授认为原发性高血压的发生与五脏有关，尤其与肝、脾、肾三脏的阴阳平衡失司密不可分。随着目前临床医学的发展及西药降压药物的普遍应用，在新发高血压患者中，首先于西医医院就诊者居多，转至中医医院时，早期肝阳上亢等实证者所占比例已较少，而以肝肾阴虚、气滞血瘀者，即辨证为虚实夹杂者居多。本病的病位在于头窍，肝乃风木之脏，其性主动主升，若肝肾阴亏、水不涵木、阴不维阳、上扰头目；或脾胃虚弱、气虚血亏、气滞血瘀均可发为虚实夹杂、本虚标实之眩晕。故目前临床治疗中，经辨证，对于肝肾阴虚明显而肝阳上亢不显著者，宜采用养阴益气活血法，并根据虚实程度调整用药，抓主要矛盾并兼顾次要矛盾，对改善高血压眩晕症状将会有明显疗效。常用中药有墨旱莲、益母草、白芍、当归、女贞子、生地黄、牡丹皮、泽泻、丹参、川芎等。虚热偏重见舌苔稍腻者，酌加黄柏、知母清虚热，去虚火；伴脾胃气虚、舌体偏大者，酌加黄芪、太子参、白术等健脾补气；舌质偏暗、瘀血偏重者，酌加郁金、鸡血藤等活血化瘀；肾虚明显者，改养肝阴的墨旱莲、益母草为太子参、黄精、肉苁蓉等以增强补肾阴的功效。

（2）严季澜教授在临床上善从心肝论治原发性高血压，治疗高血压的用药上总以平肝泻火为主，多用质清上浮之品上清头面，质沉下降之味平抑肝阳，药虽偏寒，但佐以运脾之药如白术、茯苓、砂仁等，使不伤中焦；壮火食气，肝火旺盛，耗伤心气心阴，又合用生脉饮、炙甘草权衡轻重，使补而不滞；即使同时存在肝阳亢盛而心阳虚损，痰瘀水气内停，寒热并见，虚实错杂时，也可在泻肝的同时加入少量温阳利水药，去性存用，反而有利于降低血压。

（3）刘继祖医师在高血压治疗中独辟蹊径，提出"五脏六腑皆可致眩，非独肝也"；但治疗中有偏重治脾、治肾、治肺、治心之别，肝属木，水生木，木生火，木克土，金克木，认为此病证的病因以情志失调、饮食失宜、内伤虚损为主；其病机以肝阳上亢、风扰清窍，肾阴亏耗、水不涵木，脾虚失健、痰浊阻滞，脏腑失调、血脉瘀阻为主，本虚标实是本病治病的关键，本虚系指脏腑功能失调或虚损，大抵病在心、肝、脾、肾四脏，以肝为主；标实是因脏腑功能失调或虚损而致的风、火、痰、瘀，上扰清窍，发为本病。临床常分阴虚阳亢、痰瘀互阻、心阴虚、上实下虚证（肝肾阴虚夹痰）四型，分别以刘氏镇肝息风汤、李东垣半夏白术天麻汤、天王补心丹、地黄饮子加减治之。

3. 其他疗法

（1）针灸

1）体针：主穴为百会、曲池、合谷、太冲、三阴交。肝火上炎者，加风池、行间；痰湿内阻者，加丰隆、足三里；瘀血内阻者，加血海、膈俞；阴虚阳亢者，加太溪、肝俞；阴阳两虚者，加关元、肾俞。实证针用泻法，虚证针用补法。

2）耳针：取穴皮质下、降压沟、脑、心、肾、神门、交感、肝、内分泌、眼、心。每次选取3～4穴，毫针轻刺激或王不留行籽贴压，每日1次，两耳交替。

（2）浴足：对于肝阳上亢的患者，可使用名老中医经验方"降压足浴方"（组成：磁石60g、夏枯草15g、桑枝15g、桑叶15g、牛膝30g、钩藤30g、茺蔚子15g，以上药物打粉）。

功效：平肝息风、通经活络、利水降压。

方法：把药粉放入足浴盆中，加温水以能没过足面为宜，水温因人而异，以足感温热为准。一般药液温度保持在42～45℃，每晚1次，每次约30分钟。4周为1个疗程。

第五节　高脂血症

一、概　念

（一）西医的定义及简单的流行病学

高脂血症（hyperlipidemia，HLP）又称血脂异常（dyslipidemia），多是由于脂肪代谢或运转异常使血浆中总胆固醇、甘油三酯、低密度脂蛋白胆固醇、载脂蛋白 B 中的一种或几种脂质高于正常。实际上高脂血症也泛指包括伴有高密度脂蛋白胆固醇、载脂蛋白 A1 降低在内的各种血脂异常。血脂异常作为脂质代谢障碍的表现，是属于代谢性疾病中一种常见而多发的重要病症，但其对健康的损害主要在心血管系统，导致冠心病及其他动脉粥样硬化性疾病，与糖尿病、肥胖症等关系密切。近 30 年来我国人群血脂水平已明显增高，经济水平较高的大城市和开发区明显高于其他城市和农村，由此提示我们人群血脂水平的差异与经济发展和生活方式改变有关。2012 年全国调查结果显示，成人血清总胆固醇平均值为 4.50mmol/L，高胆固醇血症的患病率为 4.9%；甘油三酯平均值为 1.38mmol/L，高甘油三酯血症的患病率为 13.1%；高密度脂蛋白胆固醇平均值为 1.19mmol/L，低高密度脂蛋白胆固醇血症的患病率为 33.9%。中国成人血脂异常总体患病率高达 40.40%，较 2002 年

大幅度上升。人群血清胆固醇的升高将导致 2010～2030 年我国心血管病事件增加约 920
万。我国儿童青少年高甘油三酯血症患病率也有明显升高，预示未来中国成人血脂异常患
病及相关疾病负担将继续加重。因此，在高脂血症的防治方面尤当引起我们重视。

（二）中医相关的病证及病因病机

在中医学古代文献中虽无"血脂异常"的病名，但中医学中对其生理、病理早有认识，
早在《黄帝内经》中已有类似的记载，《素问·通评虚实论》曰："甘肥贵人，则膏粱之疾
也。"中医的膏脂学说与现代医学的脂质描述基本一致。《说文解字·肉部》："膏，脂
也。"指出膏、脂属异名同物。《礼记正义》："凝者为脂，释者为膏。"对膏脂做出区
别，可看出古人所说的"脂"是指"肪"，而"膏"才是指"血脂"。膏脂是人体化生阳
气产生热能的重要物质之一，中医对"膏"的描述类似血脂，乃营血之组分，膏脂同源，
均来源于饮食水谷，化生于脾胃，属于人体营气、津液的范畴。在《灵枢·卫气失常》中
云"膏者多气，多气者热，热者耐寒"，还曾把肥人分为脂人、膏人、肉人。另外，关于
膏脂与血的关系，张景岳在《类经》中指出："精液和合为膏，以填补于骨空之中，则为
脑为髓，为精为血。"认为膏可以化生为血。现代中医学者从病机病名角度认为，高脂血
症属于"痰浊""血瘀""湿浊"范畴；从病证角度认为，本病存在于中医"肥胖""眩晕"
"中风""心悸""胸痹"等病证之中。血脂犹如营血津液，为人体水谷所化生的精微物质。
一旦脏腑功能失调，水津停而成饮，凝聚成痰，精化为浊，痰浊水湿内聚。就会出现血脂
升高，过量之血脂，实为痰浊也。其发病与肝、脾、肾功能失调密切相关，痰湿、痰热、
痰瘀内生，气滞瘀积阻塞脉道，清阳不升，浊阴不降，是产生本病的关键病理基础。高脂
血症乃肝、脾、肾三脏之虚为本，痰浊、瘀血为标的病证。

二、诊　　治

（一）诊断标准

高脂血症分类较为繁杂，根据病因不同，可分为原发性和继发性两类。原发性高脂血
症都有家族遗传倾向，已知部分原发性高脂血症是先天性基因缺陷所致，如 LDL 受体基
因缺陷引起家族性高胆固醇血症等；而另一部分原发性高脂血症的病因目前还不清楚。继
发性高脂血症是指由于全身系统性疾病所引起的血脂异常，可引起血脂升高的系统性疾病
主要有糖尿病、肾病综合征、甲状腺功能减退症等。此外，某些药物如利尿剂、β 受体阻
滞剂、糖皮质激素等也可能引起继发性血脂升高。

此外，还有高脂血症的表型分型法、高脂血症的基因分型法及高脂血症的临床分类。
其中，高脂血症的临床分类最为简单实用，将高脂血症分为 4 种。①高胆固醇血症：血清
总胆固醇（TC）升高；②高甘油三酯血症：血清甘油三酯（TG）升高；③混合型高脂血
症：血清 TC、TG 均升高；④低高密度脂蛋白血症：血清高密度脂蛋白胆固醇（HDL-C）
水平降低。该分类易于临床医生掌握。

根据"十二五"普通高等教育本科国家级规划教材《内科学》及《中国成人血脂异常
防治指南》，中国人血清 TC 的合适范围为 <5.18mmol/L（200mg/dl），5.18～6.19mmol/L
（200～240mg/dl）为边缘升高，>6.19mmol/L（240mg/dl）为升高；血清低密度脂蛋白胆
固醇（LDL-C）的合适范围为 <3.37mmol/L(130mg/dl)，3.37～4.12 mmol/L(130～160mg/dl)

为边缘升高，＞4.12mmol/L（160mg/dl）为升高；血清 HDL-C 的合适范围为 1.04～1.55mmol/L（40～60mg/dl），＞1.55mmol/L（60mg/dl）为升高，＜1.04mmol/L（40mg/dl）为降低；血清 TG 的合适范围为＜1.70mmol/L（150mg/dl），1.70～2.25mmol/L（150～200mg/dl）为边缘升高，＞2.25mmol/L（200mg/dl）为升高。血脂异常的定义：高总胆固醇血症（TC≥5.18mmol/L）、高甘油三酯血症（TG≥1.70mmol/L）、高低密度脂蛋白胆固醇血症（LDL-C≥3.37mmol/L）、低高密度脂蛋白胆固醇血症（HDL-C＜1.04mmol/L），上述血脂指标有一项异常则可诊断为血脂异常。

血脂异常的主要危害是增加动脉粥样硬化性心血管疾病（ASCVD）的发病危险。《中国成人血脂异常防治指南（2016年修订版）》对我国人群血脂成分合适水平及异常切点的建议（表 7-4）基于多项对不同血脂水平的中国人群 ASCVD 发病危险的长期观察性研究结果，包括不同血脂水平对研究人群 10 年和 20 年 ASCVD 累积发病危险的独立影响；也参考了国际范围内多部血脂相关指南对血脂成分合适水平的建议及其依据。需要强调的是，这些血脂合适水平和异常切点主要适用于 ASCVD 一级预防的目标人群。

表 7-4　中国 ASCVD 一级预防人群血脂合适水平和异常分层标准

[单位：mmol/L（mg/dl）]

分层标准	TC	LDL-C	HDL-C	非 HDL-C	TG
理想水平		＜2.60（100）		＜3.37（130）	
合适水平	＜5.18（200）	＜3.37（130）		＜4.12（160）	＜1.70（150）
边缘升高	≥5.18（200）且 ＜6.19（240）	≥3.37（130）且 ＜4.12（160）		≥4.12（160）且 ＜4.90（190）	≥1.70（150）且 ＜2.25（200）
升高	≥6.19（240）	≥4.12（160）		≥4.90（190）	≥2.25（200）
降低			＜1.04（40）		

（二）分证论治

1. 治疗原则　从血脂异常的病理基础着手。治本从调理肝、脾、肾三脏功能入手，治标多从痰浊、血瘀、气滞入手。标本兼治，通过扶正增强脏腑功能，改善脂质代谢；通过化痰直接消脂，并重用活血祛瘀药，兼以除浊，促进排泄，从而确保有效降脂作用。

2. 分型诊治　《血脂异常中西医结合诊疗专家共识》（2017）工作组建议，对血脂异常患者可根据证候特点，首先采用复合证型进行辨证，若复合证型未能概括患者证候特点，则可采用单证型进行辨证。共识包括如下几个方面：①血脂异常单证型为气虚、阴虚、阳虚、血瘀、痰浊、气滞和寒凝。血脂异常主要复合证型为痰浊内阻证、脾虚湿盛证、气滞血瘀证和肝肾阴虚证。

（1）复合证型

1）痰浊内阻证

症状：形体肥胖，头重如裹，胸闷，呕恶痰涎，肢麻沉重，心悸，失眠，口淡，食少，舌胖，苔滑腻，脉弦滑。

治法：化痰祛湿。

处方：温胆汤加减（《外台秘要》和《三因极一病证方论》）。

用药：半夏、竹茹、生姜、橘皮、枳实、甘草等。

2）脾虚湿盛证

症状：乏力，头晕，胸闷，纳呆，恶心，身困，脘腹胀满，舌淡，舌体胖大、有齿痕，苔白腻，脉细弱或濡缓。

治法：健脾化痰。

处方：胃苓汤加减（《普济方》）。

用药：苍术、陈皮、厚朴、甘草、泽泻、猪苓、赤茯苓、白术、肉桂等。

3）气滞血瘀证

症状：胸胁胀满疼痛，或头痛、腹痛，其痛如刺，痛处固定，疼痛持续，或腹部有痞块，刺痛拒按，舌暗红，有紫气或瘀斑，脉细涩。

治法：疏肝理气，活血通络。

处方：血府逐瘀汤加减（《医林改错》）。

用药：川芎、桃仁、红花、赤芍、柴胡、桔梗、枳壳、牛膝、当归、生地黄等。

4）肝肾阴虚证

症状：眩晕，耳鸣，腰酸膝软，五心烦热，口干，健忘，失眠，舌质红，少苔，脉细数。

治法：补益肝肾。

处方：一贯煎合杞菊地黄丸加减（《续名医类案》）。

用药：北沙参、生地黄、麦冬、当归、枸杞、川楝子、菊花、熟地黄、山茱萸、牡丹皮、山药、茯苓、泽泻等。

（2）单证型

1）实证

A. 血瘀证

症状：胸痛剧烈，痛有定处，甚则心痛彻背，胸闷，舌质暗，或有瘀斑、瘀点，舌下脉络迂曲青紫，脉涩或结代。

治法：活血化瘀，通脉止痛。

处方：血府逐瘀汤加减（《医林改错》）。

用药：川芎、桃仁、红花、赤芍、柴胡、桔梗、枳壳、牛膝、当归、生地黄等。

B. 痰浊证

症状：胸闷或胸闷痛如窒，伴头晕，身体困重，咳吐痰涎，脘痞，舌淡，苔厚腻或白滑，脉滑或滑数。

治法：通阳泄浊，豁痰散结。

处方：瓜蒌薤白半夏汤加减（《金匮要略》）。

用药：瓜蒌、薤白、（法）半夏、陈皮（醋炒）、胆南星、枳壳、桂枝、生姜、茯苓、甘草等。

C. 气滞证

症状：胸胁脘腹胀闷、疼痛，随情绪波动而增减，得嗳气或矢气则舒，舌淡红，苔薄，脉弦。

治法：疏肝理气，活血通络。

处方：柴胡疏肝散加减（《景岳全书》）。

用药：柴胡、陈皮（醋炒）、枳壳（麸炒）、芍药、炙甘草、香附、川芎等。

D. 寒凝证

症状：胸闷胸痛，感寒痛甚，面色苍白，四肢不温，苔薄白，脉沉紧。

治法：祛寒活血，宣痹通阳。

处方：当归四逆汤加减（《伤寒论》）。

用药：当归、白芍、桂枝、细辛、甘草、大枣、通草等。

2）虚证

A. 气虚证

症状：心胸隐痛，胸闷，心悸气短，动则尤甚，乏力，倦怠，懒言，自汗，舌质淡或淡红，脉沉细或弱。

治法：补益心气，鼓动心脉。

处方：保元汤加减（《古今名医方论》）。

用药：人参（另炖）、黄芪、肉桂、炙甘草、生姜等。

B. 阴虚证

症状：心胸隐痛或闷痛，心悸，口咽干燥，五心烦热，盗汗，颧红，小便短黄，大便干结，舌质红或红绛，舌体偏瘦，少苔或无苔或剥苔或有裂纹，脉细数。

治法：滋阴清热，养心止痛。

处方：天王补心丹加减（《校注妇人良方》）。

用药：西洋参、茯神、玄参、麦冬、天冬、生地黄、丹参、桔梗、远志、当归、五味子、柏子仁、酸枣仁、炙甘草等。

C. 阳虚证

症状：胸闷痛，畏寒，肢冷，面色淡白，小便清长，大便稀薄，舌质淡，舌体胖或有齿痕，苔白或白滑，脉沉迟或结代。

治法：补益阳气，温振心阳。

处方：参附汤和桂枝甘草汤加减（《圣济总录》）。

用药：红参（另炖）、熟附子（先煎）、炙甘草、桂枝等。

（三）中医特色治疗

1. 专方专药

（1）血脂康胶囊除湿祛痰，活血化瘀，健脾消食。用于脾虚痰瘀阻滞症的气短、乏力、头晕、头痛、胸闷、腹胀、食少纳呆等；高脂血症；也可用于由高脂血症及动脉粥样硬化引起的心脑血管疾病的辅助治疗。用法：口服，一次2粒，一日2次。

（2）荷丹片的组成为荷叶、丹参、山楂、番泻叶、盐补骨脂。功效主治：化痰降浊。用于高脂血症属痰浊夹瘀证候者。用法：口服，一次2片，一日3次，餐前服用，8周为1个疗程，或遵医嘱。

（3）通脉降脂丸：该药是云南省中医医院院内制剂，其主要成分为黄芪、灵芝、山楂、三七、益母草、水蛭等。方中黄芪健脾益气、利水消肿，灵芝补养阴血、补气健脾，灵芝、益母草调补肝肾，三七活血化瘀，益母草活血利水消肿，水蛭逐瘀通络，山楂活血散瘀、行气化滞等。用法：口服，一次10g，一日2次。

2. 名老中医经验

（1）颜德馨教授主要从以下两方面论治。

1）病涉五脏，独重于脾。从脾论治高脂血症寓有固本清源之意。临床多用以下治法。①健脾：颜教授临床推崇"脾统四脏"之说。认为脾为后天之本，脾健则四脏皆得煦育，他脏有病从脾论治寓有治本之意。高脂血为血中之痰浊，脾健可使水谷随食随化，痰湿不生，可谓清源。况健脾之药，一可防滋腻碍胃，寒凉伤胃，二可助药物的吸收。拟方以苍术六君汤、苓桂术甘汤、五苓散等加荷叶、藿香、佩兰等化裁。②疏肝：按肝脾同居中焦，颜教授认为，脾运化功能健全有赖于肝的疏泄功能正常，肝主疏泄，一方面可使脾胃升降有序，运化有度；另一方面胆汁的分泌排泄正常，有助于饮食物的消化吸收，从而推动脾胃的运化。"见肝之病，知肝传脾，当先实脾"说明肝脾二脏在病理生理上相互影响，在治疗上也应相互兼顾，不能孤立看待。拟方以逍遥散化裁。肝火较甚，见面红目赤，口干舌燥，心烦，尿黄，便结，苔腻，脉弦，加钩藤、生地、龙胆、泽泻、栀子、黄芩；两胁痛甚加延胡索；脘痛嗳气加姜半夏、苏梗。③通腑泄浊：颜教授认为，六腑以通为用，腑气不通，浊脂存于体内，食积不消，浊气不下，均可加重本病。用药一方面以大黄之类荡涤胃肠宿食，推陈致新；另一方面以山楂、麦芽开胃消食健脾。实与现代医学通过增加肠蠕动，促进肠内脂质的排泄，抑制外源性脂质的吸收而降低血脂的方法异曲同工。药用：制大黄（里热重者用生大黄）、何首乌、虎杖、草决明、枳实等。湿热较甚加芳香化浊之品，如藿香、荷叶、石菖蒲、黄芩、连翘、茵陈、车前子、滑石等；食积较甚加山楂、麦芽。

2）痰瘀同治，调气为先。①气能行津帅血，故气旺则血活痰消。高脂血症属气虚痰瘀者，由于正虚邪恋往往用药较难，颜教授指出，以痰病为主要见证者，当化瘀祛痰为主，稍加益气健脾之剂；以气虚为主要见证者，益气健脾为主，稍加化痰祛痰之品，可使补而不滞，祛邪不伤正。药用：黄芪、柴胡、葛根、当归、川芎、桃仁、红花、赤芍、丹参、地龙、何首乌、枸杞、海藻、水蛭。②理气活血化瘀："百病生于气"，气机不畅则津停为痰，血滞为瘀，而痰瘀互结又可进一步阻碍气机。颜教授指出，值此之际，当以调畅气机为先，气机调畅则津行血活，且气机调畅则脏腑功能正常，人体代谢功能正常，脂浊无以生。方用柴胡疏肝散合导痰汤加蒲黄、僵蚕、生山楂、丹参、虎杖。气滞血瘀较重，头痛失眠，胸胁胀痛或刺痛，急躁易怒，唇暗，舌质紫黯或有瘀点瘀斑，脉弦涩或结代，加柴胡、青皮、陈皮、香附、郁金、川芎、降香、茺蔚子、姜黄、五灵脂、三七。

（2）杨少山医师认为，高脂血症属于气血津液病变范畴，因津液输布代谢失常，水湿阻滞、痰瘀交阻。其病机可分虚实两端，虚乃脾弱气虚，实即痰瘀气滞。故治疗要重视益气健脾，化湿和胃，同时兼化痰瘀。自拟降脂基本方，药用党参、白术、半夏、泽泻、茯苓、丹参、橘络和佛手。采用降脂基本方治疗高脂血症，确能取得良好的效果。针对本病病程较长、本虚标实、虚实互见的特点，治疗当消补兼施，标本同治。降脂基本方中重用党参、白术补脾肺之气，以治生痰之源；泽泻、茯苓、半夏燥湿化痰，渗利水湿，使邪有出路；"一味丹参，功同四物"，与橘络相配，活血祛瘀，通利血脉，补血养血，祛瘀不伤正，其中橘络又兼疏肝理气之效，更助佛手疏肝理气解郁，调畅气机，与补药相合，补而不壅；与化痰药相伍，气顺痰自消；与活血药相配，气畅血行。诸药相合，标本同治，消补兼施，消不伤正，补而不滞。临证时可在降脂基本方的基础上，灵活加减。若见眩晕、头痛、耳鸣、舌黯红、苔白或薄黄、脉弦滑或细者，为肝风偏盛，酌加天麻、钩藤、决明子、杭白芍、桑寄生等，以平肝潜阳；若见形体丰肥、手足麻木、恶心、舌黯体胖、苔白腻，脉沉而濡者，为痰浊偏盛，酌加贝母、桔梗、瓜蒌、竹茹等，以增清化痰浊之力；若见肢体麻木伴疼痛，无有休止，舌黯有瘀点、脉涩或弦紧者，为瘀血偏盛，酌加赤芍、川楝子、延胡索、丹皮等，以增行气活血之力；若见气短乏力、心悸、失眠、舌淡、苔薄白、脉细弱或涩者，为脾虚血亏较甚，则合归脾汤加减。另外，在辨证用药的基础上，适当选用现代药理研究证实有降脂作用的药物，如泽泻、黄芪、半夏、薤白、桑寄生、决明子、何首乌、山楂等。高脂血症患者血脂升高，每伴有血液流变学的改变，呈现高黏、高凝状态，因此可选用同时具有降脂和改善血液流变学、降低血黏度的活血化瘀药物或方剂，如丹参、赤芍、丹皮、补阳还五汤、血府逐瘀汤等。

（3）陈鼎祺教授辨治高脂血症常用以下 4 法。①滋补肝肾法：用于肝肾阴虚型，多见于外源性高脂血症。症见眩晕耳鸣，腰膝酸软，口咽干燥，五心烦热，舌红少津，脉沉弦。方选首乌延寿丹化裁。②健脾利湿法：用于脾虚湿重型，多见于外源性高脂血症。症见体倦乏力，头重如裹，肥胖痰多，浮肿便溏，舌苔白腻，脉滑。方选五苓散合茵陈蒿汤加减。③理气活血法：用于气滞血瘀型。症见胸闷憋气，胁痛易怒，肢麻，妇女月经量少有血块，舌暗有瘀点，脉沉涩。方选桃红四物汤加减。④益气养阴法：用于气阴两虚型。症见心悸气短，头晕耳鸣，口干燥热，腰膝酸软，舌红苔少，脉弦细。方选生脉散合杞菊地黄汤加减。

3. 其他疗法

（1）针灸治疗

1）治疗原则：按照经络理论，可根据不同分期、证候选择合理的穴位配伍和适宜的手法进行针灸治疗，主要以耳针、体针、腹针疗法为主。

2）针灸方法：①耳针。取穴：取脾、胃、内分泌等穴，或取敏感点。方法：用耳贴王不留行籽压穴，每次取 4～6 穴，两耳交替，3 天换药 1 次，5 次为 1 个疗程，共 1～4 个疗程。②体针。取穴：风池、曲池、内关、血海、丰隆、三阴交、太冲。③腹针疗法：采用平补平泻手法，用引气归元取穴法。

（2）穴位埋线。①取穴：丰隆、天枢等穴，辨证取穴，随症加减。②方法：注入式埋线针严格消毒后按照穴位皮下脂肪厚度选取适当可吸收性羊肠线穿入埋线针，注入穴位，敷料遮盖，1 次/7 日，4 次为 1 个疗程。

（3）按摩疗法：揉内关，先左后右；揉屋翳、渊腋、辄筋各穴，重点揉左侧，每穴揉 30 次；摩肾堂，运膏肓各 50 次；肾虚者加揉三阴交、涌泉穴；失眠、便秘者仰卧做顺时针方向摩腹；气血两虚者摩中脘、天枢、气海穴，按脾俞、胃俞、足三里穴；痰浊甚者揉天突、膻中穴。每日 2 次。

（4）高血脂泡茶剂。①山楂玫瑰花茶：干山楂 6g、玫瑰花 3g 泡茶饮用。②绞股蓝茶：绞股蓝叶 2～3g 开水冲泡后饮用。③普洱菊花茶：普洱茶、菊花各 2～3g 开水冲泡后饮用。④槐花莲子心茶：干槐花、莲子心各 2～3g 泡茶饮用。⑤葛根茶：葛根 2～3g 泡茶饮用。

（5）食疗：治疗高血脂食物选择要点为节制主食。体重超重或肥胖者尤应注意节制。忌食纯糖食品及甜食。多食用鱼类（尤其是海产鱼类）、大豆及豆制品、禽肉、瘦肉等能提供优质蛋白而饱和脂肪酸、胆固醇含量较低的食物。控制动物肝脏及其他内脏的摄入量，对动物脑、蟹黄、鱼子等要严格限制。用植物油烹调，尽量减少动物油脂摄入。多食用蔬菜、水果、粗粮等，保证适量膳食纤维、维生素、无机盐摄入。尤应多食用富含烟酸、维生素 C、维生素 E、维生素 B_6 等的食物。

三、转归与预后

饮食与非调脂药物治疗 3～6 个月后，应复查血脂水平，如能达到要求即继续治疗，但仍须每 6 个月至 1 年复查一次，如持续达到要求，每年复查一次。药物治疗开始后 4～8 周复查血脂及 AST、ALT 和肌酸激酶（CK），如能达到目标值，逐步改为每 6～12 个月复查一次，如开始治疗 3～6 个月复查血脂仍未达到目标值，则调整剂量或药物种类，或联合药物治疗，再经 4～8 周后复查。达到目标值后延长为每 6～12 个月复查一次，治疗性生活方式改变和降脂药物治疗必须长期坚持，才能获得临床效果。对患心血管病的高危患者，应采取更积极的降脂治疗策略。在药物治疗时，必须监测不良反应，主要是定期检测肝、肾功能和血肌酸激酶。用药期间如有其他可能引起肌溶解的急性或严重情况，如败血症、创伤、大手术、低血压和抽搐等，应暂停给药。

一般高脂血症预后尚好，只要早期发现、早期合理用药，大多可在短期内控制。但因本病早期症状常被忽视，一旦出现严重的并发症则预后欠佳。

第六节　糖　尿　病
一、概　　念

■（一）西医的定义及简单的流行病学

糖尿病是由于胰岛素分泌绝对或相对不足（胰岛素分泌缺陷），以及机体靶组织或靶器官对胰岛素敏感性降低（胰岛素作用缺陷）引起的以血糖水平升高，可伴有血脂异常等为特征的代谢性疾病。糖尿病前期是由血糖调节正常发展为糖调节受损（IGR），血糖升高但尚未达到糖尿病诊断标准的时期。

我国成人糖尿病患病率显著增加。1980 年全国 14 个省（自治区、直辖市）30 万人的流行病学资料显示，糖尿病的患病率为 0.67%。1994～1995 年全国 19 个省（自治区、直辖市）21 万人的流行病学调查显示，25～64 岁的糖尿病患病率为 2.28%，糖耐量异常（IGT）患病率为 2.12%。2002 年中国居民营养与健康状况调查同时进行了糖尿病的流行情况调查，该调查利用空腹血糖 > 5.5mmol/L 作为筛选指标，高于此水平的人做口服葡萄糖耐量试验（OGTT），结果显示在 18 岁以上的人群中，城市人口的糖尿病患病率为 4.5%，农村为 1.8%。2007～2008 年，CDS 组织全国 14 个省（自治区、直辖市）开展了糖尿病流行病学调查，我国 20 岁及以上成年人的糖尿病患病率为 9.7%。2010 年中国疾病预防控制中心（CDC）和中华医学会内分泌学分会调查了中国 18 岁及以上人群糖尿病的患病情况，显示糖尿病患病率为 9.7%。2013 年我国慢性病及其危险因素监测显示，18 岁及以上人群糖尿病患病率为 10.4%。

■（二）中医相关的病证（可有多个）及病因病机

根据 2017 年版《国际中医药糖尿病诊疗指南》，将糖尿病分为"胖"与"瘦"两种类型。肥胖型糖尿病属"脾瘅"范畴，是临床糖尿病的主体人群，脾瘅得不到有效控制，即可发展为"消渴"。消渴日久，则进入后期的并发症阶段，故"肥胖或超重—脾瘅—消渴—消渴并发症"是肥胖型糖尿病的自然发展进程。消瘦型糖尿病属"消瘅"范畴，包括现代医学的 1 型糖尿病、"1.5 型糖尿病"和部分 2 型糖尿病。消瘅日久，内热持续耗灼阴液，即可发展为消渴。消渴日久，则进入后期并发症阶段，故"消瘅—消渴—消渴并发症"是消瘦型糖尿病的自然发展进程。糖尿病有郁、热、虚、损不同病理阶段。"郁"的阶段代表疾病早期。实胖型患者六郁相兼为病，虚胖型患者以脾虚胃郁为根本；瘦型患者多以肝郁为主。这一阶段相当于糖耐量受损期，以胰岛素抵抗为主。"热"的阶段代表疾病的发生。郁久化热，究其脏腑主要为胃热、肝热，可兼肺热、肠热。"虚"的阶段代表疾病的发展。这一期是临床最常见的阶段，病机最为复杂。燥热既久，壮火食气，燥热伤阴，气阴两伤为始，进而阴损及阳，阴阳两虚。这一阶段多虚实夹杂，可夹热、夹痰、夹湿、夹瘀。"损"的阶段代表疾病的终末期。这一阶段相当于糖尿病的慢性并发症期，或因虚极而脏腑受损，或因久病入络，络瘀脉损而成。这一时期的根本在于络损（微血管病变）、脉损（大血管病变），进而导致脏腑损伤。糖尿病自身的病理特点决定了"络瘀"贯穿病程始终，建议从早期开始应用活血通络法。

二、诊　　治

（一）诊断标准《国际中医药糖尿病诊疗指南》（2017）

1. 糖尿病前期

（1）临床表现

1）症状：糖尿病前期一般临床症状不典型，可表现为食欲亢盛、腹胀、倦怠乏力等，多数患者在健康体检或因其他疾病检查时发现。

2）体征：糖尿病前期多形体肥胖或超重，可表现为腰臀比和体重指数异常升高，其他体征不明显。

（2）理化检查

1）空腹血糖受损（IFG）：空腹血糖≥5.6mmol/L（100mg/dl）且<7.0mmol/L（126mg/dl）；以及负荷后 2 小时血糖<7.8mmol/L（140mg/dl）。

2）IGT：负荷后 2 小时血糖≥7.8mmol/L（140mg/dl），且<11.1mmol/L（200mg/dl），空腹血糖<7.0mmol/L（126mg/dl）。

3）OGTT：糖尿病前期人群均需进行 OGTT。糖尿病前期（IGT/IFG）的血糖检查（美国糖尿病学会 2015 年糖尿病医学诊疗标准）如下。①FPG：100mg/dl（5.6mmol/L）～125mg/dl（6.9mmol/L）（IFG）；②75g 无水葡萄糖耐量试验 2 小时血糖：140mg/dl（7.8mmol/L）～199mg/dl（11.0mmol/L）（IGT）；③HbA1c：5.7%～6.4%。

2. 糖尿病

（1）临床表现

1）症状：以多饮、多食、多尿及原因不明的消瘦等症状为主要临床表现。也有多饮、多食、多尿，症状不明显。以肺结核、眩晕、胸痹心痛、水肿、中风、眼疾、疮痈等病证，或因烦渴、烦躁、神昏等病就诊，或无症状，体检时发现本病。

2）体征：早期病情较轻，大多无明显体征。病情严重时出现急性并发症，有失水等表现，病久则出现与大血管、微血管、周围或内脏神经、肌肉、骨关节等各种并发症相应的体征。

（2）理化检查：糖尿病的定义、分型及诊断标准（1999，WHO）如下：①糖尿病症状（多尿、多饮及不能解释的体重下降），并且随机（餐后任何时间）血糖（VPG）≥11.1mmol/L（200mg/dl）；②空腹（禁热量摄入至少 8 小时）血糖（FPG）水平≥7.0mmol/L（126mg/dl）；③葡萄糖（75g 无水葡萄糖）耐量试验中 2 小时的血糖水平≥11.1mmol/L（200mg/dl）。

（3）鉴别诊断

1）口渴症：口渴症是指口渴饮水的一个临床症状，可出现于多种疾病过程中，尤以外感热病为多见。但这类口渴各随其所患病证的不同而出现相应的临床症状，不伴多食、多尿、尿甜、消瘦等消渴的特点。

2）瘿病：气郁化火、阴虚火旺的类型，以情绪激动、多食易饥、形体日渐消瘦、心悸、眼突、颈部一侧或两侧肿大为特征。其中的多食易饥、消瘦，类似消渴病的中消，但眼球突出、颈前生长瘿肿则与消渴病有别，且无消渴病的多饮、多尿、尿甜等症。

（二）分证论治

1. 糖尿病前期

（1）脾胃壅滞证：向心性肥胖，脘腹胀满，嗳气、矢气频频，得嗳气、矢气后胀满缓解，大便量多，舌质淡红，舌体胖大，苔白厚，脉滑。

（2）肝郁气滞证：形体中等或偏瘦，口干口渴，情绪抑郁，喜太息，遇事易紧张，胁肋胀满，大便干结，舌淡红，苔薄白，脉弦。

（3）湿热蕴脾证：口干口渴，或口中甜腻，脘腹胀满，身重困倦，小便短黄，舌质红，苔厚腻或微黄欠润，脉滑数。

（4）脾虚痰阻证：形体肥胖，腹部增大，或见倦怠乏力，纳呆便溏，口淡无味或黏腻，舌质淡、有齿痕，苔薄白或腻，脉濡缓。

（5）气阴两虚证：形体偏瘦，倦怠乏力，口干口渴，夜间为甚，五心烦热，自汗，盗汗，气短懒言，心悸失眠。舌红少津，苔薄白干或少苔，脉虚细数。

2. 糖尿病期

（1）郁

1）中土（脾胃）壅滞证：向心性肥胖，脘腹胀满，嗳气、矢气频频，得嗳气、矢气后胀满缓解，大便量多，舌质淡红，舌体胖大，苔白厚，脉滑。

2）肝郁气滞证：情绪抑郁，喜太息，遇事易紧张，胁肋胀满，舌淡苔薄白，脉弦。

（2）热

1）肝胃郁热证：脘腹痞满，胸胁胀闷，面色红赤，形体偏胖，腹部胀大，心烦易怒，口干口苦，大便干，小便色黄，舌质红，苔黄，脉弦数。

2）痰热互结证：形体肥胖，腹部胀大，胸闷脘痞，口干口渴，喜冷饮，饮水量多，心烦口苦，大便干结，小便色黄，舌质红，舌体胖，苔黄腻，脉弦滑。

3）肺胃热盛证：口大渴，喜冷饮，饮水量多，易饥多食，汗出多，小便多，面色红赤，舌红，苔薄黄，脉洪大。

4）胃肠实热证：脘腹胀满，痞塞不适，大便秘结难行，口干口苦，或有口臭，口渴喜冷饮，饮水量多，多食易饥，舌红，苔黄，脉数有力，右关明显。

5）肠道湿热证：脘腹痞满，大便黏腻不爽，或臭秽难闻，小便色黄，口干不渴，或有口臭，舌红，舌体胖大，或边有齿痕，苔黄腻，脉滑数。

6）热毒炽盛证：口渴引饮，心胸烦热，体生疖疮、痈、疽，或皮肤瘙痒，便干溲黄。舌红，苔黄。

（3）虚

1）热盛伤津证：口大渴，喜冷饮，饮水量多，汗多，乏力，易饥多食，尿频量多，口苦，溲赤便秘，舌干红，苔黄燥，脉洪大而虚。

2）阴虚火旺证：五心烦热，急躁易怒，口干口渴，时时汗出，少寐多梦，小便短赤，大便干，舌红赤，少苔，脉虚细数。

3）气阴两虚证：消瘦，疲乏无力，易汗出，口干口苦，心悸失眠，舌红少津，苔薄白干或少苔，脉虚细数。

4）脾虚胃滞证：心下痞满，呕恶纳呆，水谷不消，便溏，或肠鸣下利，干呕呃逆，舌淡胖苔腻，舌下络瘀，脉弦滑无力。

5）上热下寒证：心烦口苦，胃脘灼热，或呕吐，下利，手足及下肢冷甚，舌红，苔根部腐腻，舌下络脉瘀闭。

（4）并发症期：肥胖与非肥胖 2 型糖尿病日久均可导致肝肾阴虚或肾阴阳两虚，出现各种慢性并发症，严重者发生死亡。

1）损

A. 肝肾阴虚证：小便频数、混浊如膏，视物模糊，腰膝酸软，眩晕耳鸣，五心烦热，低热颧红，口干咽燥，多梦遗精，皮肤干燥，雀目、蚊蝇飞舞或失明，皮肤瘙痒，舌红少苔，脉细数。

注：在糖尿病中本证主要见于糖尿病合并视网膜病变。

B. 阴阳两虚证：小便频数，夜尿增多，混浊如脂如膏，甚至饮一溲一，五心烦热，口干咽燥，神疲，耳轮干枯，面色黧黑；腰膝酸软无力，畏寒肢凉，四肢欠温，阳痿，下肢浮肿，甚则全身皆肿，舌质淡，苔白而干，脉沉细无力。

注：本证主要见于糖尿病肾病、糖尿病合并周围神经病变等的后期。

C. 脾肾阳虚证：腰膝酸冷，夜尿频，畏寒身冷，小便清长或小便不利，大便稀溏，或见全身浮肿，舌淡胖大，脉沉细。

2）兼证：除以上证候外，痰、湿、浊、瘀是本病常见的兼证，兼痰主要见于肥胖糖尿病患者，兼湿主要见于糖尿病胃肠病变患者，兼浊主要见于糖尿病血脂、血尿酸较高的患者，兼瘀主要见于糖尿病血管病变患者。

A. 兼痰：嗜食肥甘，形体肥胖，呕恶眩晕，恶心口黏，头重嗜睡，食油腻则加重，舌体胖大，苔白厚腻，脉滑。

B. 兼湿：头重昏蒙，四肢沉重，遇阴雨天加重，倦怠嗜卧，脘腹胀满，食少纳呆，大便溏泄或黏滞不爽，小便不利，舌胖大，边有齿痕，苔腻，脉弦滑。

C. 兼浊：腹部肥胖，实验室检查血脂或血尿酸升高，或伴脂肪肝，舌胖大，苔腐腻，脉滑。

D. 兼瘀：肢体麻木或疼痛，胸闷刺痛，或中风偏瘫，语言謇涩，或眼底出血，或下肢紫暗，唇舌紫暗，舌有瘀斑或舌下青筋暴露，苔薄白，脉弦涩。

三、治 疗

《国际中医药糖尿病诊疗指南》（2017）证据及推荐建议级别参照基于证据体的临床研究证据分级体系。此外，若单个随机对照试验判定为高风险，则证据级别降低一级。

基于证据体的临床研究证据分级参考建议见表7-5。

表7-5 基于证据体的临床研究证据分级

证据级别	分级依据
Ⅰa	由随机对照试验、队列研究、病例对照研究、病例系列这4种研究中至少2种不同类型的研究构成证据体，且不同研究结果的效应一致
Ⅰb	具有足够把握度的单个随机对照试验
Ⅱa	半随机对照试验或队列研究
Ⅱb	病例对照研究
Ⅲa	历史性对照的病例系列
Ⅲb	自身前后对照的病例系列
Ⅳ	长期在临床上广泛运用的病例报告和史料记载的疗法
Ⅴ	未经过系统研究验证的专家观点和临床经验，以及没有长期在临床上广泛运用的病例报告和史料记载的疗法

《国际中医药糖尿病诊疗指南》（2017）规定：证据为Ⅰ级并且取得专家共识则视为强推荐；证据为Ⅱ级且取得专家共识则视为弱推荐。

1. 糖尿病前期

（1）治疗原则：糖尿病前期实证以脾胃壅滞、肝郁气滞、湿热蕴脾为主，虚证以脾虚痰阻、气阴两虚为主。治疗时重在早期预防，阻止疾病进一步发展为糖尿病。同时，根据不同病情选用不同治法，有利于提高临床疗效。脾胃壅滞者治以行气导滞，肝郁气滞者治以疏肝解郁，湿热蕴脾者治以清热化湿，脾虚痰湿者治以健脾化痰，气阴两虚者治以益气滋阴。

（2）辨证治疗

1）脾胃壅滞证

治法：行气导滞。

方药：厚朴三物汤（《金匮要略》）加减；组成：厚朴、大黄、枳实（Ⅱa 弱推荐）。

加减：胸闷脘痞，痰涎量多加半夏、陈皮、橘红；腹胀甚，大便秘结加槟榔、牵牛子、莱菔子。

2）肝郁气滞证

治法：疏肝解郁。

方药：四逆散（《伤寒论》）加减；组成：柴胡、枳实、芍药、甘草（Ⅱa 弱推荐）。

加减：纳呆加焦三仙；抑郁易怒加丹皮、赤芍；眠差加炒枣仁、五味子。

3）湿热蕴脾证

治法：清热化湿。

方药：半夏泻心汤（《伤寒论》）加减；组成：半夏、黄连、黄芩、干姜、人参、甘草、大枣（Ⅱa 弱推荐）。

加减：脘腹痞满，头晕沉重加佩兰、藿香、桑白皮；肺有燥热加地骨皮、知母。

4）脾虚痰阻证

治法：健脾化痰。

方药：六君子汤（《医学正传》）加减；组成：人参、白术、茯苓、陈皮、半夏、甘草（Ⅱa 弱推荐）。

加减：倦怠乏力加黄芪；食欲不振加焦三仙；口黏腻加薏苡仁、白蔻仁。

5）气阴两虚证

治法：益气养阴。

方药：玉液汤（《医学衷中参西录》）加减；组成：黄芪、山药、知母、五味子、葛根、天花粉、鸡内金等（Ⅱa 弱推荐）。

加减：气短汗多加山茱萸、煅龙骨、煅牡蛎；口渴明显加生地黄。

（3）中成药：中成药的选用必须适合该品种的证型，切忌盲目使用。建议选用无糖颗粒剂、胶囊剂、浓缩丸或片剂。

天芪降糖胶囊：用于糖尿病前期气阴两虚证，一次 5 粒，一日 3 次（Ⅰb 强推荐）。

津力达颗粒：用于糖尿病前期气阴两虚证，一次 1 袋，一日 3 次（Ⅰb 强推荐）。

金芪降糖片：用于糖尿病前期湿热蕴脾证，一次 2～3 片，一日 3 次（Ⅱa 弱推荐）。

2. 糖尿病

（1）治疗原则：糖尿病多因禀赋异常、过食肥甘、多坐少动，以及精神因素而成。病因复杂，变证多端。辨证当明确郁、热、虚、损等不同病程特点。本病初始多六郁相兼为病，宜辛开苦降，行气化痰。郁久化热，肝胃郁热者，宜开郁清胃；热盛者宜苦酸制甜，根据肺热、肠热、胃热诸证辨证治之。燥热伤阴，壮火食气终致气血阴阳俱虚，则须益气养血，滋阴补阳润燥。脉损、络损诸证更宜及早、全程治络，应根据不同病情选用辛香疏络、辛润通络、活血通络诸法，有利于提高临床疗效。

（2）基础干预

1）控制饮食：坚持做到控制总量、调整结构、食序正确；素食为主、其他为辅、营养均衡；进餐时先喝汤、食用青菜，将饱时再食用些主食、肉类。在平衡膳食的基础上，根据患者体质的寒热虚实选择相应的食物：火热者选用清凉类食物，如苦瓜、蒲公英、苦菜、苦杏仁等；虚寒者选用温补类食物，如生姜、干姜、肉桂、花椒作调味品炖羊肉、牛肉等；阴虚者选用养阴类食物，如黄瓜、西葫芦、丝瓜、百合、生菜等；大便干结者选黑芝麻、菠菜、茄子、胡萝卜汁、白萝卜汁；胃脘满闷者选凉拌苏叶、荷叶、陈皮丝；小便频数多者选核桃肉、山药、莲子；肥胖者采用低热量、粗纤维的减肥食谱，常食粗粮杂粮等有利于减肥的食物。针对糖尿病不同并发症常需要不同的饮食调摄，如糖尿病神经源性膀胱患者晚餐后减少水分摄入量，睡前排空膀胱；合并皮肤瘙痒症、手足癣者应控制烟酒、浓茶、辛辣、海鲜发物等刺激性饮食；合并脂代谢紊乱者可用菊花、决明子、枸杞、山楂等药物泡水代茶饮。糖尿病患者可根据自身情况选用相应饮食疗法及药膳进行自我保健。当出现并发症时，按并发症饮食原则进食。

2）合理运动：坚持缓慢、适量的运动原则，应循序渐进、量力而行、动中有静、劳逸结合，将其纳入日常生活的规划中。青壮年患者或体质较好者可以选用比较剧烈的运动项目，中老年患者或体质较弱者可选用比较温和的运动项目，不适合户外锻炼者可练吐纳呼吸或静坐功；八段锦、太极拳、五禽戏等养身调心传统的锻炼方式适合大部分患者；有并发症的患者原则上避免剧烈运动。

3）心理调摄：糖尿病患者应正确认识和对待疾病，修身养性，陶冶性情，保持心情舒畅，配合医生进行合理的治疗和监测。

（3）分证论治

1）糖尿病期

A. 郁

Ⅰ. 中土（脾胃）壅滞证

治法：行气导滞。

方药：厚朴三物汤（《金匮要略》）加减；组成：厚朴、大黄、枳实（Ⅳ弱推荐）。

加减：胸闷脘痞，痰涎量多加半夏、陈皮、橘红；腹胀甚，大便秘结加槟榔、牵牛子、莱菔子。

Ⅱ. 肝郁气滞证

治法：疏肝解郁。

方药：逍遥散（《太平惠民和剂局方》）加减；组成：柴胡、当归、白芍、白术、茯苓、薄荷、生姜（Ⅳ弱推荐）。

加减：纳呆加焦三仙；抑郁易怒加丹皮、赤芍；眠差加炒枣仁、五味子。

B. 热

Ⅰ. 肝胃郁热证

治法：开郁清热。

方药：大柴胡汤（《伤寒论》）加减；组成：柴胡、黄芩、半夏、枳实、白芍、大黄、生姜（Ⅰb强推荐）。

加减：舌苔厚腻，加化橘红、陈皮、茯苓；舌苔黄腻、脘痞，加五谷虫、红曲、生山楂；舌暗，舌底脉络瘀闭，加水蛭粉、桃仁。

Ⅱ. 痰热互结证

治法：清热化痰。

方药：小陷胸汤（《伤寒论》）加减；组成：黄连、半夏、全瓜蒌、枳实（Ⅰb强推荐）。

加减：口渴喜饮加生牡蛎；腹部胀满加炒莱菔子、槟榔；不寐或少寐加竹茹、陈皮。

Ⅲ. 肺胃热盛证

治法：清热泻火。

方药：白虎汤（《伤寒论》）加减或桑白皮汤（《古今医统》）合玉女煎（《景岳全书》）加减；组成：石膏、知母、生甘草、桑白皮、黄芩、天冬、麦冬、南沙参（Ⅱb弱推荐）。

加减：心烦加黄连；大便干结加大黄；乏力、汗出多加西洋参、乌梅、桑叶。

Ⅳ. 胃肠实热证

治法：清泻实热。

方药：大黄黄连泻心汤（《伤寒论》）加减或小承气汤（《伤寒论》）加减；组成：大黄、黄连、枳实、石膏、葛根、元明粉（Ⅱb弱推荐）。

加减：口渴甚加天花粉、生牡蛎；大便干结不行加枳壳、厚朴，并加大大黄、元明粉用量；大便干结如球状，加当归、首乌、生地黄；口舌生疮、心胸烦热，或齿、鼻出血，加黄芩、黄柏、栀子、蒲公英。

V. 肠道湿热证

治法：清利湿热。

方药：葛根芩连汤（《伤寒论》）加减；组成：葛根、黄连、黄芩、炙甘草（Ⅰb强推荐）。

加减：苔厚腐腻去炙甘草，加苍术；纳食不香，脘腹胀闷，四肢沉重加苍术、藿香、佩兰、炒薏苡仁；小便不畅，尿急、尿痛加黄柏、桂枝、知母；湿热下注、肢体酸重加秦皮、威灵仙、防己；湿热伤阴加天花粉、生牡蛎。

Ⅵ. 热毒炽盛证

治法：清热解毒。

方药：三黄汤（《千金翼方》）合五味消毒饮（《医宗金鉴》）加减；组成：黄连、黄芩、生大黄、金银花、地丁、连翘、黄芩、栀子、鱼腥草（Ⅳ弱推荐）。

加减：心中懊恼而烦，卧寐不安，加栀子；皮肤瘙痒甚加苦参、地肤子、白鲜皮；痈疽疮疖焮热红肿甚加丹皮、赤芍、蒲公英。

C. 虚

Ⅰ. 热盛伤津证

治法：清热益气生津。

方药：白虎加人参汤（《伤寒论》）或消渴方（《丹溪心法》）加减；组成：石膏、知母、太子参、天花粉、生地黄、黄连、葛根、麦冬、藕汁（Ⅱb强推荐）。

加减：口干渴甚加生牡蛎；便秘加玄参、麦冬；热象重加黄连、黄芩，太子参易为西洋参；大汗出，乏力甚加浮小麦、乌梅、白芍。

Ⅱ. 阴虚火旺证

治法：滋阴降火。

方药：知柏地黄丸（《景岳全书》）加减；组成：知母、黄柏、生地黄、山茱萸、山药、丹皮（Ⅳ弱推荐）。

加减：失眠甚加夜交藤、炒枣仁；火热重加黄连、乌梅；大便秘结加玄参、当归。

Ⅲ. 气阴两虚证

治法：益气养阴清热。

方药：生脉散（《医学启源》）合增液汤（《温病条辨》）加减；组成：人参、生地黄、五味子、麦冬、玄参（Ⅱb弱推荐）。

加减：口苦、大汗出、舌红脉数等热象较著加黄连、黄柏；口干渴、舌干少苔等阴虚之象明显加石斛、天花粉、生牡蛎；乏力、自汗等气虚症状明显加黄芪。

Ⅳ. 脾虚胃滞证

治法：辛开苦降，运脾理滞。

方药：半夏泻心汤（《伤寒论》）加减（Ⅱb弱推荐）或干姜黄芩黄连人参汤（《伤寒论》）加减；组成：干姜、黄芩、黄连、人参（Ⅲa弱推荐）。

加减：腹泻甚易干姜为生姜；呕吐加苏叶、苏梗、旋覆花等；便秘加槟榔、枳实、大黄；瘀血内阻加水蛭粉、生大黄。

Ⅴ. 上热下寒证

治法：清上温下。

方药：乌梅丸（《伤寒论》）加减；组成：乌梅、黄连、黄柏、干姜、蜀椒、附子、当归、肉桂、党参（Ⅱb 弱推荐）。

加减：下寒甚重用肉桂；上热明显重用黄连、黄芩；虚象著重用党参，加黄芪；瘀血内阻加水蛭粉、桃仁、生大黄。

2）并发症期：肥胖与非肥胖 2 型糖尿病日久均可导致肝肾阴虚或肾阴阳两虚，出现各种慢性并发症，严重者发生死亡。

A. 损

Ⅰ. 肝肾阴虚证

治法：滋补肝肾。

方药：杞菊地黄丸（《医级》）加减；组成：枸杞、菊花、熟地黄、山茱萸、山药、茯苓、丹皮、泽泻、女贞子、墨旱莲（Ⅱa 弱推荐）。

加减：视物模糊加茺蔚子、桑椹；头晕加桑叶、天麻。

Ⅱ. 阴阳两虚证

治法：滋阴补阳。

方药：金匮肾气丸（《金匮要略》）加减；组成：制附子、桂枝、熟地黄、山茱萸、山药、泽泻、茯苓、丹皮（Ⅰb 强推荐）。

加减：偏肾阳虚选右归饮（《景岳全书》）加减；偏肾阴虚选左归饮（《景岳全书》）加减。

Ⅲ. 脾肾阳虚证

治法：温补脾肾。

方药：附子理中丸（《伤寒论》）加减；组成：制附子、干姜、人参、炒白术、炙甘草（Ⅲb 弱推荐）。

加减：偏于肾阳虚倍用肉桂；偏于肾阴虚重用知母，加生地黄；肾阳虚水肿甚加茯苓、泽泻利水消肿；兼心阳虚衰欲脱加山茱萸、肉桂，人参易为红参；水肿兼尿中大量泡沫加金樱子、芡实。

3）兼证：除以上证候外，痰、湿、浊、瘀是本病常见的兼证，兼痰主要见于肥胖糖尿病患者，兼湿主要见于糖尿病胃肠病变患者，兼浊主要见于糖尿病血脂、血尿酸较高的患者，兼瘀主要见于糖尿病血管病变患者。

A. 兼痰

治法：行气化痰。

方药：二陈汤（《太平惠民和剂局方》）加减；组成：半夏、陈皮、茯苓、炙甘草、生姜、大枣（Ⅲb 弱推荐）。

B. 兼湿

治法：燥湿健脾。

方药：平胃散（《太平惠民和剂局方》）加减；组成：苍术、厚朴、陈皮、甘草、茯苓（Ⅱb 弱推荐）。

C. 兼浊

治法：消膏降浊。

方药：消膏降浊方加减；组成：红曲、五谷虫、生山楂、西红花、威灵仙（Ⅳ弱推荐）。

D. 兼瘀

治法：活血化瘀。

方药：桃红四物汤（《医宗金鉴》）加减，以眼底或肾脏络脉病变为主者，宜抵挡汤（《伤寒论》）加减；组成：桃仁、红花、川芎、当归、生地黄、白芍、酒大黄、水蛭（Ⅱb 弱推荐）。

（4）中成药：其选用必须适合该品种的证型，切忌盲目使用。建议选用无糖颗粒剂、胶囊剂、浓缩丸或片剂。

天芪降糖胶囊：用于 2 型糖尿病气阴两虚证，一次 5 粒，一日 3 次（Ⅰb 强推荐）。

津力达颗粒：适用于 2 型糖尿病气阴两虚证，一次 9g，一日 3 次（Ⅰa 强推荐）。

消渴丸：用于 2 型糖尿病气阴两虚证，一次 5～10 丸，一日 2～3 次，餐前 15～20 分钟（Ⅰa 强推荐）。

参芪降糖颗粒：用于 2 型糖尿病气阴两虚证，一次 9g，一日 3 次（Ⅱa 强推荐）。

金芪降糖片：用于 2 型糖尿病气虚有热证，每次 7～10 粒，餐前服用（Ⅱa 弱推荐）。

芪蛭降糖胶囊：用于 2 型糖尿病气阴两虚兼血瘀证，一次 5 粒，一日 3 次（Ⅱb 弱推荐）。

（范　源　柳　尧　范译丹　颜　洁　马　迪　刘弘毅）

第四篇 防治代谢综合征的中药

第八章 脂代谢异常相关疾病防治中药

第一节 调节高血脂的单味药

一、滋补肝肾类

何首乌

【性味与归经】 苦、甘、涩，微温。归肝、心、肾经。

【功能与主治】 补肝肾，益精血，乌须发，强筋骨，化浊降脂。用于血虚萎黄，眩晕耳鸣，须发早白，腰膝酸软，肢体麻木，崩漏带下，高脂血症。

【用法与用量】 煎服，6～12g。

【主要化学成分】 何首乌中两类主要化学成分分别是二苯乙烯苷类及蒽醌类。二苯乙烯苷类被认为是何首乌中主要的有效成分。何首乌中含有多种二苯乙烯苷类成分，其中以2,3,5,4′-四羟基二苯乙烯-2-O-β-D-葡萄糖苷（2,3,5,4′-tetrahydroxy-stilbene-2-O-β-D-glucoside）含量最高，是何首乌及制何首乌质量控制的指标性成分。除此之外，何首乌中尚含有2,3,5,4′-四羟基反式二苯乙烯-2,3-O-β-D-双葡萄糖苷、2,3,5,4′-四羟基二苯乙烯-2-O-β-D-葡萄糖苷-6′-O-没食子酸酯、虎杖苷（3,4′,5-三羟基二苯乙烯-3-O-β-D-葡萄糖苷）、白藜芦醇（3,4′,5-三羟基二苯乙烯苷）等多种二苯乙烯苷类成分。

何首乌中含有数种蒽醌类成分，主要包括大黄素、大黄素甲醚、大黄素-8-O-β-D-葡萄糖苷、大黄素甲醚-8-O-β-D-葡萄糖苷、大黄素-8-甲醚、ω-羟基大黄素、大黄酚、大黄素-8-O-（6-O-乙酰基）-β-D-葡萄糖苷等。

【调节脂代谢的机制】 何首乌水提物、总苷等在动物实验中均表现出了良好的降血脂活性，对甘油三酯（TG）、胆固醇（TC）的降低作用相当，且对高脂饲料造成的高脂血症动物模型、腹腔注射 Triton 造成的高脂血症动物模型及 *ApoE* 基因缺陷动物模型都有效，何首乌总苷降低 *ApoE* 基因缺陷小鼠血清 TG 的药效甚至略强于阳性药阿洛伐他汀。二苯乙烯苷类成分常被认为是何首乌降脂的活性成分，其降脂活性可能通过以下途径得到发挥：抑制 TG 及 TC 的吸收；抑制极低密度脂蛋白胆固醇（VLDL-C）合成来减少总 VLDL 与 LDL，在降血脂方面的药效和机制与阿托伐他汀类药物相似。

其主要降脂机制如下。

1. 二苯乙烯苷对脂肪变性肝 L-02 细胞脂质的活性调节 实验研究表明，何首乌中调节脂代谢的主要活性单体化合物是二苯乙烯苷（TSG），对正常人肝 L-02 细胞采用医用脂肪乳进行脂变性造模，再按 50μmol/L、100μmol/L、300μmol/L 各浓度给予 TSG，经一定时间后测定肝细胞中 TG 和 TC 的含量，结果发现给药后，与模型组相比，TSG 能将脂肪化肝 L-02 细胞中 TG 含量降低约 40%，TC 含量降低约 55%，且降低 TG、TC 的活性在 50～300μmol/L 时呈现一定的剂量效应，调节作用与阳性药洛伐他汀和非诺贝特接近，能将 TG、

TC 水平降至正常水平附近，提示 TSG 作为何首乌中主要的化学成分，拥有良好的降脂活性。进一步研究指出，TSG 是通过抑制 TG、TC 合成关键酶，升高 TG、TC 分解关键酶及降低 VLDL 的含量，进而降低细胞内 TG 的含量，通过降低低密度脂蛋白胆固醇（LDL-C）的含量、升高高密度脂蛋白胆固醇（HDL-C）的含量，进而降低细胞内 TC 的含量，并降低脂肪酸转运蛋白 4（FATP 4）及肝型脂肪酸结合蛋白（L-FABP）表达量，从而起到较好的降脂作用，降脂机制如图 8-1 所示。同时，细胞内 TG 含量的持续增加，主要与 L-FABP、FATP4、固醇调节元件结合蛋白（SREBP）-1c、微粒体甘油三酯转运蛋白（MTTP）及脂肪酸合酶（FASN）呈高度正相关，即医用脂肪乳诱导 L-02 细胞造成 TG 含量的升高，主要与内源性 TG 合成增加有关。TSG 则通过降低 L-FABP、FATP4 的含量，阻碍非酒精性脂肪肝"第一次打击"途径中脂肪酸原料供应环节；抑制 SREBP-1c 的表达，影响细胞内源性 TG 的合成；并升高过氧化物酶体增殖物激活受体（PPAR）α 的表达，加速脂质 β 氧化，激活脂蛋白脂肪酶（lipoprotein lipase，LPL）活性，减少 TG 在细胞内的蓄积，即 TSG 可有效抑制脂质在肝细胞内的沉积。

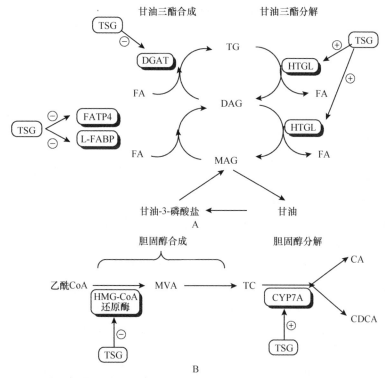

图 8-1　二苯乙烯苷对甘油三酯（A）及胆固醇（B）合成、分解过程的影响途径

⊕：促进作用；⊖：抑制作用；乙酰 CoA：乙酰辅酶 A；CA：胆酸；CDCA：鹅去氧胆酸；CYP7A：胆固醇 7α-羟化酶；DAG：甘油二酯；DGAT：甘油二酯酰基转移酶；FA：脂肪酸；HMG-CoA：3-羟基-3-甲戊二酸单酰辅酶 A；HTGL：肝甘油三酯脂肪酶；MAG：甘油一酯；MVA：甲羟戊酸

2. 二苯乙烯苷对"肠-肝轴"的调节作用和 TLR4/NF-κB 信号通路的影响　采用 Agilent 大鼠 4×44K 基因表达芯片，对实验大鼠肝脏组织进行全基因谱扫描，选取 Toll 样受体 4（Toll-like receptor 4，TLR4）固有免疫应答系统中主要表达基因，得到了关键基因表达聚类树及相应标准化信号值。结果显示，高脂饲料喂食 SD 大鼠 12 周带来的细菌脂多糖作为

外源性配体或由肝脏分泌的胎球蛋白作为内源性配体，提高了 CD14 和 TLR4 信号表达，促进了配体与 CD14/TLR4 的结合形成复合体，引起下游信号分子的募集，主要表现在引起肿瘤坏死因子（TNF）、转化生长因子（TGF）β 激活的蛋白激酶结合蛋白 Tab2、TGF-β_1、IL-1α、IL-6 和干扰素 γ 受体 1（IFNγR1）信号分子的表达上调，激发了 TLR4 固有免疫应答系统。给予 TSG，则较好抑制 TLR4 激活富含亮氨酸的区域表达（TRIL），使 CD14 和 TLR4 信号分子表达下调，有效抑制下游细胞因子的信号表达，其中以 IL-6、TGF-β_1 信号分子的下调较为显著，使 TLR4 固有免疫应答系统得到缓解。

对 TSG 在 TLR4 固有免疫应答系统中的关键调控蛋白 TLR4、NF-κB、TNF-α、IL-1α、IL-6、IL-10 进行蛋白水平检测，结果表明，TSG 显著降低了外源性游离脂肪酸（FFA）的吸收，抑制了 FFA 与胎球蛋白 A（FetA）的结合，使肝细胞 TLR4 表达较模型组下调 56%、NF-κB 表达下调 23%，从而有效抑制炎症因子的释放。在血液各指标的检测中，TSG 同样表现出较好的抑制 TLR4/NF-κB 信号通路的作用，使血液炎症因子水平维持在正常水平。研究证实 TSG 可在降低脂质水平的同时，有效抑制 TLR4/NF-κB 信号通路，降低慢性低度炎症状态，表明 TSG 在非酒精性脂肪肝发生的"第二次打击"中同样发挥较好的干预作用。

【禁忌证】　暂无。

二、化浊降脂类

（一）山楂

【性味与归经】　苦、甘、涩，微温。归肝、心、肾经。

【功能与主治】　消食健胃，行气散瘀，化浊降脂。用于肉食积滞，胃脘胀满，腹痛泄泻，血瘀经闭痛经，心腹刺痛，胸痹心痛，高脂血症。

【用法与用量】　煎服，6～12 g。

【主要化学成分】　山楂中化学成分主要有黄酮及黄酮醇类、黄烷及其聚合物类、有机酸类、甾体类、微量元素、氨基酸等。其中，黄酮、黄酮醇及其苷类化合物是山楂中的主要化学成分，以芹菜素、木犀草素、山奈酚、槲皮素、二氢黄酮类为主要苷元。黄烷类及其聚合物主要包括儿茶素［（＋）-catechin］、表儿茶素［（－）-epicatechin］、花青素（anthocyanin）、无色花青素（proanthocyanin）和白矢车菊素（leucocyanidin）。三萜类有机酸包括熊果酸（ursolic acid）、齐墩果酸（oleanolic acid）、熊果醇（urs-12-ene-3β,28-diol）、山楂酸（crataegolic acid），其他有机酸还包括草酸（oxalic acid）、棕榈酸（palmitic acid）、苹果酸（malic acid）、柠檬酸（citric acid）、绿原酸（chlorogenic acid）、酒石酸（tartaric acid）、硬脂酸（stearic acid）、亚油酸（linoleic acid）等。同时，山楂中还存在丰富的矿物质，如 Ca、Fe、Mg、Cu、Zn、Mn 等。含有的氨基酸包括谷氨酸盐（glutamine）、甲硫氨酸亚砜（methionine sulfoxide）、天冬氨酸（aspartic acid）、天冬酰胺（asparagine）、谷氨酸（glutamic acid）、肌氨酸（sarcosine）、瓜氨酸（citrulline）、脯氨酸（proline）、甘氨酸（glycine）、丙氨酸（alanine）、缬氨酸（valine）等。

【调节脂代谢的机制】　山楂中黄酮类活性成分具有降血脂的作用，芦丁、牡荆素、槲皮素、牡荆素、鼠李糖苷是较为明确的主要降血脂成分。大量动物实验证实，山楂调节脂代谢的机制主要参与了机体内 TG、TC 及 HDL-C 的含量调节。山楂水提物在不同剂量下能够不同程度地降低实验动物血清中的 TG、TC 和 LDL-C 含量，升高 HDL-C 含量。

同时,山楂中的化学成分黄酮化合物具有降低高血脂大鼠血清中的 TG、TC 及升高 HDL-C 含量的作用。采用高剂量山楂水提物对高血脂 C57BL/6J 小鼠给药后,发现小鼠 *ApoA-I* 基因和 HDL-C 的表达增加。

（二）山楂叶

【性味与归经】　酸,平。归肝经。

【功能与主治】　活血化瘀,理气通脉,化浊降脂。用于气滞血瘀,胸痹心痛,胸闷憋气,心悸健忘,眩晕耳鸣,高脂血症。

【用法与用量】　煎服,3～10g;或泡茶饮。

【主要化学成分】　目前,从山楂叶中分离出各种黄酮类化合物、有机酸类化合物、微量化合物、含氮化合物等。山楂叶总黄酮,是从山楂叶中提取的黄酮类化合物的总称,是山楂叶中主要的活性成分,共 60 多种,山楂叶总黄酮提取物含有如槲皮素、芦丁、金丝桃苷、金丝桃素、牡荆素、牡荆素鼠李糖苷、荭草素、异荭草素、山楂纳新及去乙酰山楂纳新等,山柰酚、7-*O*-α-L-鼠李糖-3-*O*-β-D-葡萄糖山柰酚、3-*O*-β-D-葡萄糖槲皮素、3-*O*-β-D-半乳糖槲皮素、β-胡萝卜苷、豆甾醇等甾体类化合物,绿原酸、山楂酸、熊果酸、皂苷、胆碱、挥发油、氨基酸等。含有 Ca、Fe、Mg、Cu、Zn、Mn 等矿物质。有机胺类包括邻甲氧基苯乙胺（*o*-methoxy phenethylamine）、酪胺（tyramine）、异丁胺（isobutylamine）等。

【调节脂代谢的机制】　相关实验表明,山楂叶总黄酮可明显降低糖尿病小鼠血清中血糖、TC、TG、MDA、果糖胺、山梨醇和大脑脂褐素水平,升高血清 HDL-C 水平,作用呈剂量效应关系,对由糖尿病引起的肝脏组织脂肪积累有一定的改善作用。通过灌胃大鼠维生素 D_3 及脂肪乳剂建立大鼠高脂血症模型的实验表明,山楂叶总黄酮可明显降低血清 TC、TG 和 LDL-C 含量,提高 HDL-C/TC 值,可增强 SOD 及对氧磷酶 1（PON1）活性,抑制高脂饮食所升高的 MDA 水平;通过给大鼠灌胃脂肪乳剂建立大鼠高脂血症模型,与模型对照组相比,一定剂量的山楂叶总黄酮能降低高脂血症大鼠血清及肝脏 TG、TC 的量,并有效改善脂肪的积累,同时可增加肌肉组织中 LPL 的量,减少脂肪组织中的 LPL。通过研究山楂叶总黄酮对家兔动脉粥样硬化的影响,表明山楂叶总黄酮能明显减轻模型家兔动脉粥样硬化病理性损伤,降低动脉粥样硬化家兔血清 TG 含量,升高 HDL-C 含量,下调 Bax 及上调 Bcl-2 表达,使 Bax/Bcl-2 值降低。

【禁忌证】　暂无。

（三）蜂胶

【性味与归经】　苦、辛,寒。归脾、胃经。

【功能与主治】　补虚弱,化浊脂,止消渴;外用解毒消肿,收敛生肌。用于体虚早衰,高脂血症,消渴;外治皮肤皲裂,烧烫伤。

【用法与用量】　0.2～0.6g。外用适量。多入丸散用,或加蜂蜜适量冲服。

【主要化学成分】　蜂胶化学成分较为复杂,同时因地域的不同略有差异,但均存在多种酚酸及其脂类和黄酮。采用高效液相色谱法（HPLC）研究了我国北方 11 个地区的蜂胶成分,发现其中所有样品都含有咖啡酸、香豆酸、异阿魏酸、羟基甲氧基肉桂酸、苯甲酸、肉桂酸、山柰酚、异鼠李素、芹菜素、鼠李素、松属素、柯因、咖啡酸苯乙酯、高良姜素、苯甲酰肉桂酯，部分样品还含有少量的二羟基苯甲醛、香草酸、香兰素、肉桂醇等。对云南蜂胶进行化学成分研究发现其存在 3,7-二甲氧基槲皮素、3,3′-二甲氧基槲皮素、5-甲氧基短叶松素、3-乙酰基短叶松素、阿魏酸、异阿魏酸、3,4-二甲氧基桂皮酸等成分。

【调节脂代谢的机制】　通过高血脂大鼠实验证实，蜂胶能够明显降低高脂血症大鼠血清中 TC、TG 含量，但其具体作用机制尚不清楚。同时，蜂胶超微粉能降低小鼠肝指数，改善肝脏 SOD 活性，并降低肝脏 MDA 含量。通过实验测定和比较蜂胶水提液、蜂胶醇提液对实验性高脂血症 ICR 小鼠血脂及脂蛋白的影响，结果表明不同的蜂胶提取液均能有效抑制高脂血症 ICR 小鼠血清 TG、TC、LDL-C 的升高，蜂胶醇提液能显著提高血清 HDL 浓度，表明蜂胶能够改善高脂血症小鼠的脂肪代谢。以鹌鹑为研究对象，观察蜂胶对其高脂血症的疗效，结果显示蜂胶能明显降低高脂血症鹌鹑的 TC 和 TG 水平。采用蜂胶干预高脂饲料诱导的动脉粥样硬化家兔，结果显示蜂胶能有效预防实验性动脉粥样硬化的形成，并且其作用途径可能与减少斑块细胞的增殖和凋亡及降脂、抗氧化、保护内皮作用有关。采用双盲对照法，选择 102 例高脂血症患者，按年龄、性别、血脂水平等随机分为对照组和试验组各 51 例，分别服用安慰剂和蜂胶，每日 2 次治疗 60 天后，发现蜂胶能降低 TC、TG 水平，提示蜂胶具有降低血脂的作用。

【禁忌证】　暂无。

（四）荷叶

【性味与归经】　苦，平。归肝、脾、胃经。

【功能与主治】　清暑化湿，升发清阳，凉血止血；用于暑热烦渴，暑湿泄泻，脾虚泄泻，血热吐衄，便血崩漏。荷叶炭收涩化瘀止血；用于出血症和产后血晕。

【用法与用量】　煎服，3～10g；荷叶炭 3～6g。

【主要化学成分】　荷叶中的化学成分主要有生物碱类化合物、黄酮类化合物、挥发油类化合物、有机酸类化合物。生物碱化合物按结构可分为四大类，分别为单苄基异喹啉类、双苄基异喹啉类、阿朴啡类和去氢阿朴啡类。其中单苄基异喹啉类包括亚美罂粟碱、N-去甲基亚美罂粟碱、衡州乌药碱、去甲基衡州乌药碱、N-甲基衡州乌药碱、N-甲基异衡州乌药碱；双苄基异喹啉类包括莲心碱、甲基莲心碱、异莲心碱；阿朴啡类包括鹅掌楸碱、荷叶碱、降荷叶碱、莲碱、N-降荷叶碱、O-降荷叶碱、番荔枝碱；去氢阿朴啡类包括睡莲碱、去氢番茄枝碱、去氢荷叶碱、去氢莲碱，此外还有原荷叶碱。黄酮类化合物大部分以槲皮素为母核，糖链有葡萄糖、木糖、半乳糖、鼠李糖等，也有山柰酚和杨梅素衍生物。挥发油成分主要是酸类、醛类、酯类、酮类、酚类、烯烃、烷烃类和芳香族等化合物，如顺-3-己烯醇和反-2-戊烯醇、1-戊烯-3-醇、反-2-己烯醛、己烯-1-醇、环辛烯、樟脑和 2-炔-1-醇等。有机酸主要有酒石酸、柠檬酸、苹果酸、草酸、葡萄糖酸、琥珀酸、没食子酸、苯甲酸、邻羟基苯甲酸等有机酸。

其他化学成分：荷叶中还含有 β-谷甾醇、胡萝卜苷、β-胡萝卜素、鞣质、皂类、甾体、维生素 C、荷叶多酚、原花青素、多糖、脂肪酸、蛋白质和微量元素等物质。

【调节脂代谢的机制】　研究表明：荷叶黄酮对高脂血症大鼠有明显降低体重，降低血清 TC、TG，降低 HMG-CoA 还原酶的作用和升高血清 HDL-C、肝脂肪酸（HL）和 LPL 酶活力的作用。同时荷叶黄酮对高脂血症大鼠有明显抗氧化作用，可升高 SOD、谷胱甘肽过氧化物酶（GSH-Px）含量，降低 MDA 含量。荷叶提取物能降低机体消化能力、减少脂质和碳水化合物的吸收并加强油脂代谢及能量损耗的调节，从而有效改善肥胖症。基于此功能，临床广泛应用荷叶水煎剂治疗高脂血症、肥胖症、动脉粥样硬化等，取得了良好的疗效。通过实验表明，荷叶饮、荷叶合剂等可以降低血液的比黏度、血细胞比容，进而能抑制脂肪肝的发生，还可以有效改善血液的黏稠状态，从而起到抑制脂肪肝的作用。

【禁忌证】暂无。

（五）黄连

【性味与归经】　苦，寒。归心、脾、胃、肝、胆、大肠经。

【功能与主治】　清热燥湿，泻火解毒。用于湿热痞满，呕吐吞酸，泻痢，黄疸，高热神昏，心火亢盛，心烦不寐，心悸不宁，血热吐衄，目赤，牙痛，消渴，痈肿疔疮；外治湿疹、湿疮、耳道流脓。酒黄连善清上焦火热。用于目赤，口疮。姜黄连清胃和胃止呕。用于寒热互结，湿热中阻，痞满呕吐。萸黄连疏肝和胃止呕。用于肝胃不和，呕吐吞酸。

【用法与用量】　煎服，2～5g。外用适量。

【主要化学成分】　黄连的根茎含多种异喹啉类生物碱，以小檗碱含量最高，为 5%～8%，尚含黄连碱、甲基黄连碱、巴马汀、药根碱、表小檗碱及木兰花碱等；酸性成分有阿魏酸、绿原酸等。黄连的 95%乙醇提取物的氯仿萃取部分分离得到 7 个已知成分，分别鉴定为香草酸、落叶松树脂醇、原儿茶酸乙酯、小檗碱、丹参素甲酯、反式阿魏酰基酪胺、氧化小檗碱。

【调节脂代谢的机制】　黄连中降脂活性成分主要是小檗碱（berberine，BBR），即黄连素。实验证实，小檗碱的降脂机制如下：①抑制 PPARγ2 和 CCAAT 增强子结合蛋白（C/EBPα）mRNA 的表达，从而抑制脂肪细胞的分化；②直接促进离体脂肪细胞脂联素的基因表达，并降低瘦素和抵抗素 mRNA 的表达，从而降低脂肪的分解；③增加脂肪细胞葡萄糖的转运和消耗；④降低血清中 TC、TG 的含量。同时，有关研究首次证实黄连生物碱可促进胆汁酸受体 FXR 和 TGR5 表达，其降脂作用可通过激活胆汁酸受体通路相关蛋白、促进胆汁酸肝肠循环、改善机体炎症水平及调节肠道微生物菌群来实现。

【禁忌证】　暂无。

（六）银杏叶

【性味与归经】　甘、苦、涩，平。归心、肺经。

【功能与主治】　活血化瘀，通络止痛，敛肺平喘，化浊降脂。用于瘀血阻络，胸痹心痛，中风偏瘫，肺虚咳喘，高脂血症。

【用法与用量】　煎服，9～12g。

【主要化学成分】　银杏叶中的化学成分主要有黄酮类化合物、萜内酯类化合物、聚戊烯醇类化合物。黄酮类化合物主要包括黄酮醇及苷类、双黄酮类和儿茶素，如山柰酸、槲皮素和异鼠李素及其 3-羟基苷化形成的黄酮醇苷、芫花素、杨梅素、木犀草素、芹菜素及其苷；穗花杉双黄酮、去甲银杏双黄酮、银杏双黄酮、银杏双黄酮-7'-*O*-葡萄糖苷；儿茶素、表儿茶素、没食子儿茶素、表没食子儿茶素等。银杏叶萜内酯类化合物，由二萜内酯和倍半萜内酯组成，是银杏叶中一类重要的生物活性物质，目前已分离出多种萜内酯，统称为银杏内酯，主要银杏内酯有银杏内酯 A、银杏内酯 B、银杏内酯 C、银杏内酯M、银杏内酯 J 和白果内酯等。银杏叶中还分离出了聚异戊烯醇和银杏酸，它是一类 6-烷基或 6-烯基水杨酸的衍生物。其他化学成分还包括多种有机酸、银杏叶精油、甾体化合物、蛋白质、糖、维生素 C、生物碱等。现代药理学研究表明，银杏叶的活性成分主要为黄酮类化合物和萜内酯类化合物，其他成分中也存在不同的药理活性。

【调节脂代谢的机制】　银杏叶黄酮能够明显降低高血脂大鼠血清中 TC、TG、HDL-C 含量，还具有清除自由基，扩张血管内壁，增加血液的流量，降低血液黏度，减少血浆胆固醇、血纤维蛋白原，改善血浆胆固醇和磷脂的分配比例，改善脑动脉和末梢血液流动等活性作用。其具有抗氧化作用和生物活性，可减少脂质对血管内皮细胞的损害，抑制动脉粥样硬化，对预防和治疗心血管疾病有重要意义。采用银杏叶纳米制剂对高血脂大鼠模型进行研究，显示银杏叶纳米制剂具有显著的降血脂作用，对 TC、TG 的降低效果明显优于普通银杏叶制剂。

【禁忌证】　暂无。

（七）泽泻

【性味与归经】　甘、淡，寒。归肾、膀胱经。

【功能与主治】　利水渗湿，泻热，化浊降脂。用于小便不利，水肿胀满，泄泻尿少，痰饮眩晕，热淋涩痛，高脂血症。

【用法与用量】　煎服，6～10g。

【主要化学成分】

1. 三萜类成分　目前，研究人员从泽泻属植物中获得的 60 多个三萜成分均为原萜烷型（protostane）四环三萜，结构中多具有 3-酮基、多羟基的特点，主要包括泽泻醇 A～泽泻醇 O 及其相应的衍生物。

2. 倍半萜类成分　近年来，研究者已经从泽泻中分离得到的倍半萜类化合物中，以愈创木烷型倍半萜类为主要成分，包括泽泻醇（alismol）与泽泻二醇（alismoxide）、吉玛烷型（germacrane）倍半萜、吉玛烯 C（germacrene C）、吉玛烯 D（germacrene D）。

3. 二萜类成分　近些年来，药用植物学家们从泽泻中分离出为数不多的几种贝壳杉烷型四环二萜类化合物，如贝壳杉烷型四环二萜类化合物 16(*R*)-ent-kaurane-2、12-dione、oriediterpenol 和 oriediterpenoside。

4. 其他成分　除了萜类成分外，泽泻中还有类脂类、糖类等成分，如胡萝卜苷-6′-*O*-硬脂酸酯、正二十二醇、尿嘧啶核苷、卫矛醇、挥发油（内含糖醛）、少量生物碱、天冬酰胺、植物甾醇苷、脂肪酸（棕榈酸、硬脂酸）等。

【调节脂代谢的机制】　实验动物体内研究发现，给予泽泻水提物 4 周后，高脂血症小鼠血清 TC、TG 显著降低，HDL、SOD 显著升高，ALT、AST 显著降低；通过体外实验证实，泽泻对氧化低密度脂蛋白（ox-LDL）诱导的血管内皮细胞损伤有保护作用，可改善细胞形态；促进细胞增殖；抑制细胞凋亡；提升 SOD 和一氧化氮合酶（NOS）的活力；提高血管内皮细胞分泌一氧化氮的能力。且通过提高 *Bcl-2* 基因表达，降低活化的 *caspase-3* 基因表达；增加 Bcl-2、caspase-3 和蛋白激酶 B（Akt 或 PKB）蛋白的表达，达到抑制细胞凋亡的目的，说明泽泻含药血清能够减轻 ox-LDL 对血管内皮细胞造成的损伤，维持其正常结构和功能。另有其他研究表明，泽泻对健康受试者的血脂产生了较为显著的影响。

存在于泽泻中的 alisol A24-acetate 等泽泻醇乙酸酯类化合物能够有效降低健康人血液中 TC、LDL 等物质的含量，并指出 alisol A24-acetate 等相关有效成分可能是通过抑制 TG 的吸收或促进其消除来发挥降血脂作用；单独使用泽泻药物进行治疗的高脂血症大鼠模型和经过泽泻药物结合有氧运动治疗的高脂血症大鼠模型中，其机体内的脂代谢紊乱均得到了改善，两种治疗方案均降低了高脂血症大鼠模型血清中 TC、TG、LDL-C 含量，并且泽泻药物结合有氧运动的联合降血脂效果要优于单一使用泽泻药物；有学者研究泽泻提取物对实验性大鼠、家兔的调血脂及抗动脉粥样硬化作用的影响，发现用药 75 天后，大鼠、家兔血清中的 TC、TG、LDL 含量均下降。另外，利用甲醇等有机化学试剂提取的泽泻组分对不同原因所导致的动物脂肪肝进行治疗，取得了较好的疗效，其对乙基硫酸和低蛋白质饮食等所致的脂肪肝也具有不同程度的治疗效果；研究还发现，除了上述组分以外，泽泻中所含有的胆碱类物质、卵磷脂等成分也具有一定抗脂肪肝的药理作用。

【禁忌证】　暂无。

三、益气活血类

（一）三七

【性味与归经】　甘、微苦，温。归肝、胃经。

【功能与主治】　散瘀止血，消肿定痛。用于咯血，吐血，衄血，便血，崩漏，外伤出血，胸腹刺痛，跌仆肿痛。

【用法与用量】　3～9g；研粉吞服，一次 1～3g。外用适量。

【主要化学成分】　皂苷类化合物是三七的主要化学成分，也是三七中公认的主要有效成分之一。迄今为止，已从三七中发现了 80 多种皂苷类化合物。从苷元角度分类，三七中的皂苷可分为 20(S)-原人参二醇型[20(S)-protopanaxadiol]皂苷（PDS）和 20(S)-原人参三醇型[20(S)-protopanaxatriol]皂苷（PTS）；从皂苷角度分类，三七中皂苷大致可分为人参皂苷、三七皂苷和七叶胆皂苷等。三七中皂苷量以人参皂苷 Rg1 和 Rb1 最高，质量标准中也是根据人参皂苷 Rg1、Rb1 和三七皂苷 R1 的量总和不少于 5.0% 作为衡量三七质量的标准。

非皂苷类成分主要有氨基酸和蛋白质，如三七素，又名田七氨酸，是一种非蛋白的氨基酸成分。其他氨基酸还包括精氨酸、天冬氨酸、谷氨酸等。黄酮类化合物包括槲皮素和槲皮素苷。此外，还存在多糖成分，主要由葡萄糖、半乳糖、阿拉伯糖、甘露糖和木糖组成。

【调节脂代谢的机制】　研究三七粉对高脂血症模型大鼠的调血脂作用及其作用机制发现，三七粉显著降低高脂血症大鼠血清中 TC、TG 和 LDL-C 水平及 AST、ALT 活性；组织学观察结果显示三七粉明显减轻了肝损伤和脂肪肝。因此，证实三七粉具有调血脂、保护肝脏的作用，这可能与三七粉上调沉默信息调节因子 1（SIRT1）、下调肝 X 受体（LXR）-α 的基因表达，进而下调固醇调节元件结合蛋白裂解激活蛋白（SCAP）/SREBP-2 信号通路，抑制胆固醇合成，以及上调低密度脂蛋白受体（LDLR）的基因表达，提高肝脏对血液循环中 LDL-C 的摄取机制有关。在血脂代谢中，其能降低总脂质的水平，尤其使 TC 含量明显降低。用大鼠和鹌鹑作为研究对象，分别连续喂食三七叶 1 周后，于大鼠眼球、鹌鹑颈动脉分别取血并检测血清 TG 和 TC 含量。结果显示，三七叶总皂苷具有较强的降血脂作用。探讨三七对家兔实验性动脉粥样硬化的影响研究发现，三七能抑制或减轻动脉粥样硬化病变的发生、发展，且高脂血症对照组动物主动脉壁出现明显动脉粥样硬化斑块，高脂血症治疗组未见明显动脉粥样硬化的斑块形成，主要机制是三七对血管平滑肌细胞增殖有抑制作用。采用体内体外实验发现，三七黄酮能够降低高血脂大鼠血清中的 TC、TG、LDL-C 含量，升高 HDL-C 含量；同时明显降低脂肪化细胞 TC、TG 含量；降低甘油二酯酰基转移酶（DGAT）、HMG-CoA 活性；明显升高胆固醇-7α-羟化酶（CYP7A）、肝甘油三酯脂肪酶（HTGL）活性，表明三七总黄酮具有较好的降血脂作用，可能与其降低 DGAT、HMG-CoA 活性，升高 CYP7A、HTGL 活性有关。临床试验证实，三七能够降低机体血清中 TC、TG、LDL-C 的含量，升高 HDL-C 水平。

【禁忌证】 暂无。

（二）丹参

【性味与归经】 苦，微寒。归心、肝经。

【功能与主治】 活血祛瘀，通经止痛，清心除烦，凉血消痈。用于胸痹心痛，脘腹胁痛，癥瘕积聚，热痹疼痛，心烦不眠，月经不调，痛经经闭，疮疡肿痛。

【用法与用量】 煎服，10～15g。

【主要化学成分】 丹参的化学成分分为脂溶性和水溶性两大类：丹参的脂溶性大多为共轭醌、酮类化合物，具有特征的橙黄色和橙红色。其主要包含以下物质：丹参酮Ⅰ、丹参酮ⅡA、丹参酮ⅡB、丹参酮Ⅴ、丹参酮Ⅵ、隐丹参酮、羟基丹参酮、丹参酸甲酯、次甲基丹参醌、紫丹参甲素、紫丹参乙素、紫丹参戊素、丹参新酮、1,2 二氢丹参醌、丹参醇Ⅰ、丹参醇Ⅱ、丹参醇Ⅲ、3α-羟基丹参酮ⅡA、降丹参酮、1,2,15,16-四氢丹参醌、异丹参酮Ⅰ、异丹参酮Ⅱ、异隐丹参酮、丹参醌 A、丹参醌 B、丹参醌 C、丹参醌 D、二氢次丹参醌、二萜萘嵌苯酮、丹参螺旋缩酮内酯、丹参酚、丹参醛。丹参的水溶性成分主要为酚酸类物质，其中包含丹参酸甲（也称丹参素）、丹参酸乙、丹参酸丙、琥珀酸、丹酚酸 A、丹酚酸 B、丹酚酸 C、β-谷甾醇、熊果酸原儿茶醛、咖啡酸、异阿魏酸、迷迭香酸、迷迭香酸甲酯、铁丹参二醇 A、丹参二醇 B、丹参二醇 C、丹参新酮Ⅰ。

其他成分还包括黄酮类，如黄芪苷；萜类，如熊果酸、异欧前胡内酯等；甾类，如β-谷甾醇、豆甾醇、胡萝卜苷等。此外，还有黄酮、三萜、甾醇类的其他成分。

【调节脂代谢的机制】 动物实验表明，丹参素通过降低 TC、LDL-C 水平，及时清除多余的胆固醇，有效调节高脂血症大鼠血脂水平；通过降低脂肪酸合酶（FAS）mRNA 表达减少脂肪酸的合成，抑制羟甲基戊二酰辅酶 A 还原酶（HMGR）mRNA 表达来减少内源性胆固醇的合成。另有研究显示，基于磷酸肌醇-3-激酶（PI3K）/Akt/mTOR 自噬信号通路探讨丹参酮Ⅱ改善高脂血症大鼠肝脏脂质沉积作用机制的实验数据结果显示：丹参酮ⅡA 可能通过调控 PI3K/Akt/mTOR 自噬信号通路，增强高脂血症大鼠肝脏自噬水平，减少肝脏脂质沉积。采用丹参有效成分二氢丹参酮Ⅰ进行实验，结果显示其可降低血清和肝脏中的 TC 和 TG 水平，且其降血脂作用可能与抑制胆固醇酯转移蛋白（CETP）有关。

【禁忌证】 暂无。

第二节　调节高血脂的复方制剂

（一）心脑健片（胶囊）

【处方】　茶叶提取物 100g。

【性状】　本品为淡黄褐色至棕褐色的片（胶囊）；气微，味涩。

【功能与主治】　清利头目，醒神健脑，化浊降脂。用于头晕目眩，胸闷气短，倦怠乏力，精神不振，记忆力减退。亦可用于心血管病伴高纤维蛋白原症及动脉粥样硬化，以及肿瘤放疗、化疗所致的白细胞减少症。

【用法与用量】　口服。一次 2 片（粒），一日 3 次。

【主要化学成分】　心脑健片主要由茶叶提取物制成，其主要化学成分包括咖啡因、表儿茶素、没食子酸、儿茶素没食子酸酯、氨基酸等成分。

【调节脂代谢的机制】　研究茶叶提取物对高血脂人群血清脂质水平的影响发现，口服茶叶提取物 1 个月后其血清 TC、TG、ApoB 及血浆纤维蛋白原均较服用前明显下降，HDL-C、ApoA 的升高和 LDL-C 的降低不明显，提示茶叶提取物具有防治高脂血症的作用。

【禁忌证】　暂无。

（二）血脂宁丸

【处方】　决明子、山楂、荷叶、制何首乌。

【性状】　本品为棕褐色的大蜜丸；味甜、酸。

【功能与主治】　化浊降脂，润肠通便。用于痰浊阻滞型高脂血症，症见头昏胸闷、大便干燥。

【用法与用量】　口服。一次 2 丸，一日 2～3 次。

【主要化学成分】　方剂血脂宁丸中的主要化学成分来源于处方中决明子、山楂、荷叶、制何首乌的成分，其活性成分主要有橙黄决明素、红镰霉素-6-O-β-D 龙胆二糖苷、大黄素、二苯乙烯苷、荷叶碱及槲皮素等。

【调节脂代谢的机制】　有研究观察复方血脂宁的 β-环糊精提取物对大鼠高脂血症和肝脏脂肪变性的防治作用，结果发现血脂宁的环糊精提取物能降低大鼠血清 ALT、TG、TC、LDL-C 和肝组织 MDA 水平，升高血清 HDL-C 和肝组织总超氧化物歧化酶（T-SOD）水平，具有改善高脂血症大鼠血脂指标和肝脏脂肪变性的作用。有学者研究血脂宁胶囊对高脂大鼠、家兔血脂水平的影响发现，血脂宁主要通过调节大鼠、家兔血清中的 TG、TC、LDL-C 和 HDL-C 的含量发挥降脂作用。临床用药表明，血脂宁能够降低高血脂患者血清中的 TG、LDL-C 水平，升高 HDL-C 水平，且作用优于辛伐他汀。

【禁忌证】　严重胃溃疡、胃酸分泌多者禁用或慎用。

（三）血脂灵片

【处方】　泽泻、山楂、决明子、制何首乌。

【性状】　本品为薄膜衣片，除去包衣后显黄棕色至棕褐色；味微苦。

【功能与主治】　化浊降脂，润肠通便。用于痰浊阻滞型高脂血症，症见头昏胸闷、大便干燥。

【用法与用量】 口服。一次 4～5 片，一日 3 次。

【主要化学成分】 主要以何首乌和决明子中的主要成分为主，包括二苯乙烯苷和蒽醌类化合物，其中蒽醌类化合物包括橙黄决明素、芦荟大黄素、大黄酸、黄决明素、决明素、大黄素、大黄酚、大黄素甲醚。

【调节脂代谢的机制】 体内动物实验表明，血脂灵片能够降低高脂大鼠血清中 TG、TC 和 LDL-C 的含量，同时升高 HDL-C 的含量，从而起到降低血脂的作用。体外实验表明，血脂灵片对 FAS 具有一定的抑制作用，且对 FAS 的抑制是通过作用于多个位点实现的。临床试验研究显示，对患有高脂血症的 70～102 例患者进行分组对照给药，连续用药 4 周后，服用血脂灵片组的患者血清中 TG、TC、LDL-C 和 HDL-C 含量与空白对照组相比，均有显著性差异。

【禁忌证】 暂无

（四）血脂康片（胶囊）

【处方】 红曲。

【性状】 本品为薄膜衣片，除去包衣后显紫红色；气微酸、味淡。

【功能与主治】 化浊降脂，活血化瘀，健脾消食。用于痰阻血瘀所致的高脂血症，症见气短、乏力、头晕、头痛、胸闷、腹胀、食少纳呆；也可用于高脂血症及动脉粥样硬化所致的其他心脑血管疾病的辅助治疗。

【用法与用量】 口服。一次 2 片，一日 2 次，早、晚餐后服用；轻、中度患者一日 2 片，晚餐后服用，或遵医嘱。

【主要化学成分】 以红曲中洛伐他汀化合物为主。

【调节脂代谢的机制】 临床研究显示，高脂血症患者服用血脂康 4 周后，血清中的 TG、TC 和 LDL-C 的含量均下降。体外实验证实，血脂康是 HMG-CoA 还原酶的抑制剂，为血脂康降脂疗效提供了科学的实验依据。

【禁忌证】

（1）用药期间应定期检查血脂、血清氨基转移酶和肌酸激酶；有肝病史者服用本品尤其要注意肝功能的监测。

（2）在本品治疗过程中，如发生血清氨基转移酶增高达到正常上限的 3 倍，或血清肌酸激酶显著增高时，应停用本品。

（3）孕妇及哺乳期妇女慎用。

（4）饮食宜清淡。

（5）儿童用药的安全性和有效性尚未确定。

（6）对本品过敏者禁用。

（7）活动性肝炎或无法解释的血清氨基转移酶升高者禁用。

（8）一般耐受性良好，大部分副作用轻微而短暂。

（9）常见不良反应为胃肠道不适，如胃痛、腹胀、胃部灼热等。

（10）偶可引起血清氨基转移酶和肌酸激酶可逆性升高。

（11）罕见乏力、口干、头晕、头痛、肌痛、皮疹、胆囊疼痛、浮肿、结膜充血和尿路刺激症状。

（五）降脂灵颗粒

【处方】　制何首乌 369.8g、枸杞子 369.8g、黄精 493.1g、山楂 246.6g、决明子 73.3g。

【性状】　本品为棕色至棕褐色的颗粒；气香，味酸、微苦。

【功能与主治】　补肝益肾，养血明目。用于肝肾不足型高脂血症，症见头晕、目眩、须发早白。

【用法与用量】　口服。一次 1 袋，一日 3 次。

【主要化学成分】　降脂灵颗粒中主要的化学成分来源于何首乌、枸杞子、黄精、山楂和决明子中的主要化学成分，同时含有大量的蒽醌类化合物，包括橙黄决明素、芦荟大黄素、大黄酸、黄决明素、决明素、大黄素、大黄酚、大黄素甲醚等。

【调节脂代谢的机制】　动物实验结果显示，降脂灵能够降低高血脂大鼠、小鼠血清中 TC、TG 的含量；显著抑制 $ApoE^{-/-}$ 小鼠主动脉根部动脉粥样硬化斑块的形成，提示降脂灵能够用于治疗动脉粥样硬化；同时，临床试验研究显示，降脂灵联合辛伐他汀治疗高脂血症疗效显著，优于单独使用辛伐他汀。

【禁忌证】　暂无。

（六）降脂通络软胶囊

【处方】　姜黄提取物（以姜黄素类化合物计）50g。

【性状】　本品为软胶囊，内容物为含有少量悬浮固体的橙黄色至橙红色的油状液体；气微，味淡。

【功能与主治】　活血行气，降脂祛浊。用于高脂血症属血瘀气滞证者，症见胸胁胀痛、心前区刺痛、胸闷、舌尖边有瘀点或瘀斑、脉弦或涩。

【用法与用量】　口服。一次 2 粒，一日 3 次，餐后服用；或遵医嘱。

【主要化学成分】主要化学成分为姜黄素。

【调节脂代谢的机制】　大量临床研究显示，降脂通络软胶囊能够降低高脂血症患者血清中 TG、TC、LDL-C 的含量，并升高 HDL-C 的含量，同时使血清中 ALT 和 AST 的含量显著降低。

【禁忌证】　暂无。

第九章 糖代谢异常相关疾病防治中药

高血糖的药物治疗多基于纠正导致人类血糖升高的两个主要病理生理改变——胰岛素分泌受损和胰岛素抵抗。

胰岛素分泌受损包括胰岛素缺乏、葡萄糖刺激的胰岛素分泌受损及分泌动力学异常。这些分泌的缺陷，特别是对葡萄糖反应的减弱使胰岛 B 细胞功能受损，不能在胰岛素抵抗或其他情况下分泌足够的胰岛素维持血糖正常。胰岛 B 细胞数量是由细胞复制/细胞再生与坏死或凋亡所致细胞死亡共同决定的，增殖减少和（或）凋亡增加都会减少胰岛 B 细胞的数量。胰岛 B 细胞数量的减少还会进一步导致其功能下降，其可能机制包括残存 B 细胞的胰岛素分泌负担增加；高血糖导致的 B 细胞功能下降。

胰岛素抵抗成因复杂，包括胰岛素信号通路蛋白的遗传改变，血液中存在拮抗胰岛素生理作用的物质，脂肪含量的增加和脂肪组织通过内分泌、炎症反应和信号通路的改变等。

因此，药物可以从以下方面调节机体糖代谢，改善高血糖或糖耐量异常的状况。

（1）保护胰岛 B 细胞，抑制凋亡，增加胰岛素分泌。

通过增加胰岛细胞内肝细胞核因子 4α（HNF 4α）的转录和表达，下调凋亡诱导蛋白来保护胰岛细胞。减少胰岛 B 细胞氧化应激，增加抗氧化酶的活性，减少脂类的氧化，促进 B 细胞的再生，增加胰岛细胞 AMPK 活性，通过环腺苷酸（cyclic adenylic acid, cAMP）信号通路调节胰岛素分泌。通过作用于磺脲受体（SUR1）及细胞膜上调节 ATP 敏感的钾通道，使其关闭而引起细胞膜去极化，从而使电压依赖性钙通道开放，细胞外钙离子向细胞内流入，迅速增加细胞内钙离子浓度，从而促进胰岛素颗粒融合于细胞膜并向胞外分泌。

（2）改善胰岛素抵抗，增加胰岛素敏感性。

胰岛素抵抗一般发生在外周组织，如肌肉、肝脏和脂肪组织，可通过促进外周组织对胰岛素的反应，使其能够吸收更多循环中的葡萄糖分子，从而降低血糖。葡萄糖吸收入血后，依赖葡萄糖转运体（GLUT）进入细胞。GLUT1 在人类所有组织中均表达，GLUT4 主要表达于胰岛素敏感的骨骼肌、脂肪细胞和心肌中。蛋白激酶 AMPK 信号通路被激活，可抑制合成代谢，促进分解代谢，这与胰岛素抵抗的改善密切相关。

（3）抑制肠道葡萄糖苷酶活性，减少葡萄糖的吸收。

食物中的多糖类和双糖类都需要通过转化酶进行水解才能被肠道吸收，影响糖类转化的酶包括单糖酶类如 α-淀粉酶、葡萄糖淀粉酶和双糖酶类如异麦芽糖酶、麦芽糖酶、蔗糖酶、乳糖酶等，双糖酶类属于 α-葡萄糖苷酶系列。通过抑制酶的活性，减少寡糖分解为单糖，从而延缓了单糖特别是葡萄糖吸收的速度，降低餐后血糖。

（4）通过钠-葡萄糖协同转运蛋白，阻断肾脏葡萄糖重吸收和肠道葡萄糖吸收。

肾脏调节葡萄糖代谢主要通过糖异生和肾小球对葡萄糖的滤过及近曲小管对葡萄糖的重吸收实现。葡萄糖在肾脏的摄取和转运主要由钠-葡萄糖协同转运蛋白（SGLT）参与，血糖通过肾脏 SGLT2 重吸收后由 SGLT 受体转运进入血液。通过抑制 SGLT2 可以有效阻断近曲小管对葡萄糖的重吸收，并经尿排出多余的葡萄糖。

（5）促进肝脏糖原合成，抑制糖原分解和肝脏糖异生，减少肝糖输出。

通过活化 PI3K 和 PKB/Akt，使糖原合成激酶 3（GSK3）失活和活化叉头盒蛋白 1（FOX O1），促进葡萄糖以糖原形式储存，抑制葡萄糖生成及输出。或通过下调肝脏糖异生基因磷酸烯醇丙酮酸羧化激酶（PEPCK）和葡萄糖-6-磷酸酶（G6Pase），抑制肝脏糖异生，从而发挥降糖作用。

（6）促进糖脂代谢，包括糖酵解和脂肪氧化，减少游离脂肪酸毒性。

脂毒性是肥胖导致胰岛素抵抗的病理机制之一。FFA 及其代谢产物，包括酰基辅酶 A（acyl-CoA）、神经酰胺等，可以作为信号分子激活蛋白激酶，如蛋白激酶 C（PKC）、c-Jun 氨基端激酶（JNK）、IκB 激酶 β（IKKβ）等。这些激酶通过增加胰岛素受体底物蛋白-1（IRS-1）的丝氨酸磷酸化来抑制胰岛素信号通路。

（7）抑制炎症通路激活，改善机体炎症状态。

机体炎症反应与胰岛素抵抗及胰岛 B 细胞损伤密切相关。炎症因子可导致细胞凋亡并影响胰岛 B 细胞功能。脂多糖结合蛋白（LBP）是外源性抗原负荷的生物标志，单核细胞趋化蛋白 1（MCP-1）可作为系统性炎症水平的评价指标。TNF-α、IL-6 可干扰外周组织胰岛素功能，导致胰岛素抵抗。抗炎症因子如 IL-10 的降低也会导致炎症反应。TNF-α 是一种多功能的细胞因子，除能激活白细胞、介导内毒素休克、调节炎性反应及免疫反应外，还与胰岛素抵抗密切相关，脂源性和肌源性的 TNF-α 在肥胖所致外周组织胰岛素抵抗的病理过程中起重要作用。

（8）降低氧化自由基的生成，减少氧化应激。

全身的氧化应激是指动物或人体在肥胖的情况下出现脂肪堆积，导致活性氧（ROS）和抗氧化剂不能处于动态平衡状态。研究证明氧化应激是胰岛素抵抗的一个主要诱发因素，增加抗氧化剂可逆转 ROS 和抗氧化剂之间不平衡状态，从而可以改善动物和人体的胰岛素抵抗状况。肥胖导致的 FFA 增多可以导致 ROS 增多，FFA 可以通过增加线粒体解偶联和 β 氧化使 ROS 产生增多。给健康个体输注 FFA 可以导致氧化应激和胰岛素抵抗，但这种状况可以通过输注、口服抗氧化剂得到缓解。ROS 和氧化应激可以激活多重丝氨酸/苏氨酸激酶信号通路的级联放大效应。氧化应激可以激活的激酶包括 JNK、p38-MAPK 和 IKKβ。这些活化的激酶可以导致 IRS-1 和 IRS-2 丝氨酸磷酸化，进而通过抑制 IRS 发生酪氨酸磷酸化而影响胰岛素信号通路。

（9）调节肠道菌群结构。

高脂饮食诱导肠道菌群改变、有益菌数量下降、机会致病菌数量增加，并产生内毒素破坏肠道黏膜，使肠道通透性增强、使血内毒素量增加，导致机体长期处于低水平全身性炎症反应状态，进而导致肥胖等代谢失调。短链脂肪酸（SCFA）作为能量调节的信号分子，可通过免疫和神经内分泌机制调节宿主能量摄入和代谢。SCFA 可作为能源被消耗，以维护肠道上皮细胞的完整性和杯状细胞的分泌功能，增强肠屏障功能，还可促进小肠糖异生，增加固有层淋巴细胞（lamina propria lymphocyte）活性。SCFA 还可降低结肠内的 pH，抑制有害菌生长，减少炎症因子生成，有利于减轻黏膜炎症。远端肠道的 L 细胞可分泌胰高血糖素样肽-1（glucagon like peptide-1, GLP-1）和胰高血糖素样肽-2（GLP-2）。GLP-1 可刺激胰岛 B 细胞的增殖分化，抑制胰岛 B 细胞凋亡，促进胰岛素基因的转录、胰岛素的合成和分泌；作用于胰岛 A 细胞，抑制胰高血糖素的释放；延缓胃排空，延缓食物吸收，进而发挥降糖作用。GLP-2 可调节肠道屏障功能。肠道有益菌还可发酵膳食纤维，促进结肠 L 细胞分化，增加内分泌调节肽、GLP-1 和 GLP-2 的分泌。

第一节　调节高血糖的单味药

（一）人参

【性味与归经】　甘、微苦，微温。归脾、肺、心、肾经。

【功能与主治】　大补元气，复脉固脱，补脾益肺，生津养血，安神益智。用于体虚欲脱，肢冷脉微，脾虚食少，肺虚喘咳，津伤口渴，内热消渴，气血亏虚，久病虚羸，惊悸失眠，阳痿宫冷。与麦冬、沙参、天花粉等配伍，针对消渴兼有气虚者。

【用法与用量】　3～9g，另煎兑服；也可研粉吞服，一次 2g，一日 2 次。

【主要化学成分】　人参的主要有效成分为人参皂苷，包括人参二醇类、人参三醇类和齐墩果酸类，另外还含人参多糖、人参多肽、生物碱、有机酸和挥发油等物质。人参皂苷中 Rb1、Rg1、Re 为特征性成分。

【调节糖代谢药理机制】

（1）人参皂苷、人参多糖和人参多肽对糖尿病动物模型都有良好的降低血糖作用。

（2）人参多糖可减弱 α-糖苷酶活性，减少肠道对葡萄糖的吸收。实验表明，给予正常小鼠人参糖肽（50mg/kg、100mg/kg、200mg/kg）和（或）按 30mg/kg 和 60mg/kg 剂量给予正常家兔人参糖肽，能明显降低正常动物的血糖和肝糖原，并且有剂量依赖关系。人参糖肽降血糖作用可持续 16 小时，并且对实验性高血糖动物也有明显的降血糖活性。

（3）单纯静脉注射人参皂苷 Rh2 能剂量依赖性降低糖尿病大鼠血糖水平，其可能机制是人参皂苷 Rh2 能刺激神经末梢释放乙酰胆碱，从而活化胰岛细胞 M 受体，促进其分泌胰岛素。

（4）人参皂苷 Rc、Rg3 均可增加肌肉细胞对葡萄糖的转运，促进肌肉糖原生成。人参皂苷 Rg3 通过调节 p44/42-MAPK 的活化，能抑制棕榈酸诱导的 MIN6N8 细胞的凋亡，说明 Rg3 通过阻止 FFA 介导的 B 细胞凋亡维持胰岛细胞活性和胰岛素的分泌。另外研究发现，0.1～1.0g/ml 人参皂苷能抑制细胞因子诱导的 B 细胞凋亡，其可能机制包括减少一氧化氮和氧自由基，抑制 p53/p21 的表达，抑制 caspase 及聚腺苷酸二磷酸核糖聚合酶[poly（ADP-ribose）polymerase，PARP]等。

（5）人参皂苷 Rb1、Re 等可上调 PPARγ 和 C/EBPα 表达，促进脂肪细胞分化，上调脂滴包被蛋白（perilipin）表达，抑制脂肪分解。

（6）人参皂苷 Rg1 可以提高抗氧化酶表达水平，抑制氧化自由基生成，抑制炎症通路，减轻胰岛素抵抗。人参皂苷 Rg1 可增强细胞免疫，提高 CD4、CD8 淋巴细胞比值和自然杀伤（NK）细胞活性。

（7）人参皂苷 CK 能够促进高脂饲料连续喂养并结合小剂量 STZ 诱导的大鼠骨骼肌中胰岛素受体、IRS-1、PI3K、pAkt 和 GLUT4 的蛋白表达，说明人参皂苷 CK 可通过增强胰岛素敏感性降低血糖，且这与 IRS-1/PI3K/Akt 信号通路密切相关。人参皂苷 CK 通过激活 AMPK 信号通路，增加 GSK3β 磷酸化，抑制 PEPCK、G6Pase 和肝脏糖异生。

（8）IH-901 是人参皂苷的一种肠内代谢产物。Yuan 等通过 C2C12 肌小管细胞和 C57BL/KsJ db/db 小鼠来检测 IH-901 对葡萄糖和脂质代谢的影响,发现 IH-901 可使 AMPK 磷酸化显著增加、GLUT4 表达量增加,同时,PI3K 和 Akt 蛋白的表达也增加。在动物实验中,用 25mg/kg IH-901 喂养小鼠后,其血清葡萄糖、甘油三酯、胆固醇和非游离脂肪酸都有不同程度的降低,说明 IH- 901 可改善葡萄糖和脂质代谢,治疗糖尿病。

【禁忌证】

（1）主要用于脾肾两虚型糖尿病,对于阴虚内热患者不适用。

（2）长期服用,可导致腹泻、皮疹、血压升高、头痛等不良反应。

（二）山茱萸

【性味与归经】　酸、涩,微温。归肝、肾经。

【功能与主治】　补益肝肾,收涩固脱。用于眩晕耳鸣,腰膝酸痛,阳痿遗精,遗尿尿频,崩漏带下,大汗虚脱,内热消渴。与地黄、天花粉配伍治疗消渴症。

【用法与用量】　煎服,6～12g。

【主要化学成分】　山茱萸主要成分包括环烯醚萜类、鞣质类、黄酮类、三萜类、苯丙素类、其他小分子化合物和有机酸、微量元素等,如山茱萸苷、莫罗忍冬苷、马钱素、山茱萸新苷、熊果酸、没食子酸、苹果酸、齐墩果酸、槲皮素、芦丁等。

【调节糖代谢药理机制】

（1）山茱萸中多种活性成分具有降血糖作用,山茱萸醇提物、乙酸乙酯提取物均可降低四氧嘧啶糖尿病小鼠血糖,山茱萸醇提物还可提高糖尿病小鼠血清胰岛素水平。山茱萸醇提物可以减少肝脏糖异生,对 PEPCK 具有类似胰岛素的作用,可保护胰岛 B 细胞,促进胰岛增生。

（2）山茱萸中多种组分均对 α-葡萄糖苷酶和 α-淀粉酶有抑制活性,其中皂苷和鞣质效果突出。

（3）山茱萸总萜降低 db/db 糖尿病小鼠和 KKAy 糖尿病小鼠的空腹血糖、糖化血清蛋白水平,同时改善葡萄糖耐量和淀粉耐量,调节体内糖脂代谢过程。

（4）山茱萸中的环烯醚萜总苷对四氧嘧啶糖尿病小鼠的血糖、糖化血清蛋白和糖化血红蛋白都有降低作用,且停药后能够维持一定降糖效果。

（5）山茱萸中的齐墩果酸能在体外促进神经末梢释放乙酰胆碱,从而激活大鼠胰岛 B 细胞 M3 受体,增加胰岛素分泌,降低血浆葡萄糖水平。

（6）山茱萸中的熊果酸可降低四氧嘧啶糖尿病小鼠血糖,因此熊果酸是山茱萸抗糖尿病活性成分。

【禁忌证】　暂无。

（三）山药

【性味与归经】　甘,平。归脾、肺、肾经。

【功能与主治】　补脾养胃,生津益肺,补肾涩精。用于脾虚食少,久泻不止,白带过多,肺虚喘咳,肾虚遗精,带下,尿频,虚热消渴。

【用法与用量】　煎服,10～30g。

【主要化学成分】　主要含皂苷、黏液质、糖蛋白、甘露聚糖、尿囊素、山药素、胆碱、多巴胺、粗纤维、果胶、淀粉酶及微量元素等多种成分。

【调节糖代谢药理机制】

（1）山药的降糖成分主要为多糖，对糖尿病患者具有明显的降血糖作用，其降糖机制可能是通过提高糖代谢关键酶的活性，如己糖激酶、琥珀酸脱氢酶和苹果酸脱氢酶。山药提取物对禁食大鼠和兔有降血糖作用，能控制四氧嘧啶引起的高血糖。山药的主要成分是薯蓣皂苷，具有抗炎、降低胆固醇、降血糖和免疫调节等多方面的生物活性和药理作用。山药多糖的降糖机制可能与其抗炎作用有关。在 2 型糖尿病的发展过程中伴随肝组织的氧化损伤，且实验表明，长期高血糖确实能引起大鼠肝脏功能减退，表现在与肝功能密切相关的 ALT、AST 和乳酸脱氢酶活性升高，SOD 活性降低和 MDA 含量生成增多。山药合剂在治疗 2 型糖尿病的同时还明显逆转大鼠肝功能紊乱引起的血清和肝组织中上述酶活性及 MDA 等成分含量的异常改变，表明山药合剂对 2 型糖尿病模型大鼠肝功能减退有明显的改善作用。其机制与山药能有效抗自由基、抗组织过氧化和抗组织蛋白非酶糖基化等作用有关。山药多糖可有效改善糖尿病小鼠的血糖和血脂代谢紊乱情况，缓解糖尿病小鼠体重减轻的状况，效果与格列本脲相当。

（2）山药粗多糖对 STZ 诱导的 1 型糖尿病大鼠血糖、血脂（包括胆固醇、甘油三酯和低密度脂蛋白）、血清糖化血红蛋白及肝脏脂质过氧化产物 MDA 水平均有显著降低作用，同时可以提高血清 HDL 及肾脏 GSH-Px 活性，还可以提高糖尿病大鼠口服葡萄糖耐受能力。

（3）山药多糖在体外能够抑制 α-葡萄糖苷酶活性，同时可以改善 HepG2 肝细胞的葡萄糖消耗能力，增强细胞对胰岛素的敏感性，具有体外降糖作用。

【禁忌证】 暂无。

（四）女贞子

【性味与归经】 甘、苦，凉。归肝、肾经。

【功能与主治】 滋补肝肾，明目乌发。用于肝肾阴虚，眩晕耳鸣，腰膝酸软，须发早白，目暗不明，内热消渴，骨蒸潮热。

【用法与用量】 煎服，6～12g。

【主要化学成分】 主要含有三萜类、黄酮类、环烯醚萜类、苯乙醇苷类、挥发油、多糖、氨基酸、磷脂、微量元素等化学成分。

【调节糖代谢药理机制】

（1）女贞子水煎剂、生品和酒炙品提取物均能降低糖尿病小鼠血糖，对四氧嘧啶、肾上腺素或葡萄糖引起的糖尿病或高血糖有保护和治疗作用。有研究报道给高脂饲料联合 STZ 诱发的糖尿病模型小鼠连续 21 天灌胃女贞子 12%乙醇提取物（约含 20%多酚类化合物）200mg/kg、800mg/kg，给药 14 天开始显著降低模型动物升高的血糖和糖化血红蛋白水平，升高低下的血清胰岛素水平，也显著抑制口服葡萄糖引起的血糖升高，其机制包括减轻肾皮质氧化应激水平，缓解糖尿病导致的小鼠体重下降、饮水增多、饮食增多及排尿增多；缓解糖尿病小鼠肝脏、脾脏、肾脏组织肥大及病变；具有清除自由基、提高组织中抗氧化酶 GSH-Px 含量、降低 MDA 含量的作用。

（2）女贞子醇提物具有促进体外肝细胞葡萄糖消耗的作用，其成分主要为齐墩果酸。

（3）女贞子提取物对 α-葡萄糖苷酶的抑制作用强于阿卡波糖。

（4）女贞子主要成分齐墩果酸和熊果酸可以保护胰岛 B 细胞，刺激胰岛素表达和分泌，抑制蛋白质酪氨酸磷酸酶 1B（protein-tyrosine phosphatase 1B，PTP 1B）的表达和活性，增加 PPARα 的表达，促进组织摄取和利用葡萄糖。

（5）女贞子中的红景天苷可以缓解 STZ 导致的大鼠血糖升高，同时升高大鼠血清胰岛素和瘦素，促进糖原合成。红景天苷对糖尿病小鼠同样有降血糖、升高血清胰岛素水平的作用，提示红景天苷有促进胰岛素分泌的作用。有研究给遗传性肥胖糖尿病 db/db 小鼠连续 8 周灌胃红景天苷 25mg/kg、50mg/kg、100mg/kg，可显著降低实验动物的血糖和血清高胰岛素水平，减轻胰岛素抵抗，而给予正常小鼠红景天苷可显著提高肝糖原和肌糖原水平，提示红景天苷有促进葡萄糖转化成糖原的作用。体外实验发现红景天苷可以促进肝细胞中的 AMPK 和 PI3K/Akt 及 GSK3β 的磷酸化，抑制 G6Pase 和 PEPCK 表达，即促进肝细胞的糖原合成而抑制其糖异生过程。红景天苷在 1μmol/L 时通过上调胰岛素抵抗的肝脏 HepG2 细胞 IRS-2 mRNA、下调 GLUT2 mRNA 表达，促进肝细胞利用葡萄糖和糖原合成。

【禁忌证】　暂无。

（五）天花粉

【性味与归经】　甘、微苦，微寒。归肺、胃经。

【功能与主治】　清热泻火，生津止渴，消肿排脓。用于热病烦渴，肺热燥咳，内热消渴，疮痈肿毒。

【用法与用量】　煎服，10～15g。

【主要化学成分】　主要含天花粉蛋白、天冬氨酸、核糖、木糖、α-苦瓜素和 β-苦瓜素、葫芦苦素等。

【调节糖代谢药理机制】

（1）天花粉提取物对改善糖尿病及糖尿病并发症具有明显效果。对于天花粉的降糖效果，水提部位最好，石油醚、乙酸乙酯部位次之，正丁醇部位最弱，水提部位主要成分为凝集素，具有胰岛素样作用。

（2）天花粉降糖的主要有效部位为凝集素，可以改善糖尿病动物的空腹血糖及胰岛素，对糖耐量异常也有效果，在体外研究中也发现天花粉可以增加肝细胞的糖消耗。

（3）天花粉凝集素对糖尿病大鼠血糖、糖化血清蛋白、MDA 有降低作用，对 SOD、还原型谷胱甘肽（GSH）有升高作用。

【禁忌证】　孕妇慎用。不宜与川乌、草乌、附子同用。

（六）五味子

【性味与归经】　酸、甘，温。归肺、心、肾经。

【功能与主治】　收敛固涩，益气生津，补肾宁心。用于久咳虚喘，梦遗滑精，遗尿尿频，久泻不止，自汗盗汗，津伤口渴，内热消渴，心悸失眠。配伍麻黄、细辛、干姜，可用于寒饮咳喘症。

【用法与用量】　煎服，2～6g。

【主要化学成分】　本品主要含挥发油、有机酸、鞣质、维生素、糖及树脂等。挥发油中的主要成分为五味子素。

【调节糖代谢药理机制】

（1）五味子不同提取成分对糖尿病小鼠血糖的影响具有差异性，水提物及乙醇提取物可明显改善血糖变化。

（2）五味子中的总木脂素及五味子醇乙均对 α-葡萄糖苷酶活性有显著抑制作用，且具有明显的量效关系。五味子中 α-葡萄糖苷酶抑制物可显著降低正常小鼠及四氧嘧啶糖尿病小鼠的血糖水平，对正常小鼠注射肾上腺素引起的高血糖也有降低作用。此外，该成分具有增加正常小鼠糖耐量的趋势。五味子木脂素类还可通过激活 PPARγ 发挥提高胰岛素敏感性的作用。

（3）五味子油对高脂饮食饲养加小剂量 STZ 注射诱导的 2 型糖尿病大鼠血糖、血脂、空腹胰岛素水平都有显著的改善作用，主要机制可能是通过抑制瘦素的表达，调节胰岛素抵抗状态。研究发现，五味子油可显著逆转脂肪组织中的糖转运蛋白、脂肪因子和炎症因子蛋白的表达改变。五味子油还可以保护 2 型糖尿病模型鼠受损的胰腺组织，降低 FFA 及氧化应激反应对线粒体的损伤，抑制线粒体途径诱导的胰岛 B 细胞凋亡。五味子油保护胰腺细胞的可能机制是激活糖尿病大鼠胰岛 B 细胞 IRS-2/PI3K-Akt/FOXO1/胰-十二指肠同源盒 1（PDX-1）信号传导通路，来延缓胰岛 B 细胞凋亡进展，增加 B 细胞数量，改善 B 细胞功能，增加胰岛素的分泌。

（4）五味子油可以增强抗氧化物酶的活性，减少脂质过氧化物副产物，降低氧自由基的产生，增强糖尿病大鼠抗氧化能力。

（5）有学者研究了五味子果实对 COS-7 细胞丛中 SGLT1 和 SGLT2 的影响，实验结果表明五味子果实乙醇提取物能明显抑制 SGLT1 和 SGLT2，增加尿糖排泄，降低血糖水平。

【禁忌证】　凡表邪未解、内有实热、咳嗽初起、麻疹初期者，均不宜用。

▌（七）玉竹

【性味与归经】　甘，微寒。归肺、胃经。

【功能与主治】　养阴润燥，生津止渴。用于肺阴不足，燥热咳嗽，胃阴不足，津亏口渴，内热消渴，常与薄荷、葱白、淡豆豉配伍，养阴而不滋腻恋邪，用于阴虚外感。

【用法与用量】　煎服，6～12g。

【主要化学成分】　本品主要含多糖：玉竹黏多糖、玉竹果聚糖 A～玉竹果聚糖 D；甾类成分：黄精螺甾醇苷 PO_b、PO_c、PO_1、PO_2、PO_3、PO_4、PO_5，β-谷甾醇-3-O-β-D-吡喃葡萄糖苷，黄精呋甾醇苷等；还有铃兰苦苷、铃兰苷等。

【调节糖代谢药理机制】

（1）研究发现，用玉竹灌胃对葡萄糖和四氧嘧啶引起的大鼠血糖升高有抑制作用。玉竹提取物对正常及 STZ 致高血糖小鼠均有降血糖作用，对肾上腺素高血糖也有降血糖作用，并能改善糖耐量功能。玉竹的甲醇提取物有连贯的降低血糖作用，玉竹正丁醇提取部分有降血糖效果。玉竹的甲醇提取物能使 STZ 引起的糖尿病小鼠血糖降低，能显著降低血葡萄糖水平，并有改善糖耐量的倾向。

（2）有研究发现玉竹提取物能够降低 1 型糖尿病小鼠 Th1 细胞的极化程度，并且减轻细胞免疫功能对胰岛 B 细胞的破坏，对 STZ 诱导的 1 型糖尿病小鼠具有降糖作用。

（3）玉竹多糖可显著降低 2 型糖尿病模型大鼠血糖水平，其作用机制可能与抑制 p-JNK 及 p65NF-κB 蛋白表达、降低机体氧化应激水平及炎症反应、抑制免疫细胞对胰岛细胞的破坏、增加胰岛素分泌有关。

（4）玉竹总皂苷和多羟基生物碱类有显著的抗 α-葡萄糖苷酶活性。

【禁忌证】　暂无。

（八）地骨皮

【性味与归经】　甘，寒。归肺、肝、肾经。

【功能与主治】　凉血除蒸，清肺降火。用于阴虚潮热，骨蒸盗汗，肺热咳嗽，咯血衄血，内热消渴。

【用法与用量】　煎服，9～15g。

【主要化学成分】　主要含生物碱类、有机酸、酚类及甾醇。

【调节糖代谢药理机制】

（1）地骨皮水煎液对 STZ、四氧嘧啶、盐酸肾上腺素复制的 3 种高血糖模型均有不同程度的降血糖作用。地骨皮水煎剂可以抑制体内氧自由基的产生，增强抗氧化能力，加速自由基的清除，对四氧嘧啶导致的胰岛损伤有保护或修复作用，增加胰岛素的分泌。地骨皮也可以降低正常大鼠的血糖，提高糖尿病大鼠肝脏糖原的含量，具有促进肝糖原合成的作用。

（2）体外葡萄糖苷酶实验中发现地骨皮对蔗糖酶和淀粉酶的抑制率明显增加，能够较好地抑制 α-葡萄糖苷酶的活性，从而降低血糖。

（3）地骨皮提取液可在一定程度上改善 2 型糖尿病肥胖大鼠的胰岛素抵抗状态，保护胰岛 B 细胞，而且醇提液的作用优于水提液。

（4）地骨皮醇提液可促进高糖环境下 INS-1 细胞的增殖，抑制高糖环境下 INS-1 细胞的凋亡。

（5）地骨皮总黄酮和牛磺酸成分具有降低糖尿病大鼠血糖水平、调节血脂紊乱的作用。

【禁忌证】　本品性寒，外感风寒发热或脾虚便溏者不宜用。

（九）地黄

【性味与归经】　甘、苦，寒。归心、肝、肾经。

【功能与主治】　清热凉血，养阴生津。用于热入营血，温毒发斑，吐血衄血，热病伤阴，舌绛烦渴，津伤便秘，阴虚发热，骨蒸劳热，内热消渴。配山药、黄芪、山茱萸，如滋膵饮。与天花粉、葛根、麦冬、五味子配伍治疗阴虚燥热型 2 型糖尿病，如糖尿灵片。

【用法与用量】　煎服，10～15g。

【主要化学成分】　成分主要含梓醇、地黄素、甘露醇、维生素 A 类物质、糖类及氨基酸等。

【调节糖代谢药理机制】

（1）地黄水提液通过抑制脂肪组织抵抗素基因的表达，降低血胰岛素抵抗水平，改善脂代谢紊乱，从而降低 2 型糖尿病大鼠血糖。

（2）地黄中的低聚糖、环烯醚萜类的代表性成分梓醇及地黄苷 D 有降糖活性。地黄中的一种四聚糖可明显降低四氧嘧啶糖尿病大鼠血糖，增加肝糖原含量，增强葡萄糖激酶活性和基因表达，降低葡萄糖-6-磷酸酶和葡萄糖-6-磷酸脱氢酶活性，说明地黄寡糖可能通过改善糖尿病大鼠肝糖代谢关键酶活性发挥作用。同时地黄寡糖还可调节肠道菌群功能，使肠道菌群中双歧杆菌类杆菌、乳杆菌等优势菌群的数量明显增加，调节机体微生态平衡可能是地黄寡糖降血糖机制之一。

（3）地黄多糖具有缓解糖尿病小鼠体重降低、降低糖尿病小鼠血糖水平、调节血脂紊乱的作用，同时可以有效改善肥胖糖尿病大鼠的相关生化指标，升高血清中 GLP-1、葡萄糖依赖性促胰岛素释放肽（GIP）水平。

【禁忌证】　本品性质黏腻，有碍消化，凡气滞痰多、脘腹胀痛、食少便溏者忌服。

（十）西洋参

【性味与归经】　甘、微苦，凉。归心、肺、肾经。

【功能与主治】　益气养阴，清热生津。用于气阴两脱证，气虚阴亏，虚热烦倦，咳喘，痰中带血，气虚津伤，口燥阴干，内热消渴。配伍黄芪、山药、天花粉，治疗消渴病气阴两伤之症。

【用法与用量】　煎服，3～6g，另煎兑服；入丸散剂，每次 0.5～1g。

【主要化学成分】　主要含西洋参皂苷（多种人参皂苷）、多糖、黄酮类、挥发油、蛋白质、氨基酸、核酸、肽类、甾醇类、淀粉、维生素、脂肪酸、有机酸、矿物质及微量元素等多种成分。

【调节糖代谢药理机制】

（1）西洋参及制西洋参均具有降血糖功效，能明显改善 2 型糖尿病血脂代谢紊乱，下调炎症因子水平，减轻胰岛 B 细胞病理损伤，促进胰岛素分泌，增强组织对胰岛素的敏感性，对 2 型糖尿病有明显保护作用。制西洋参能更明显降低空腹血糖及血清 TC、IL-6、TNF-α 含量，增加肝组织过氧化氢酶（CAT）、GSH-Px 活性等，其降血糖、抗炎、抗氧化作用优于西洋参。

（2）西洋参醇提物可以显著促进仓鼠胰岛细胞的胰岛素分泌，与格列本脲类似，可能是通过结合细胞膜上磺脲类受体促进胰岛素分泌。

（3）西洋参醇提组和水洗组均能降低胰岛素抵抗大鼠的空腹血糖和空腹胰岛素水平，降低胰岛素抵抗大鼠血清中 TNF-α、瘦素、抵抗素的水平，而升高脂联素水平，可以上调胰岛素抵抗大鼠骨骼肌 GLUT4 mRNA 的表达，下调其脂肪组织中抵抗素 mRNA 的表达。

（4）西洋参水提物可以促进胰岛细胞株 INS-1 的胰岛素合成，其促分泌作用与下调解偶联蛋白 2（uncoupling protein，UCP2）、升高胞内 ATP 水平有关，能够对抗 IL-1β 所致的胰岛素合成和分泌障碍及 B 细胞凋亡，其抗凋亡作用是通过上调抗凋亡因子 Bcl-2 和下调促凋亡的蛋白 caspase-9 而实现的。

（5）西洋参多糖肽可减缓糖尿病模型小鼠体重的负增长，降低糖尿病模型小鼠的血糖。其可抑制葡萄糖引起的血糖升高，改善糖尿病小鼠糖耐量，降低血清中 MDA 含量，提高 SOD 和 GSH-Px 活性。

（6）西洋参多糖可抑制 α-葡萄糖苷酶的活性，效果优于阿卡波糖。连续灌胃糖尿病模型鼠可显著降低其血糖水平，改善口服糖耐量水平，降低血清 C 肽和胰高血糖素含量，表明西洋参多糖可调节胰岛细胞的功能，具有较好的降血糖活性。

【禁忌证】　不宜与黎芦同用。

（十一）麦冬

【性味与归经】　甘、微苦，微寒。归心、肺、胃经。

【功能与主治】　养阴润肺，益胃生津，清心除烦。用于肺燥干咳，阴虚劳咳，喉痹咽痛，胃阴不足，津伤口渴，内热消渴，肠燥便秘，心阴虚及温病热扰心营，心烦失眠。配伍黄连、生地黄、玄参，用于热伤心营，神烦少寐者。

【用法与用量】　煎服，6～12g。

【主要化学成分】　本品含皂苷类成分，如麦冬皂苷 B、麦冬皂苷 D 等；高异黄酮类成分，如甲基麦冬黄烷酮 A、甲基麦冬黄烷酮 B；还含多种氨基酸、微量元素及维生素 A 样物质、多糖等成分。

【调节糖代谢药理机制】

（1）不同浓度的麦冬总皂苷对四氧嘧啶、肾上腺素及葡萄糖引起的小鼠高血糖均有降糖作用。

（2）麦冬多糖可明显降低正常小鼠的血糖，对三种高血糖模型，即葡萄糖、肾上腺素、四氧嘧啶所致的小鼠高血糖均有一定的抑制作用。麦冬多糖能显著提高糖尿病大鼠肝脏中胰岛素受体、IRS-1、PI3K、Akt、GLUT4 的表达水平，降低 GSK3β 的表达水平，改善胰岛素信号传导。麦冬多糖能使糖尿病大鼠的肌糖原和肝糖原含量增加，同时使肝脏葡萄糖激酶和糖原合成酶活性及 mRNA 表达增加，葡萄糖-6-磷酸激酶和糖原磷酸化酶活性及 mRNA 表达降低，改善肝糖代谢紊乱。麦冬多糖能显著增加糖尿病大鼠的血清 SOD、CAT、GSH-Px 活性，降低血清 MDA 浓度，改善机体氧化应激水平。

（3）麦冬多糖能改善自发性 2 型糖尿病 KKAy 小鼠的高血糖、糖耐量、高胰岛素血症、胰岛素抵抗和高血脂等一系列的症状，并推测其降血糖和改善胰岛素抵抗的作用机制是通过增加胰岛素信号因子表达水平，以降低胰岛素信号通路转导障碍。

（4）麦冬多糖能够促进脂肪细胞对葡萄糖的转运和利用，调节胰岛素抵抗状态下脂肪细胞因子的分泌。

【禁忌证】　脾胃虚寒泄泻、胃有痰饮湿浊及暴感风寒咳嗽者均忌服。

（十二）知母

【性味与归经】　苦、甘，寒。归肺、胃、肾经。

【功能与主治】　清热泻火，滋阴润燥。用于外感热病，高热烦渴，肺热咳嗽，阴虚燥咳，骨蒸潮热，内热消渴，肠燥便秘。配伍生地黄、玄参、麦冬治阴虚肠燥便秘。

【用法与用量】　煎服，6～12g。

【主要化学成分】　本品主要含皂苷，其主要成分为知母皂苷 A-Ⅰ、A-Ⅱ等。尚含知母多糖、芒果苷、异芒果苷、生物碱及有机酸等。

【调节糖代谢药理机制】

（1）知母提取物通过抑制炎症-细胞应激通路（如 TNF-α/JNK 通路）的激活发挥降糖、改善认知障碍的作用。

（2）生知母和盐知母水煎液对 α-葡萄糖苷酶有较强的抑制作用，且盐知母优于生知母；生知母和盐知母水煎液均能明显降低糖尿病动物的空腹血糖（FBG）、糖化血红蛋白（HbA1c）、空腹胰岛素（FINS）、HOMA-IR 指数，升高胰岛素敏感指数，改善糖耐量。盐知母乙酸乙酯层萃取物、三氯甲烷层萃取物均对 α-葡萄糖苷酶有抑制作用，且盐知母的不同溶剂萃取物均可显著改善 2 型糖尿病大鼠 FBG、OGTT、HbA1c、HOMA-IR 指数及TC、TG 水平。

（3）知母乙醇提取物和知母皂苷 AⅢ能通过提高肝 SOD 活力、降低 MDA 含量来提高四氧嘧啶型糖尿病小鼠抗氧化能力，发挥胰岛素增敏作用，促进葡萄糖的利用，促进糖原合成，抑制糖异生，从而达到调节糖代谢、降低血糖、改善糖尿病症状的作用。知母皂苷能够显著降低四氧嘧啶糖尿病小鼠的血糖含量，可显著降低 2 型糖尿病大鼠的FBG，改善 2 型糖尿病大鼠的糖耐量异常及高血脂症状，能够下调 2 型糖尿病大鼠肝脏的 TNF-α 表达。

（4）知母有效组分（总皂苷和多糖）具有降低 2 型糖尿病大鼠的 FBG、FINS，改善糖耐量及减轻胰岛素抵抗的作用。

（5）知母多糖通过不同的给药途径均可降低小鼠的血糖，知母多糖可以增加糖尿病大鼠体重，并改善对葡萄糖的耐受能力；降低 FBG 水平，提高 FINS 水平；也可以降低模型大鼠血清 IL-6、TNF-α 水平及肝组织 MDA 含量，提高肝组织 CAT、SOD 活性。同时，知母多糖还可以减少肝组织 pIRS-1 表达，增加 GLUT4 表达。知母多糖通过抗炎、抗氧化、减少 pIRS-1 的表达及增加 GLUT4 的表达发挥降糖作用。知母多糖中分子质量在 30～100kDa 的组分具有较高的抑制 PTP1B 活性的作用，可以改善胰岛素信号通路的传导，对糖尿病 SD 大鼠有明显的降血糖作用，可减轻 STZ 对糖尿病大鼠胰岛细胞的选择性损伤，对被特异性破坏的胰岛细胞有修复作用。

（6）知母中的糖苷类物质可抑制 α-葡萄糖苷酶的活性，知母聚糖对受损胰岛 B 细胞有修复作用，提高 STZ 糖尿病模型大鼠骨骼肌对葡萄糖的摄取。

（7）知母总多酚表现出良好的降血糖作用，从中可分离出芒果苷、新芒果苷和菝葜皂苷元，通过体外 α-葡萄糖苷酶抑制实验证实芒果苷具有较好的 α-葡萄糖苷酶抑制作用。

（8）知母成分 Officinalisinin Ⅰ可以提高糖尿病小鼠糖耐量，降低血糖，其主要通过促进 GLP-1 生成起作用，但对 α-葡萄糖苷酶没有抑制效果，它还可以提高脑源性神经营养因子（BNDF）的生成和 GSH-Px 活力。

【禁忌证】　本品性寒质润，有滑肠作用，故脾胃虚寒、大便溏泄者忌服。

（十三）枸杞子

【性味与归经】　甘，平。归肝、肾经。

【功能与主治】　滋补肝肾，益精明目。用于肝肾阴虚，虚劳精亏，腰膝酸痛，眩晕耳鸣，阳痿遗精，内热消渴，血虚萎黄，目昏不明。配伍怀牛膝、菟丝子、何首乌，治须发早白。

【用法与用量】　煎服，6～12g。

【主要化学成分】　化学成分主要含枸杞多糖；生物碱类成分，如甜菜碱、莨菪亭等。

【调节糖代谢药理机制】

（1）用枸杞子提取液对实验性糖尿病小鼠进行灌胃，显示出明显的降血糖作用，但其对正常小鼠血糖无影响。

（2）枸杞多糖在短期内可降低糖尿病小鼠餐后血糖水平，提高糖耐量，长期服用枸杞多糖，可降低糖尿病小鼠的 FBG。枸杞多糖能够保护 STZ 损伤的 NIT-L1 胰岛 B 细胞，减少小肠刷状缘对葡萄糖的吸收，抑制消化道内 α-葡萄糖苷酶活性和肝糖原产生，增强 3T3-L1 脂肪细胞对葡萄糖的摄取。枸杞多糖能改善 HepG2 细胞胰岛素抵抗，其作用机制可能与增强细胞抗氧化能力及提高胰岛素信号传导通路相关蛋白（IRS-2、PI3K、Akt、GLUT2）的表达有关。

（3）枸杞总黄酮提取物（TFLB）改善 STZ 诱导建立的糖尿病大鼠血糖升高的进程，对血脂有明显降低趋势，使糖尿病大鼠胰岛数量及胰岛内分泌细胞数增加，细胞排列相对均匀规整，胰岛结构、形态基本趋于正常，细胞空泡变性相对较少。

【禁忌证】　暂无。

（十四）党参

【性味与归经】　甘，平。归脾、肺经。

【功能与主治】　健脾益肺，养血生津。用于脾肺气虚，食少倦怠，咳嗽虚喘，气血不足，面色萎黄，心悸气短，气津两伤，气短口渴，内热消渴。配伍黄芪、当归、熟地黄，可增强补益气血的效果。

【用法与用量】　煎服，9～30g。

【主要化学成分】　主要含糖类（有单糖、多糖、低聚糖等糖类物质）、苷类（党参苷Ⅰ、党参苷Ⅱ、党参苷Ⅲ、党参苷Ⅳ4 种党参苷和丁香苷）、甾体类（甾醇、甾苷、甾酮3）、生物碱（党参碱、胆碱、党参脂、党参酸、5-羟基-2-羟甲基吡啶、烟酸挥发油、正丁基脲基甲酸酯等成分）、挥发性成分、氨基酸类、无机元素、三萜类、倍半萜内酯类及其他类成分。

【调节糖代谢药理机制】

（1）党参多糖对正常小鼠血糖无影响，但能显著降低四氧嘧啶诱导的糖尿病小鼠血糖和血清胰岛素水平，提高糖尿病小鼠血清 SOD 及 GSH-Px 的活性，减少 MDA 产生，升高脾脏、胸腺系数，升高肝糖原含量和血清胰岛素水平，显著抑制小鼠糖异生，对氢化可的松琥珀酸钠诱导的小鼠胰岛素抵抗也有显著的改善作用。

（2）党参多糖能明显降低由肾上腺素引起的大鼠高血糖，降低四氧嘧啶诱导的糖尿病大鼠的 FBG、HbA1c、胰岛素、TC、TG 水平，升高 HDL 含量。

（3）党参多糖和党参皂苷均对 α-葡萄糖苷酶有较好的抑制效果。

【禁忌证】　暂无。

（十五）桑椹

【性味与归经】　甘、酸，寒。归心、肝、肾经。

【功能与主治】　滋阴补血，生津润燥。用于肝肾阴虚，眩晕耳鸣，心悸失眠，须发早白，既可以治疗热病津伤口渴，又可治疗阴虚内热消渴，还可以用于阴亏津枯之肠燥便秘，可鲜品食用，亦可随症配伍。

【用法与用量】　煎服，9～15g。

【主要化学成分】　主要含黄酮类成分：矢车菊-葡萄糖苷、矢车菊-芸香糖苷；脂肪酸类成分：亚油酸、油酸、硬脂酸等；挥发油；桉油精、香叶醇等；还含有机酸、胡萝卜素、糖类、维生素等。

【调节糖代谢药理机制】

（1）桑椹成分可通过降低血液中 TNF-α 和 IL-6 的水平、改善胰岛素抵抗、增加胰岛素敏感性，降低 2 型糖尿病模型大鼠的血糖水平，改善其血脂和肝功能。

（2）桑椹乙酸乙酯萃取物能显著降低大鼠的血糖、糖化血清蛋白浓度，并刺激机体胰岛素分泌。可增加糖尿病大鼠体重，增强机体抗氧化能力，同时具有一定的保护肾脏的功能。

（3）桑椹多糖对 STZ 造成的 2 型糖尿病大鼠模型具有降低血糖、调节血脂、改善胰岛素抵抗和修复受损胰岛细胞的作用，而且其改善胰岛素抵抗和修复受损胰岛的效果略优于二甲双胍。

【禁忌证】　暂无。

（十六）黄芪

【性味与归经】　甘，微温。归脾、肺经。

【功能与主治】　补气升阳，固表止汗，利水消肿，生津养血，行滞通痹，托毒排脓，敛疮生肌。用于气虚乏力，食少便溏，中气下陷，久泻脱肛，便血崩漏，表虚自汗，气虚水肿，痈疽难溃，久溃不敛，血虚萎黄，内热消渴。

【用法与用量】　煎服，9～30g。

【主要化学成分】　黄芪的化学成分包括皂苷类、多糖、黄酮类及三萜类物质等，其中皂苷类化合物有黄芪皂苷及大豆皂苷；多糖类成分以葡聚糖和杂多糖为主；黄酮类化合物有黄酮、异黄酮、异黄烷和紫檀烷四大类。黄芪皂苷Ⅳ（亦称黄芪甲苷Ⅳ，As-Ⅳ）为黄芪药材的定性定量指标。

【调节糖代谢药理机制】

（1）黄芪活性成分可有效防治 2 型糖尿病，其作用机制主要包括改善胰岛素抵抗、增加胰岛素敏感性、抗炎、抗氧化等。黄芪有效部分可影响糖尿病模型大鼠血糖、血清胰岛素和脂联素水平，上调肝脏、骨骼肌组织中脂联素受体 1、AMPK mRNA 的表达水平，下调葡萄糖-6-磷酸酶，减少肝脏葡萄糖的输出，缓解肝脏胰岛素抵抗，其中以黄芪黄酮效果最显著。

（2）黄芪多糖可以降低 PTP1B 在 2 型糖尿病骨骼肌的表达和活性，增加胰岛素引起的胰岛素受体 β 亚基和 IRS-1 在肌肉中酪氨酸磷酸化水平，改善胰岛素敏感性和降低血糖。黄芪多糖可以提高糖尿病大鼠肾组织中胰岛素受体、IRS-1、PI3K 水平，改善胰岛素信号转导。黄芪多糖可以减少 GSK3β 的蛋白表达，增加机体胰岛素敏感性。

（3）黄芪皂苷Ⅳ可以显著降低血糖、甘油三酯水平，抑制糖尿病大鼠肝糖原磷酸化酶和葡萄糖-6-磷酸酶蛋白表达和活性，减少肝糖原分解为葡萄糖，黄芪皂苷Ⅱ和异黄芪皂苷Ⅰ可以显著增加血清中脂联素总量，激活 AMPK，从而减轻高糖、糖耐受和胰岛素抵抗。

【禁忌证】　表实邪盛，气滞湿阻，食积停滞，痈疽初起或溃后热毒盛等实证，以及阴虚阳亢者均须禁服。

（十七）黄连

【性味与归经】　味苦，性寒。归心、脾、胃、肝、胆、大肠经。

【功能与主治】　清热燥湿，泻火解毒。用于湿热痞满，呕吐吞酸，泻痢，黄疸，高热神昏，心火亢盛，心烦不寐，血热吐衄，目赤，牙痛，消渴，痈肿疔疮；外治湿疹、湿疮、耳道流脓。

【用法与用量】　煎服，2~5g。

【主要化学成分】　含大量生物碱，其中以小檗碱为代表，含量最高，雅连、云连中均含 4%以上。其次有黄连碱、巴马汀（掌叶防己碱）、药根碱、表小檗碱及甲基黄连碱、木兰花碱等，还含有黄柏酮、黄柏内酯、阿魏酸、绿原酸等。

【调节糖代谢药理机制】

（1）黄连中发挥改善胰岛素抵抗、降血糖等作用的成分主要是小檗碱，可明显降低糖尿病患者 FBG、餐后血糖、糖化血红蛋白和甘油三酯水平，降低空腹血清胰岛素和胰岛素抵抗指数，改善葡萄糖耐量受损和肝功能。

（2）小檗碱能降低四氧嘧啶小鼠和自发性糖尿病 KK 小鼠的血糖，改善糖耐量，降低糖尿病大鼠的总胆固醇、甘油三酯、载脂蛋白水平和 FBG，增强胰岛素敏感性，明显改善高胰岛素血症，提高肝脏 SOD 活性及降低肝脏脂质过氧化物（LPO）含量。小檗碱在饮食诱导肥胖大鼠模型中可以改善胰岛素抵抗，增加高脂饮食 Wistar 大鼠血清中丙酮酸、生酮氨基酸和糖原水平，降低高脂诱导肥胖小鼠的体重，减少能量摄入和血糖、血脂水平，降低血清脂多糖结合蛋白、单核细胞趋化蛋白-1 表达，升高脂联素和瘦素水平。

（3）小檗碱的降糖机制是多种途径的共同作用，主要包括增加胰岛素受体表达，抑制糖原异生和促进糖酵解，增加葡萄糖的消耗和转运，改善胰岛 B 细胞功能等多个方面。小檗碱能够激活 PKC，从而启动胰岛素受体基因的表达。另外，小檗碱能够有效抑制线粒体的有氧呼吸，但由于观测到的细胞内 ATP 不变，说明小檗碱促进了细胞的无氧呼吸，通过糖酵解消耗更多的葡萄糖。小檗碱可以保护胰岛细胞，促进胰岛素分泌，降低炎症反应，降低血清 TNF-α、IL-6 水平，上调抗炎症因子 IL-10 的表达。小檗碱可上调 GLUT1 表达水平，通过激活 IRS-1-PI3K-Akt-GLUT4 通路，增加 GLUT4 的表达和转位活性，从而促进机体组织对葡萄糖的摄取。小檗碱可明显增加脂肪细胞中的 AMP 水平，增加 AMPK 磷酸化程度，上调线粒体解偶联蛋白（UCP2），增加能量消耗。小檗碱可通过激活肝细胞 HNF4α 表达，下调糖原合成酶 PEPCK 和 G6Pase 表达，同时可以激活转录因子 FOXO1、SREBP1 的表达，发挥降糖作用。小檗碱可以上调 PPARγ 共激活因子 1α（PGC 1α）、UCP2、肉毒碱棕榈酰转移酶 1α（CPT 1α）等线粒体能量代谢相关的基因表达，调节机体的能量代谢。小檗碱可以显著增加 MS 大鼠血清鸢尾素水平，改善肌肉的糖利用能力。

（4）小檗碱可显著降低肠道二糖酶和 β-葡萄糖醛酸糖苷酶的活力，从而减少葡萄糖吸收，降低餐后高血糖。

（5）黄连煎剂可以逆转高脂饮食诱导的 MS 大鼠肠道菌群结构的改变，小檗碱可通过调控肠内菌群生长和改变菌群结构，影响肠内糖脂成分的吸收及体内糖脂代谢，起到间接降血糖、调血脂作用。

（6）除小檗碱外，黄连中非生物碱类的水溶性成分也具有改善糖尿病及其并发症的作用，主要有效成分为多糖类。黄连多糖可以提高糖尿病大鼠对葡萄糖的耐受能力；可以增加模型大鼠的血清胰岛素水平，提高胰岛素敏感指数；也可以使肝脏组织中 GSH 含量增加、GSH-Px 活力增强；可以显著提高糖尿病大鼠肝脏中 SOD 和 CAT 活性，减少 MDA含量；还可通过抑制 JNK 在糖尿病模型大鼠体内的表达，使 IRS-1（Ser307）磷酸化减少，进而促进胰岛素受体与 IRS-1 结合，激活 PI3K 通路，增加 GLUT4 的表达，最终起到抗糖尿病及改善胰岛素抵抗的作用。

【禁忌证】   暂无。

（十八）黄精

【性味与归经】   甘，平。归脾、肺、肾经。

【功能与主治】   补气养阴，健脾，润肺，益肾。用于脾胃气虚，体倦乏力，胃阴不足，口干食少，肺虚燥咳，劳嗽咯血，精血不足，腰膝酸软，须发早白，内热消渴。

【用法与用量】   煎服，9～15g。

【主要化学成分】   黄精化学成分主要为多糖，如黄精低聚糖 A～黄精低聚糖 C 等；皂苷类成分，如黄精皂苷 A、黄精皂苷 B、薯蓣皂苷、洋地黄糖苷等；黄酮类成分，如芹菜黄素等。

【调节糖代谢药理机制】

（1）黄精提取物对正常小鼠血糖水平无明显作用，但对外源性葡萄糖、肾上腺素或四氧嘧啶所致高血糖小鼠血糖水平均有明显的降低作用。黄精水提液通过增强 2 型糖尿病大鼠 *GLUT4* 基因表达而起到降低血糖、改善胰岛素抵抗的作用。研究发现其主要有效成分为黄精多糖。

（2）黄精多糖对正常小鼠血糖水平无明显影响，但可显著降低肾上腺素诱发的高血糖小鼠的血糖值，同时可降低模型小鼠肝脏中 cAMP 的含量，因此阻碍了磷酸化酶激活及糖原合成酶失活，导致糖原合成加速、糖原分解减慢。黄精多糖可通过增加四氧嘧啶性高血糖小鼠血清胰岛素含量、降低肝脏的一氧化氮（NO）和一氧化氮合酶（NOS）水平而降低血糖。黄精多糖可以抑制糖基化损伤，因此改善 STZ 所致胰腺的免疫损伤及自由基损伤，从而改善胰岛的分泌功能，促进胰岛素及 C 肽的分泌。黄精多糖还能够下调 caspase-3 表达而抑制胰岛细胞凋亡。黄精多糖可以升高胰岛素受体的表达，并对高血糖环境下的高氧化应激状态有一定的抑制作用。黄精多糖对 α-葡萄糖苷酶也具有很强的抑制作用。

（3）黄精黄酮具有抗氧化作用，能够在一定程度上纠正四氧嘧啶诱导的糖尿病小鼠血清和肝脏中 SOD 和 GSH-Px 活性及 MDA 含量的异常变化，帮助恢复机体正常的抗氧化能力。

【禁忌证】   本品性质黏腻，易助湿壅气，故脾虚湿阻、痰湿壅滞、气滞腹满者不宜使用。

（十九）葛根

【性味与归经】   甘、辛，凉。归脾、胃、肺经。

【功能与主治】   解肌退热，生津止渴，透疹，升阳止泻，通经活络，解酒毒。用于外感发热头痛，项背强痛，口渴，消渴，麻疹不透，热痢，泄泻，眩晕头痛，中风偏瘫，胸痹心痛，酒毒伤中。

【用法与用量】　煎服，10～15g。

【主要化学成分】　化学成分主要为黄酮类化合物，含量为 0.06%～12.30%，包括葛根素、大豆苷，大豆苷元等；另含三萜皂苷及生物碱类成分。

【调节糖代谢药理机制】

（1）葛根二氯甲烷、乙酸乙酯的萃取部位对 2 型糖尿病大鼠糖、脂代谢均具有较好的改善作用，其中以二氯甲烷部位作用最强，活性成分主要为葛根素。

（2）葛根素治疗后 2 型糖尿病患者的胰岛素敏感指数、胰岛素抵抗指数均有所改善。葛根素能够显著降低糖尿病小鼠 FBG、口服糖耐量、糖化血清蛋白水平，改善胰岛素抵抗和清除自由基。

（3）葛根素的降糖机制可能包括升高血清胰岛素水平，上调胰岛内 IRS-1 和 IGF-1 表达；促进骨骼肌对葡萄糖的摄取，诱导 GLUT4 表达；上调骨骼肌胰岛素受体和 PPARα 表达。同时葛根素可以通过激活 α_1 肾上腺素受体，促进 β-内啡肽的分泌发挥降糖作用。葛根素可以保护胰岛 B 细胞与肝细胞功能，降低血清炎症因子 TNF-α 水平，调节肝细胞 NOS 活性与 NO 合成，抑制胰岛素降解酶基因表达，改善肝脏及外周组织对胰岛素的敏感性。葛根素可显著提高 SOD 活性，增加 CAT 及 GSH-Px，降低 MDA 水平，提高机体抗氧化能力，减轻脂质过氧化损伤。

（4）葛根中异黄酮类化合物芒柄花黄素也可以缓解 2 型糖尿病的症状。

【禁忌证】　胃寒者慎用；不可多服，有损胃气。

（二十）绞股蓝

【性味与归经】　甘、苦，寒。归脾、肺经。

【功能与主治】　益气健脾，化痰止咳，清热解毒。用于脾虚证和肺虚咳嗽。

【用法与用量】　煎服，10～20g，亦可泡服。

【主要化学成分】　主要含多种皂苷，其中 6 种与人参皂苷相似。尚含多糖、黄酮类、无机元素、维生素、氨基酸、磷脂、有机酸、萜类、生物碱及蛋白质等多种成分。

【调节糖代谢药理机制】

（1）绞股蓝总提物和组分均能降低糖尿病小鼠的葡萄糖、TC、TG 和 MDA 水平，升高糖尿病小鼠的血清 SOD 值，缓解糖尿病小鼠"三多一少"的症状。绞股蓝治疗后，糖尿病大鼠 FBG、胰岛素、血清 TG 及 TC 水平、血清过氧化脂质含量均降低，血清 SOD 活性明显升高，肝脏糖原浓度提高，其有效成分为绞股蓝皂苷。

（2）在体外及动物实验中均发现绞股蓝皂苷可刺激胰岛细胞释放胰岛素，绞股蓝皂苷成分 phanoside 为达玛烷结构，可以刺激大鼠离体胰岛细胞释放胰岛素。

（3）绞股蓝可以有效抑制 α-葡萄糖苷酶的活性，减少机体对葡萄糖的吸收。绞股蓝多糖在体外对 α-淀粉酶也具有较强的抑制作用。给予绞股蓝多糖后 2 型糖尿病大鼠 FBG 明显降低，葡萄糖耐量曲线明显降低。此外，绞股蓝多糖可明显降低血清 TC、TG、LDL 和 MDA 水平，提高血清胰岛素、HDL、SOD 活性。

【禁忌证】　孕妇不宜服用绞股蓝。

▌（二十一）桑叶

【性味与归经】 甘、苦，寒。归肺、肝经。

【功能与主治】 疏散风热，清肺润燥，平抑肝阳，清肝明目。用于风热感冒，温病初起，肺热咳嗽，肝阳上亢，头晕头痛，目赤昏花。

【用法与用量】 煎服，5～10g。桑叶蜜炙能增强润肺止咳的作用。

【主要化学成分】 主要含黄酮类成分，如芦丁、槲皮素、异槲皮苷等；甾体类成分，如牛膝甾酮、羟基促脱皮甾酮、油菜甾酮、豆甾酮等；香豆素类成分，如伞形花内酯、东莨菪素、东莨菪苷等。还含挥发油、生物碱、萜类等。

【调节糖代谢药理机制】

（1）桑叶提取物显著降低糖尿病小鼠 FBG，改善糖耐量，显著降低血脂，增加胰岛素含量，改善胰岛素抵抗，同时降低血清中 TNF-α，降低糖尿病小鼠肝组织中的 TLR7、TLR8 和 TLR9 表达量，其降糖作用与 TLR 表达调节相关。

（2）桑叶提取物和桑叶生物碱可抑制机体 α-葡萄糖苷酶或双糖类分解酶的活性，从而降低餐后血糖峰值。

（3）桑叶有效成分可通过升高糖尿病大鼠的 GSH 水平，降低谷胱甘肽还原酶活性，升高 GSH-Px 和 SOD 的活性，降低机体 MDA 水平和 ROS 生成。

（4）桑叶可通过改善内质网应激减少糖尿病大鼠肝脏细胞凋亡，减少肝脏巨噬细胞募集和细胞浸润，降低 CCAAT 增强子结合蛋白同源蛋白（CHOP）、肿瘤坏死因子受体相关因子2、IL-1β 及 SREBP-1c 水平，保护糖尿病大鼠的组织功能。

（5）桑叶醇提物的乙酸乙酯部位可显著改善 2 型糖尿病大鼠的糖耐量异常，改善胰岛素抵抗，保护肝脏、胰腺组织的病理损伤，缓解 2 型糖尿病大鼠线粒体功能障碍，促进线粒体分裂，其主要成分为黄酮苷类成分。

（6）桑叶总多糖及总黄酮对正常大鼠均有不同程度的降血糖及促进胰岛素分泌的作用。桑叶总多糖、总黄酮及总生物碱对糖尿病大鼠胰腺、肝脏、肾脏、肌肉组织及肺组织的损伤有改善作用。桑叶总多糖、总黄酮、总生物碱能减轻高糖诱导的 INS-1 细胞损伤和凋亡，下调促凋亡因子 caspase-3、Bax，上调抗凋亡蛋白 Bcl-2，通过靶向自噬相关蛋白 Atg12 介导细胞自噬和靶向 PLK2 因子介导细胞周期，从而调控胰岛 B 细胞凋亡，通过靶向 IRS-1 蛋白改善胰岛素抵抗。

（7）桑叶总黄酮通过上调 AMPKα2 蛋白表达，改善 2 型糖尿病大鼠的 FBG、FINS 水平。

（8）桑酮碱（桑叶总黄酮和总生物碱）通过显著上调肝脏 pIRS-1、pPI3K、pAkt、GLUT2 蛋白表达，降低 db/db 小鼠随机血糖、血清胰岛素水平，改善胰岛素抵抗和胰腺组织损伤。

【禁忌证】 暂无。

▌（二十二）苍术

【性味与归经】 辛、苦，温。归脾、胃、肝经。

【功能与主治】 燥湿健脾，祛风散寒，明目。用于湿阻中焦，脘腹胀满，泄泻，水肿，风湿痹痛，风寒感冒，夜盲，眼目昏涩。

【用法与用量】　煎服，5～10g。

【主要化学成分】　主要含挥发油，油中主要含苍术醇。其他尚含少量苍术酮、维生素A样物质、维生素B及菊糖。

【调节糖代谢药理机制】

（1）苍术可以降低四氧嘧啶性糖尿病家兔的血糖，且停药后血糖未见升高到用药前水平。苍术水提物可以降低STZ性糖尿病大鼠血糖，升高血清胰岛素和淀粉酶水平。

（2）苍术水提物、醇提物和乙酸乙酯提取物均可抑制α-葡萄糖苷酶活性，茅苍术挥发油、麸炒品苍术挥发油也可抑制α-葡萄糖苷酶活性。

（3）茅苍术多糖不影响正常小鼠血糖水平，但可预防和治疗四氧嘧啶导致的小鼠血糖升高，同时升高血清胰岛素水平。茅苍术多糖通过提高糖尿病大鼠体内的SOD、CAT活性，降低MDA水平，发挥抗氧化作用，恢复胰岛分泌功能，产生抗糖尿病效应。

【禁忌证】　暂无。

（二十三）茯苓

【性味与归经】　甘、淡，平。归心、肺、脾、肾经。

【功能与主治】　利水渗湿，健脾宁心。用于水肿尿少，痰饮眩晕，脾虚食少，便溏泄泻，心神不安，惊悸失眠。

【用法与用量】　煎服10～15g。

【主要化学成分】　本品含β-茯苓聚糖，含三萜类成分、二萜类化合物、甾醇类化合物，另含茯苓酸、蛋白质、脂肪、卵磷脂、胆碱、组氨酸等。

【调节糖代谢药理机制】

（1）以含不溶性膳食纤维为主的茯苓对2型糖尿病老年患者有降低FBG、餐后血糖和体重的效果。

（2）茯苓多糖可以降低2型糖尿病小鼠FBG、血清胰岛素、胰高血糖素、TC、TG和LDL-C水平，增加HDL-C水平，能改善2型糖尿病小鼠葡萄糖耐量。

（3）茯苓多糖可减缓糖尿病模型大鼠体重的负增长，降低糖尿病模型大鼠的血糖，降低MDA水平，增加SOD。

【禁忌证】　暂无。

（二十四）泽泻

【性味与归经】　甘、淡，寒。归肾、膀胱经。

【功能与主治】　利水渗湿，泻热，化浊降脂。用于水肿胀满，小便不利，泄泻尿少，痰饮眩晕，热淋涩痛，遗精，高脂血症等。

【用法与用量】　煎服，6～10g。

【主要化学成分】　本品主要含泽泻萜醇A、泽泻萜醇B、泽泻萜醇C、挥发油、生物碱、天冬酰胺、树脂等。

【调节糖代谢药理机制】

（1）泽泻在控制患者FBG时，既能控制体重，又能改善糖耐量异常。

（2）泽泻水溶性提取物可降低糖尿病小鼠血糖；而醇溶性提取物不但能降低糖尿病小鼠血糖，还能明显对抗糖尿病小鼠升高的肌酐、TG和ALT。泽泻乙酸乙酯提取物可降低 2 型糖尿病小鼠的血糖，改善口服葡萄糖耐量，促进前脂肪细胞的分化过程。泽泻乙酸乙酯提取物可以降低糖尿病大鼠 FBG、HbA1c、MDA、TNF-α、IL-6 含量，增加 SOD、GSH-Px，调节糖代谢。

（3）泽泻正丁醇提取物可以抑制 α-葡萄糖苷酶活性和麦芽糖酶活性，效果优于阿卡波糖。

（4）泽泻多糖通过升高肝脏脂联素受体 2 和 PPARα 表达降低大鼠 FBG、HbA1c 水平，同时可降低糖尿病大鼠的体重和肝重。

【禁忌证】　暂无。

（二十五）肉桂

【性味与归经】　辛、甘，大热。归肾、脾、心、肝经。

【功能与主治】　补火助阳，散寒止痛，温通经脉，引火归元。用于阳痿宫冷，腰膝冷痛，心腹冷痛，虚寒吐泻，寒疝腹痛，痛经经闭，寒湿痹痛，阴疽流注，肾虚作喘，虚阳上浮，眩晕目赤。

【用法与用量】　煎服，1～5g，宜后下或焗服；研末冲服，每次 1～2g。

【主要化学成分】　肉桂中含挥发油（桂皮油）1.98%～2.06%，主要成分为桂皮醛，占 52.92%～61.20%，其他尚含有肉桂醇、肉桂醇醋酸酯、肉桂酸、醋酸苯丙酯、香豆素等。

【调节糖代谢药理机制】

（1）肉桂可以降低糖尿病患者餐后血糖，延迟胃排空时间，激活糖原合酶，抑制 GSK，抑制小肠内 ATP 酶活性，降低葡萄糖在小肠内的吸收，产生降糖效果。

（2）肉桂可以改善糖尿病大鼠 FBG、葡萄糖耐量异常，提高血胰岛素水平，升高肝糖原和肌糖原含量，提高外周组织对葡萄糖的利用，改善胰岛素抵抗。

（3）肉桂水提物对 2 型糖尿病患者的血糖水平有一定的改善作用，可以激活 db/db 小鼠 PPAR 表达，改善胰岛素抵抗，降低 FBG、FFA、LDL 和 AST 水平。

（4）肉桂提取物能够增强胰岛素传导信号，提高机体对葡萄糖的利用。肉桂提取物 RG3、RG4 有效缓解糖尿病小鼠病情，降低糖尿病小鼠的血糖和血脂水平，提高胰岛素水平，改善胰岛素抵抗。肉桂提取物能够抑制麦芽糖和蔗糖负荷餐后高血糖，对 α-葡萄糖苷酶有抑制作用。

（5）肉桂挥发油能减轻高脂饮食大鼠体重，降低血糖。肉桂挥发油可降低 KKAy 小鼠餐后血糖，降低血清 CRP，具有抗炎和糖代谢调节作用。

（6）肉桂中羟基查尔酮类化合物具有类似胰岛素的作用，可以通过刺激 IRS-1 磷酸化，改善胰岛素信号级联，增加骨骼肌细胞对葡萄糖的摄取。肉桂中的原花青素-A 二聚体也具有类似胰岛素的作用，可增加 3T3-L1 脂肪细胞中胰岛素受体 β（IRβ）、GLUT4 和脂蛋白 36（TTP/ZFP36）的 mRNA 水平，刺激胰岛素受体自身磷酸化，激活糖原合酶，抑制 GSK3β，促进葡萄糖吸收、糖原合成。肉桂中的化合物 3,4-二羟基肉桂酸通过增强骨骼肌胰岛素信号转导，提高肌肉 GLUT4 表达水平，增加葡萄糖的吸收，改善胰岛素敏感性。

【禁忌证】　暂无。

（二十六）荔枝核

【性味与归经】　甘、微苦，温。归肝、肾经。

【功能与主治】　行气散结，祛寒止痛。用于寒疝腹痛，睾丸肿痛，胃脘胀痛，痛经，产后腹痛。

【用法与用量】　煎服，5～10g。

【主要化学成分】　主要含多糖、总皂苷和黄酮类化合物等，含有较多挥发性成分、有机酸类、氨基酸类。

【调节糖代谢药理机制】

（1）荔枝核能显著降低 2 型糖尿病胰岛素抵抗大鼠 FBG、瘦素、胰岛素、TNF-α 含量，提高胰岛素敏感指数，增强 SOD 活性和降低 MDA 的含量，降低血清尿素氮、肌酐及 ALT、AST 活性，因此其通过调整 2 型糖尿病胰岛素抵抗大鼠瘦素和 TNF-α 含量，拮抗胰岛素抵抗而调节糖代谢紊乱，增强抗氧化作用，并具有改善肝肾功能作用。

（2）荔枝核提取液具有降低四氧嘧啶诱导的糖尿病小鼠血糖及调节血脂紊乱的功能。荔枝核水提物显著降低 2 型糖尿病伴胰岛素抵抗模型大鼠 FBG，改善糖耐量，降低血清胰岛素水平，提高胰岛素敏感指数。荔枝核醇提物能显著抑制 α-葡萄糖苷酶活性，降糖作用明显。

（3）荔枝核有效部位群可降低糖尿病大鼠 FBG 和血清 TG 水平并提高口服糖耐量，显著提高胰岛素敏感指数，改善胰腺组织的病理损伤，并促进内质网、线粒体等损伤细胞器的修复，其作用机制与内质网应激关键基因 *GRP78* 和 *CHOP* 的表达相关。荔枝核有效部位群还可降低血清中 TGF-β_1、MCP-1、巨噬细胞移动抑制因子（MIF）等炎症因子的含量。

（4）荔枝核多糖可降低糖尿病小鼠空腹和餐后 1 小时血糖，能显著控制餐后 1 小时血清 ALT、TC、TG、尿素水平。荔枝核总皂苷也可以有效降低糖尿病小鼠的血糖浓度。

【禁忌证】　暂无。

（二十七）牛膝

【性味与归经】　苦、甘、酸，平。归肝、肾经。

【功能与主治】　逐瘀通经，补肝肾，强筋骨，利尿通淋，引血下行。用于瘀血阻滞之经闭，痛经，胞衣不下，跌仆伤痛，腰膝酸痛，筋骨无力，淋证，水肿，小便不利，吐血，衄血，牙痛，口疮，头痛，眩晕等。

【用法与用量】　煎服，5～12g。

【主要化学成分】　含齐墩果酸、葡萄糖醛酸等三萜皂苷类化合物，蜕皮甾酮、牛膝甾酮等甾酮类成分，牛膝多糖和甜菜碱等。

【调节糖代谢药理机制】

（1）牛膝水煎液可以降低 2 型糖尿病大鼠肝脏胰岛素酶（IDE）基因，改善胰岛素抵抗。

（2）怀牛膝提取物能够提高 2 型糖尿病大鼠 SOD 的活性，降低血清 FBG、胰岛素、胰岛素抵抗指数、TC、ROS 和 MDA。

（3）牛膝多糖及其衍生物具有降糖作用，并且以硫酸酯衍生物降糖效果最佳。牛膝多糖对正常小鼠血糖无明显作用，但显著降低四氧嘧啶及肾上腺素模型小鼠血糖水平，同时升高四氧嘧啶模型小鼠肝糖原含量，提高糖尿病小鼠脾脏和肾脏指数，降低血糖、AST、ALT 和碱性磷酸酶活性，减少血清瘦素，升高血清脂联素水平。牛膝多糖可抑制胰岛素抵抗和脂肪分化相关蛋白（adipose differentiation-related protein，ADRP）基因的表达，改善胰岛素抵抗。牛膝多糖可明显减轻糖尿病大鼠胰岛 B 细胞损伤，使胰岛素阳性反应细胞增多。

（4）牛膝中的蜕皮甾酮能够增加 HepG2 细胞的葡萄糖消耗量，且这种作用是非胰岛素依赖性的。

【禁忌证】 孕妇慎服。

(二十八) 灵芝

【性味与归经】 甘，平。归心、肺、肝、肾经。

【功能与主治】 补气安神，止咳平喘。用于心神不宁，失眠心悸，肺虚咳喘，虚劳短气，不思饮食。配伍山茱萸、人参、生地黄，治疗虚劳短气，不思饮食。

【用法与用量】 煎服，6～12g。

【主要化学成分】 化学成分主要含 30 余种灵芝多糖、130 余种三萜类化合物；多种核苷、氨基酸、甾醇、生物碱及微量元素等多种成分。

【调节糖代谢药理机制】

（1）灵芝颗粒治疗 2 型糖尿病能明显改善患者血糖指标及胰岛素抵抗程度，其作用机制可能与该药有效调控脂肪细胞因子脂联素、瘦素水平有关。

（2）灵芝水提物可以降低肥胖小鼠体重，改善炎症，增加胰岛素敏感性，同时调节小鼠肠道菌群，降低代谢性内毒素水平。

（3）灵芝多糖具有显著降血糖、降血脂作用，对 2 型糖尿病大鼠多饮多食的症状具有显著的缓解作用；同时对糖尿病大鼠肠系膜上动脉病变具有保护作用。灵芝多糖降血糖的机制不是刺激胰岛素的分泌，其显著降低 STZ 致 2 型糖尿病模型小鼠及大鼠的血糖，也可降低 db/db 基因型糖尿病小鼠血糖，降低肝脏和骨骼肌 PTP1B 的表达水平和活性，进而调控胰岛素受体 p 亚基的磷酸化水平；灵芝多糖还有修复胰岛细胞的功能，但不能促进胰岛素的分泌，其对 α-葡萄糖苷酶、α-淀粉酶、自由基等亦有抑制能力，可提高血清和胰腺中 GSH-Px、SOD 和 CAT 的活性，显著降低 NO 和 MDA 含量。

（4）在小鼠的腹腔内注射赤芝子实体水提液或者灵芝多糖 A、灵芝多糖 B 均具有降低血糖的作用，可改善糖尿病小鼠的糖耐量，注射赤芝多糖能够促进肝脏、血清及骨髓中核酸和蛋白质的合成，提高肝匀浆细胞色素 P450 的含量，增强肝脏的解毒功能。

【禁忌证】 暂无。

(二十九) 白术

【性味与归经】 甘、苦，温。归脾、胃经。

【功能与主治】 健脾益气，燥湿利水，止汗，安胎。用于脾虚食少，腹胀泄泻，痰饮眩晕，水肿，带下；气虚自汗；脾虚胎动不安。

【用法与用量】 煎服，6～12g。

【主要化学成分】 本品含苍术酮、苍术醇、苍术醚、杜松脑、苍术内酯等挥发油，白术内酯Ⅰ～Ⅳ、双白术内酯等内酯类化合物，并含有果糖、菊糖、白术多糖、多种氨基酸、白术三醇及维生素 A 等多种成分。

【调节糖代谢药理机制】

（1）白术多糖能够有效降低 db/db 2 型糖尿病小鼠的空腹血糖，降低血浆胰岛素水平，增加胰岛素敏感指数，改善糖耐量。

（2）白术糖复合物 AMP-B 能显著降低四氧嘧啶性糖尿病大鼠血糖水平，但对正常大鼠血糖无影响。AMP-B 能减少糖尿病大鼠的饮水量和耗食量，对四氧嘧啶引起的大鼠胰岛损伤有一定的恢复作用。

【禁忌证】　暂无。

（三十）胡芦巴

【性味与归经】　苦，温。归肾经。

【功能与主治】　温肾助阳，驱寒止痛。用于肾阳不足，下焦虚冷，阳痿滑泄，精冷囊湿；小腹冷痛，寒疝腹痛；寒湿脚气，足膝冷痛等。

【用法与用量】　煎服，5～10g。

【主要化学成分】　本品含龙胆宁碱、番木瓜碱、胆碱、胡芦巴碱及皂苷、脂肪油、蛋白质、糖类及 B 族维生素等。

【调节糖代谢药理机制】

（1）胡芦巴可降低 2 型糖尿病患者 FBG、TG、LDL-C 水平。

（2）胡芦巴提取物能明显降低糖尿病大鼠血糖含量，使其恢复到正常大鼠血糖水平，并在给药 4 周内呈明显的时效关系。

（3）胡芦巴提取物可以提高四氧嘧啶造模糖尿病大鼠的胰岛素水平，诱导胰岛素受体的酪氨酸磷酸化，表明胡芦巴体内的降血糖作用是由激活脂细胞或肝细胞的胰岛素信号通道实现的。

（4）胡芦巴乙醇提取物可直接刺激大鼠胰岛 B 细胞，促进胰岛素分泌。

（5）生胡芦巴和酒胡芦巴水层对 α-葡萄糖苷酶有抑制作用，酒制品优于生品，生胡芦巴和酒胡芦巴的乙酸乙酯层及正丁醇层对 α-淀粉酶有抑制作用，酒制品优于生品。

（6）胡芦巴中多酚类或槲皮素能增强胰岛素抵抗大鼠的胰岛素敏感性，这与胡芦巴激活胰岛素受体 β 亚基的酪氨酸磷酸化，增强 IRS-1 和 PI3K 调节亚基的酪氨酸磷酸化相关。

（7）胡芦巴成分 4-羟基异亮氨酸促进胰岛素释放。4-羟基异亮氨酸对胰岛 B 细胞具有刺激作用或其本身具有胰岛素样作用而达到降血糖的效果。

（8）胡芦巴碱可降低 2 型糖尿病大鼠 FBG、HbA1c、FINS 水平，升高胰岛素敏感指数、肝糖原和肌糖原水平。胡芦巴碱可以保护胰岛 B 细胞，恢复其功能，主要通过提高抗氧化酶的活性、抑制一氧化氮及一氧化氮合酶生成等途径减轻自由基对胰岛 B 细胞的氧化损伤。

【禁忌证】　阴虚火旺者忌用。

第二节　调节高血糖的复方制剂

（一）玉泉胶囊

【处方】　天花粉 200g，葛根 200g，麦冬 133g，人参 133g，茯苓 133g，乌梅 133g，黄芪 133g，甘草 133g，地黄 133g，五味子 133g。

【性状】　本品为胶囊剂，内含物为棕黄色至棕褐色的颗粒及粉末；味酸甜、微苦。

【功能与主治】　养阴益气，生津止渴，清热除烦。用于气阴不足，口渴多饮，消食善饥等症状的糖尿病。

【用法与用量】　口服。一次 5 粒，一日 4 次。

【主要化学成分】　本品主要化学成分为葛根、人参、五味子和黄芪的成分，包括葛根素、人参皂苷、五味子素和黄芪苷等。

【治疗糖尿病药理作用】

（1）玉泉胶囊联合胰岛素可改善糖尿病患者 FBG、餐后 2 小时血糖（2hPG）、HbA1c 表达水平，且低血糖发生率低于单独使用胰岛素组，对气阴亏损型 2 型糖尿病具有较好的临床疗效。

（2）阿卡波糖联合玉泉胶囊对 2 型糖尿病的病因、病机能够有效发挥治疗作用。明显改善由气阴两虚引起的口渴多饮、消食善饥、小便频繁等症状。治疗后患者的餐后血糖、糖化血红蛋白、胰岛素功能均较治疗前有所改善。且联合治疗组相比于单独使用阿卡波糖的对照组改善更为明显。

【禁忌证】　无。

（二）津力达颗粒

【处方】　人参 184.5g，黄精 244.5g，麸炒苍术 122.2g，苦参 100g，麦冬 244.5g，地黄 184.5g，制何首乌 149g，山茱萸 244.5g，茯苓 149g，佩兰 100g，黄连 100g，知母 122.2g，炙淫羊藿 100g，丹参 160g，粉葛 244.5g，荔枝核 244.5g，地骨皮 149g。

【性状】　本品为浅黄色至棕黄色的颗粒；气微香，味微苦。

【功能与主治】　益气养阴，健脾运津。用于 2 型糖尿病气阴两虚证，症见口渴多饮，消谷易饥，尿多，形体渐瘦，倦怠乏力，自汗盗汗，五心烦热，便秘等。

【用法与用量】　开水冲服。一次 1 袋，一日 3 次。8 周为一疗程。

【主要化学成分】　本品主要成分为人参、丹参、葛根、黄连、知母、制何首乌及淫羊藿的成分，包括人参皂苷、丹参酮、苦参碱、二苯乙烯苷等。

【治疗糖尿病药理作用】

（1）津力达颗粒对治疗糖尿病及其并发症具有很好的作用，促进胰岛素分泌，还能增强 2 型糖尿病患者的胰岛素敏感性，保护胰岛 B 细胞功能。津力达颗粒能明显降低 2 型糖尿病患者的 FPG、2hPG、HbA1c，降低 TNF-α 及 TG 水平。同时改善糖尿病中医症状。

（2）津力达颗粒加瑞格列奈治疗后，2 型糖尿病患者的 1 小时血浆胰岛素水平及空腹 C 肽、1 小时 C 肽水平显著升高，胰岛 B 细胞功能增强，HOMA-IR 下降。

（3）津力达颗粒及二甲双胍合用可明显改善 2 型糖尿病大鼠血糖、胰岛素、胰岛素敏感指数、血脂及氧化应激等指标的水平，且对糖尿病大鼠骨骼肌组织超微结构的损伤具有一定的保护作用；可使骨骼肌组织 GSH、SOD、SIRT3 表达增加，MDA 和 ROS 水平降低。津力达颗粒可降低 IL-1β、TNF-α 水平，减少胰岛细胞凋亡，使胰腺中胰岛素免疫阳性染色的面积增加，对糖尿病大鼠胰岛 B 细胞具有保护作用，机制可能与调节 AMPK/乙酰辅酶 A 羧化酶（ACC）及 PI3K/Akt 信号通路有关。津力达颗粒可使胰岛素抵抗模型大鼠肝脏脂肪变性程度减轻，通过改善糖脂代谢、调控炎症因子分泌和减少脂质异位堆积来改善胰岛素抵抗。

（4）体外实验证实，津力达颗粒可改善软脂酸诱导的 INS-1 细胞损伤，增加其生存活性，激活其自噬，机制可能与激活 AMPK 相关通路有关。

【禁忌证】　忌食肥甘厚味、油腻食物。孕妇慎用。

▋（三）天芪降糖胶囊

【处方】　黄芪、天花粉、铁皮石斛、人参、女贞子、地骨皮、黄连（酒蒸）、山茱萸、墨旱莲、五倍子。

【性状】　本品为硬胶囊，内容物为棕黄色至棕褐色粉末及颗粒；气微香，味苦。

【功能与主治】　清热生津，益气养阴，补肾涩精。主治热盛阴伤，气阴不足证。症见口渴喜饮，心烦易怒，怕热多汗，溲赤便秘，倦怠乏力或易于疲乏，五心烦热或手足心热，舌质红、有齿痕，苔薄白或少，脉细数无力，或细而弦。临床常用于 2 型糖尿病前期和糖尿病不同阶段的治疗。

【用法与用量】　口服。一次 5 粒，一日 3 次，8 周为一个疗程。

【主要化学成分】　本品主要成分为黄连、人参、黄芪的成分，包括人参皂苷、小檗碱、红景天苷、绿原酸、黄芪甲苷、山奈酚-7-O-葡萄糖苷等。

【治疗糖尿病药理作用】

（1）天芪降糖胶囊可能通过改善糖耐量减轻人群胰岛素抵抗，延缓其向 2 型糖尿病转化，对糖耐量减低患者饥饿感、乏力、发热、汗出有良好疗效，使血糖、口服糖耐量、血脂、BMI 明显改善。可改善胰岛素抵抗，调控糖原的合成、分解与代谢，调节糖皮质激素，调控血压。

（2）天芪降糖胶囊治疗 2 型糖尿病总有效率为 86.67%，显效率为 31.67%，中医证候疗效总有效率为 95.00%，显效率为 60.00%。天芪降糖胶囊治疗后 2 型糖尿病患者血糖、24 小时尿糖、HbA1c 均有显著下降，而胰岛素及 C 肽水平无变化。

（3）天芪降糖胶囊对正常大鼠血糖及血清胰岛素含量均无明显影响，但对四氧嘧啶或 STZ 引起的高血糖大鼠有明显降糖作用，同时对血清胰岛素含量、TC、TG 及血液黏度皆有降低作用，提示天芪降糖胶囊的降糖作用与刺激胰岛 B 细胞释放胰岛素有关。天芪降糖胶囊能有效降低 KKAy 小鼠 FBG 和血清 TC、TG 水平，改善胰岛素敏感性。其降糖机制可能与 MAPK 通路和 GLUT4 上调进而改善葡萄糖利用有关。另外可能通过下调炎症因子水平改善胰岛素抵抗。

【禁忌证】　孕妇禁服。

▋（四）葛根芩连（汤）丸

【处方】　葛根 1000g，黄芩 375g，黄连 375g，炙甘草 250g。

【性状】　本品为深棕褐色至类黑色的浓缩水丸；气微，味苦。

【功能与主治】　解肌透表，清热解毒，利湿止泻。用于湿热蕴结所致的泄泻腹痛、便黄而黏、肛门灼热；以及风热感冒所致的发热恶风、头痛身痛。

【用法与用量】　口服。一次 3 袋；小儿一次 1 袋，一日 3 次。

【主要化学成分】　本品主要含葛根素、大豆苷、甘草苷、黄芩苷、药根碱、汉黄芩苷、大豆苷元、巴马汀、小檗碱、甘草酸、黄芩素、汉黄芩素。

【治疗糖尿病药理作用】

（1）葛根芩连汤可改善糖尿病患者湿热证候，减轻 2 型糖尿病患者胰岛素抵抗，促进胰岛 B 细胞功能恢复。患者湿热证减分率与肠道菌群拟杆菌（*Bacteroides*）含量呈负相关；与肠道菌群梭形杆菌（*Fusobacterium*）含量呈正相关。

（2）葛根芩连汤可增加 2 型糖尿病大鼠肝糖原合成，显著降低 FBG 和空腹血清胰岛素含量，升高胰岛素敏感指数；改善胰岛素抵抗大鼠糖耐量，增加血清 SOD 含量，降低 MDA 水平；改善胰岛组织和肾组织形态，保护受损胰岛 B 细胞。对于倦怠乏力、津液亏虚的症状具有一定改善作用。其作用是通过增加肝细胞膜胰岛素受体的数量、改善胰岛素抵抗受体水平缺陷、增强胰岛素的敏感性来实现的。

（3）葛根芩连汤含药血清作用于 HepG2 细胞能显著增加葡萄糖消耗量，增加糖原含量，降低 PEPCK 活性，调节肝糖代谢，改善肝细胞胰岛素抵抗。

（4）葛根芩连汤降低 KKAy 糖尿病小鼠血浆中脂多糖、TNF-α、IL-6 含量，且菌群分析发现约氏乳杆菌（*Lactobacillus johnsonii*）为葛根芩连汤治疗组特有，说明葛根芩连汤可显著调节肠道菌群结构，因此葛根芩连汤可能通过调节炎症因子表达和肠道菌群发挥作用。葛根芩连汤降低自发性 2 型糖尿病肥胖大鼠细胞因子 CRP、TNF-α、IL-6 表达，这可能是其改善 2 型糖尿病大鼠胰岛素抵抗的机制。

【禁忌证】　暂无。

（五）大柴胡汤

【处方】　柴胡、黄芩、半夏、枳实、芍药、生姜、大黄、大枣。

【性状】　本品为汤剂。

【功能与主治】　用于脘腹疼痛或胀痛、便秘、恶心呕吐、发热、食欲不振、口苦、口咽干等症状，可用于 2 型糖尿病早中期肝胃郁热证。

【用法与用量】　按汤剂服用，一日 2～3 次。

【主要化学成分】　包括芍药苷、橙皮苷、黄芩苷、柴胡皂苷 A 等主要有效成分。

【治疗糖尿病药理作用】

（1）大柴胡汤有清热利湿、降糖降浊的功效，明显改善肥胖患者体重、糖脂代谢、胰岛素抵抗。

（2）采用大柴胡汤合三黄汤治疗 2 型糖尿病早期有效率为 84.87%，大柴胡汤加味治疗糖耐量异常，与对照相比其临床有效率有显著性差异。二甲双胍片联合大柴胡汤改善肥胖型糖尿病患者 BMI、FBG、空腹胰岛素、血脂指标效果优于单独使用二甲双胍，能有效提高患者胰岛素的敏感性。

（3）利拉鲁肽加服大柴胡汤加减方可显著降低体重、BMI、FPG、2hPG、HbA1c、HOMA-IR 指数、TNF-α 及 IL-6 水平，升高胰岛 B 细胞功能指数、脂联素水平，说明大柴胡汤加减联合利拉鲁肽能够有效纠正患者体内低度炎症反应和糖代谢紊乱，减轻体重，并能显著改善胰岛素抵抗和 B 细胞功能。

（4）大柴胡汤治疗肝胃郁热证糖尿病前期，其中医症状积分、FBG、糖耐量、血脂、空腹胰岛素、胰岛素抵抗指数优于用二甲双胍治疗。

【禁忌证】　暂无。

第十章 高血压及相关疾病防治中药

高血压是代谢综合征最主要的"贡献者"之一,虽然该病名在传统中医学中无明确记载,但有不少单味药和复方已在临床使用中发现可明确降低血压或减轻症状。其中单味药包括平肝潜阳药、息风止痉药、清热药、补虚药等,复方包括祛风剂、补益剂、理血剂、祛痰剂等。现代中医药工作者运用药理学手段,进一步科学地验证了它们的有效性及作用机制,如改善血管内皮功能、调节肾素-血管紧张素-醛固酮系统(renin-angiotensin-aldosterone system, RAAS)、调节离子通道等。其中一部分更是成为市场上销售的中成药,如牛黄降压丸、夏桑菊颗粒、天麻钩藤颗粒、罗布麻茶等。在本章中,我们选择其中具有明确现代药效,已进行药理机制研究的单味药及复方来介绍。

第一节 调节高血压的单味药

(一)葛根

【性味与归经】 甘、辛,凉。归脾、胃、肺经。

【功能与主治】 解肌退热,生津止渴,透疹,升阳止泻,通经活络,解酒毒。用于外感发热头痛,项背强痛,口渴,消渴,麻疹不透,热痢,泄泻,眩晕头痛,中风偏瘫,胸痹心痛,酒毒伤中。

【用法与用量】 煎服,10～15g。

【主要化学成分】 葛根中主要含有异黄酮类成分,目前已从葛根中分离出 20 余种异黄酮类化合物,如大豆素、大豆苷、染料木素、染料木苷、3'-羟基葛根素、3'-甲氧基葛根素、大豆苷元-4',7-二葡萄糖苷、8-甲基雷杜辛-7-O-葡萄糖苷、大豆苷元-4'-葡萄糖苷、葛根素芹菜糖苷等。其余还有葛根苷类、三萜皂苷等。此外,葛根中还含有丰富的矿物质和氨基酸,尤其是人体不能合成的必需氨基酸。目前认为葛根主要有效成分为异黄酮类化合物葛根素。

【治疗高血压的机制】 动物实验证实,给予高血压模型动物葛根素或葛根发酵液可观察到明确的降压效果。例如,有研究给予自发性高血压大鼠葛根素 80mg/(kg·d)连续腹腔注射 10 周,对比空白对照组,给药组血压随给药时间延长逐渐下降,到第 5 周时血压下降逐渐趋于平稳。相似的降压效果在两肾一夹法造成的肾性高血压大鼠模型上也能够观察到。

葛根降低血压的机制主要与抑制 RAAS 的激活、增加胰岛素敏感性、升高 NO 水平及保护血管内皮作用相关。

1. 抑制 RAAS 的激活 RAAS 的激活和活性物质浓度的升高是原发性高血压最重要的发病机制之一,其中血管紧张素Ⅱ(angiotensinⅡ,AngⅡ)是 RAAS 的最重要成分,通过对小动脉强有力的收缩,或通过刺激肾上腺皮质球状带分泌醛固酮增加血容量,或通过促进肾上腺髓质和交感神经末梢释放儿茶酚胺,显著升高血压。目前临床治疗原发性高血压的一线用药血管紧张素转化酶抑制药(angiotensin converting enzyme inhibitor,ACEI)与血管紧张素Ⅱ受体拮抗剂(angiotensin Ⅱ receptor antagonist,ARB)均是 RAAS 抑制剂。此外，血管紧张素 I（angiotensin I, Ang I）、血管紧张素转换酶（angiotensin converting enzyme，ACE）、血管紧张素 1 型受体（angiotensin type 1 receptor，AT1）均起重要作用。有研究发现给予自发性高血压大鼠葛根素注射液 100mg/（kg·d）连续腹腔注射 6 周，对大鼠的收缩压和舒张压均有降低作用，与贝那普利 5mg/（kg·d）灌胃降压效果无统计学差异，且对血浆 Ang II 浓度的降低效果优于贝那普利。也有学者研究发现葛根素高、中、低剂量均可减少肾性高血压大鼠肾脏 Ang II 含量，从而达到降压作用。另有研究发现，不同剂量的葛根素[100mg/（kg·d）、200mg/（kg·d）]对不同组织（心、肾）中 ACE 与 AT1 的影响不相同，原因与 AT1 与 ACE 之间可能存在正反馈调节机制相关。

Apelin 是具有降低血压、调节心脏和舒张血管功能的多肽，Apelin 与 Ang II -AT1 系统有拮抗作用，它们之间的失衡可能是高血压发生发展的重要因素。有学者发现高、中剂量葛根素[100mg/（kg·d）、50mg/（kg·d）]能够降低血清和肾脏组织中 Apelin-12、Ang II 的表达，增加血清中一氧化氮（nitric oxide，NO）的含量，提示葛根素的降压作用可能与调节 Apelin-12、Ang II 及 NO 的平衡有关。

2. 增加胰岛素敏感性　胰岛素抵抗（insulin resistance，IR）是指必须以高于正常的血胰岛素释放水平来维持正常的糖耐量，其提示机体组织对胰岛素的敏感性降低。约有 50% 的原发性高血压患者存在不同程度的 IR，在代谢综合征患者中最为明显。近来认为 IR 是高血压和糖尿病的共同生理病理基础，但机制尚未得到肯定解释。研究发现 80mg/（kg·d）的葛根素能降低血浆胰岛素含量，增加胰岛素敏感指数，降低 TNF-α 含量，可见葛根素增加胰岛敏感性、增强葡萄糖分解，可能是其降低血压的作用机制之一。而葛根素减少 TNF-α 分泌可能是其改善 IR 的机制之一。

3. 升高 NO 水平，保护血管内皮　通常情况下，大动脉弹性和外周血管的压力反射波是收缩压和脉压的主要决定因素，因此近年来动脉弹性功能在高血压发病中的作用越来越受到重视。NO 是重要的舒血管因子，能够抑制血管平滑肌的增殖、白细胞黏附、血小板聚集，抗氧化应激，保护内皮细胞，保护动脉弹性功能。Ang II 通过刺激血管膜表面的 NADH/NADPH 氧化酶产生活性氧（reactive oxygen species，ROS），ROS 生成将增加 NO 消耗，并使 NO 生物活性降低，直接造成血管内皮功能损伤、血管炎症及血管重塑，是血压升高的重要原因之一。葛根素在细胞及动物不同层次的实验中均表现出升高 NO 水平、对抗氧化应激，从而保护内皮细胞的作用。例如，有研究用氧自由基诱导内皮细胞损伤，发现葛根素通过减少内源性一氧化氮合酶抑制剂不对称二甲基精氨酸（asymmetric dimethylarginine，ADMA），增加 NO 生成，从而抑制氧自由基诱导的内皮细胞功能障碍。再例如，有研究使用 Ang II 建立高血压大鼠模型，模型组表现出明显的血压升高及被抑制的内皮依赖性血管舒张反应，给予葛根素治疗后可扭转上述反应。在自发性高血压大鼠中也可观察到给予葛根素后大鼠体内 NO 水平的上升。

【禁忌证】　暂无。

（二）钩藤

【性味与归经】　甘，凉。归肝、心包经。

【功能与主治】　息风定惊，清热平肝。用于肝风内动，惊痫抽搐，高热惊厥，感冒夹惊，小儿惊啼，妊娠子痫，头痛眩晕。

【用法与用量】　煎服，3～12g，后下。

【主要化学成分】　钩藤的化学成分主要为生物碱类、黄酮类、萜类等。生物碱类是钩藤中含量较多的成分，也是目前已知的发挥其药理学作用的重要活性成分。钩藤总碱中钩藤碱占28.9%，异钩藤碱占14.7%，二者共占钩藤总碱的40%以上。至今已在钩藤属植物中发现了100多种吲哚类生物碱成分，如去氢毛钩藤碱、毛钩藤碱、去氢钩藤碱、异去氢钩藤碱、喜果苷、斯垂特萨米碱等。钩藤中还含有数种黄酮类成分，如槲皮素、芦丁、afzelin和neohesperidin、山奈酚、槲皮苷、异槲皮苷等。萜类成分主要包括乌苏酸、乌索酸、齐墩果酸、常春藤苷元及多种钩藤苷元。

【治疗高血压的机制】　钩藤具有明确的降压作用。动物实验表明，生物碱为其降压作用的主要成分，对鼠、兔、猫、犬均有降压作用，对麻醉和清醒状态下的动物也均有不同程度的降压作用。有研究比较异钩藤碱、钩藤碱、钩藤总碱及非生物碱部分的降压效果，发现4种成分的降压强度依次为异钩藤碱（42.0%）＞钩藤碱（32.1%）＞钩藤总碱（21.3%）＞钩藤非生物碱（12.4%），提示钩藤降压的主要活性成分为钩藤碱和异钩藤碱。除此之外，研究表明二氢卡丹宾和异二氢卡丹宾也具有明显的降压作用。

钩藤降压作用机制涉及对心血管系统的活性，研究表明其降压机制是通过多途径协调作用的结果：一条途径为通过对心脏及血管中Ca^{2+}、K^+的影响，从而影响心脏及血管的传导功能，进一步影响其功能和动力学过程；另一条途径为通过对与降压有关的活性物质的水平调节（通常为抑制和下调作用）而发挥降压作用。

1. 离子通道阻滞作用　血管平滑肌细胞上的大电导钙激活钾通道（large conductance calcium-activated potassium channels，BKCa）的活动直接参与了血管平滑肌的舒缩调节，在血压维持中起重要作用。钩藤主要影响BKCa，通过抑制Ca^{2+}内流从而影响血管平滑肌细胞膜电位，继而控制平滑肌张力变化，起到扩张血管、降低血压的作用。钩藤碱可浓度依赖性（30μmol/L、45μmol/L和60μmol/L）地增加肺动脉平滑肌细胞BKCa的开放概率。另有实验证明钩藤碱可抑制由human ether-a-go-go相关基因（HERG）编码的钾通道，导致心电复极时间延长，揭示了与钩藤碱相关的心肌钾通道的分子生物学基础。

2. 抑制心脏收缩和延缓心脏传导功能　钩藤通过抑制心脏收缩和延缓心脏传导功能，起到减慢心率、减小心排血量、降低血压的作用。有学者发现钩藤碱100μmol/L可降低豚鼠离体左心房心肌收缩性，还可有效延长心肌不应期。并且钩藤可抑制窦房结、延缓多个区段的心脏传导，观察异钩藤碱对麻醉兔心脏传导功能的影响，发现一次性静脉注射异钩藤碱8mg/kg及恒速静脉注射异钩藤碱16mg/kg，均可抑制心脏传导，其中对房室传导抑制作用显著。

3. 抑制颈动脉窦压力感受性反射　有学者利用隔离灌流大鼠颈动脉窦技术研究钩藤碱对颈动脉窦压力感受性反射的作用，发现钩藤碱呈浓度依赖性地抑制了颈动脉窦压力感受性反射。此作用可能是通过减弱压力感受器的牵张敏感性离子通道的Ca^{2+}内流来实现，而与NO和钾通道无关。

4. 对神经系统的抑制作用　钩藤碱和异钩藤碱可迅速透过血脑屏障，对脑及神经具有显著的药理活性。部分实验研究表明，钩藤碱和异钩藤碱对神经系统有一定的抑制作用，其机制可能与阻断脑及中枢神经系统的突触传递过程有关。例如，钩藤碱可降低海马皮层中去甲肾上腺素的含量，此作用与其镇定等作用相关。

【禁忌证】　暂无。

（三）天麻

【性味与归经】　甘，平。归肝经。

【功能与主治】　息风止痉，平抑肝阳，祛风通络。用于小儿惊风，癫痫抽搐，破伤风，头痛眩晕，手足不遂，肢体麻木，风湿痹痛。

【用法与用量】　煎服，3～10g。

【主要化学成分】　目前已从天麻中分离出百余种化合物，主要包括酚类、有机酸类、多糖类及甾体类等，酚类化合物约 40 个，有机酸及其酯类近 20 个，甾体类 5 个。活性成分以酚类和多糖类为主。降压效果最为显著的是天麻素，化学名称为 4-羟基苯基-β-D-吡喃葡萄糖苷，又名天麻苷。

【治疗高血压的机制】　动物实验表明，天麻水提液及天麻素、天麻多糖具有明确的降压作用，对鼠、猫均有降压作用。有研究用水提法和醇提法制备的天麻注射液和浸膏，分别经耳缘静脉和十二指肠给予家兔不同剂量，结果表明对家兔血压均有明显的降低作用。有研究给予高血压模型大鼠天麻素［40mg/（kg·d）、160mg/（kg·d）］共灌胃 8 周，结果表明天麻素对收缩压有降低作用。另有研究用两肾一夹法制作高血压模型大鼠，并给予天麻多糖［50mg/（kg·d）、100mg/（kg·d）、200mg/（kg·d）］灌胃给药 30 天，发现天麻多糖能明显降低大鼠的收缩压和舒张压并且呈剂量依赖性。

天麻降压的机制与其对血管内皮细胞的舒张作用有关。有学者采用大鼠离体胸主动脉环灌流实验方法，对天麻提取物针对血管平滑肌的松弛作用进行考察，发现天麻具有显著的血管平滑肌松弛作用。研究证实天麻多糖可促进人体自身血管内皮舒张因子和血管内皮收缩因子的拮抗作用平衡，促进内源性舒张血管物质释放，如前列环素等，抑制内源性收缩血管物质排出，如 AngⅡ等。天麻能对抗儿茶酚胺类物质的缩血管效应，作用与 NO 和受体/电压依赖性钙通道有关。另外，天麻素能够升高高血压大鼠血浆 NO 水平，降低内皮素 1（endothelin 1，ET-1）水平，减轻抗脂质过氧化损伤。

【禁忌证】　暂无。

（四）黄芪

【性味与归经】　甘，微温。归肺、脾经。

【功能与主治】　补气升阳，固表止汗，利水消肿，生津养血，行滞通痹，托毒排脓，敛疮生肌。用于气虚乏力，食少便溏，中气下陷，久泻脱肛，便血崩漏，表虚自汗，气虚水肿，内热消渴，血虚萎黄，半身不遂，痹痛麻木，痈疽难溃，久溃不敛。

【用法与用量】　煎服，9～30g。

【主要化学成分】　黄芪的主要化学成分包括黄酮、多糖、皂苷、氨基酸和微量元素、甾醇类、叶酸等其他成分。其中，皂苷类为黄芪中重要的有效成分。至今已从黄芪中分离出 40 多种三萜皂苷类化合物，主要有黄芪皂苷、乙酰基黄芪皂苷、异黄芪皂苷、大豆皂苷四大类。其中，黄芪皂苷Ⅳ（黄芪甲苷）是黄芪的主要有效成分，为黄芪药材的定性定量指标。

【治疗高血压的机制】　黄芪对血压的调节是双向的，既能降低血压，又能升高血压。

黄芪的升/降血压作用与剂量、对象和配伍相关。一般认为，小剂量黄芪（30g 以下）具有升高血压作用，大剂量（60g 以上）具有降低血压作用。实验证实给予自发性高血压大鼠（spontaneously hypertensive rats，SHR）黄芪注射液有降低血压作用，而对 SHR 的对照动物 WKY 大鼠则不具有降压作用。

1. 抑制 RAAS 的激活　有研究证实黄芪水提取物能够拮抗 Ang Ⅱ 刺激和产生的血压升高。对两肾一夹法制作的肾性高血压大鼠的血浆 Ang Ⅱ 水平也有降低作用。

2. 升高 NO 水平，舒张血管　黄芪的水提物对大鼠血管平滑肌细胞具有诱导 NO 合酶产生、刺激 NO 生成的作用。

【禁忌证】　暂无。

（五）菊花

【性味与归经】　甘、苦，微寒。归肺、肝经。

【功能与主治】　散风清热，平肝明目，清热解毒。用于风热感冒，头痛眩晕，目赤肿痛，眼目昏花，疮痈肿毒。

【用法与用量】　煎服，5～10g。

【主要化学成分】　菊花因品种、产地不同，其主要化学成分的种类和含量有一定的差异。其化学成分较复杂，黄酮类化合物、挥发油和三萜类化合物是其主要有效成分。除上述三大成分外，菊花中还含有有机酸、氨基酸、微量元素、多糖、常量元素、鞣花酸、胆碱、腺嘌呤、菊苷和维生素等。

【治疗高血压的机制】　根据已有的研究报道，菊花总皂苷均具有降血压作用。如张留记等证实无论是单次给药 24h 内还是连续给药 4 周内，怀菊花总黄酮对 SHR 均有良好的降压效应，呈明显的时效和量效关系。

1. 舒张血管　有学者等研究了菊花总黄酮对动脉内皮细胞在氧化应激刺激下的保护作用，发现菊花总黄酮可以显著地扭转连苯三酚导致的缩血管效应，且在氧化应激的情况下，保护具有舒张血管作用的内皮源性超极化因子（endothelium-derived hyperpolarizing factor，EDHF）调节的血管扩张反应。有学者通过大鼠胸主动脉环张力测定法研究杭白菊乙酸乙酯提取物的舒血管作用，得出此成分浓度依赖性地降低主动脉环由去氧肾上腺素及高血钾预收缩的血管张力，其对内皮完整血管的作用显著大于去内皮血管，其机制既可能与 NO 介导的途径有关，也可能与抑制电压依从性钙通道和受体操纵性钙通道及激活腺苷三磷酸（adenosine triphosphate，ATP）敏感钾通道有关。

2. 抑制 RAAS 激活　怀菊花总黄酮能够降低 Ang Ⅱ、醛固酮和肾素活性水平，抑制 RAAS 系统的活性，且在水、体积分数 50% 乙醇、体积分数 95% 乙醇三种提取物中，体积分数 95% 乙醇提取物对 ACE 抑制作用最强。

【禁忌证】　暂无。

（六）决明子

【性味与归经】　甘、苦、咸，微寒。归肝、大肠经。

【功能与主治】　清热明目，润肠通便。用于目赤涩痛，羞明多泪，头痛眩晕，目暗不明，大便秘结。

【用法与用量】　煎服，9～15g。

【主要化学成分】　决明子含有蒽醌类、萘并吡喃酮类、脂肪酸类、非皂化物质、多糖类、氨基酸和无机元素等成分。其中蒽醌类为决明子的主要药效成分，主要为大黄素型蒽醌，呈游离或结合状态。决明子外壳中以蒽醌类物质为主，内核中则以水溶性多糖为主。

【治疗高血压的机制】　动物实验证实，决明子水煎液及决明子蛋白质、低聚糖及蒽醌苷均具有明确的降压效果，并且决明子水煎液以及蒽醌类具有保护肾脏的作用。有研究采用大鼠有内皮和去内皮胸主动脉环模型，探讨决明子提取物的扩血管、降压作用机制。研究结果表明，决明子提取物可能通过抑制血管平滑肌上受体操纵性钙通道开放，抑制血管内皮细胞 iNOS 产生，维持正常 NO 分泌，从而产生扩血管、降压作用。

【禁忌证】　暂无。

（七）夏枯草

【性味与归经】　辛、苦，寒。归肝、胆经。

【功能与主治】　清肝泻火，明目，散结消肿。用于目赤肿痛，目珠夜痛，头痛眩晕，瘰疬，瘿瘤，乳痈，乳癖，乳房胀痛。

【用法与用量】　煎服，9～15g。

【主要化学成分】　夏枯草含有多种化学成分，主要含有三萜及其苷类、甾醇及其苷类、黄酮类、香豆素、苯丙素、有机酸、挥发油及糖类等成分。

【治疗高血压的机制】　夏枯草水提物及醇提物均对高血压模型动物的血压有降低作用。其机制可能与同时能显著增加大鼠血清 NO 含量，降低大鼠血清内皮素（endothelin，ET）和 Ang Ⅱ 的含量有关。

【禁忌证】　暂无。

第二节　调节高血压的复方制剂

（一）天麻钩藤饮

【处方】　天麻 9g，钩藤后下12g，生石决明先煎18g，栀子 9g，黄芩 9g，川牛膝 12g，杜仲 9g，益母草 9g，桑寄生 9g，夜交藤 9g，朱茯神 9g。

【功能与主治】　平肝息风，清热活血，补益肝肾。用于肝阳偏亢，肝风上扰证。头痛，眩晕，失眠，舌红苔黄，脉弦数。

【用法与用量】　煎服，早晚各一次。

【治疗高血压的机制】　目前已有众多关于天麻钩藤饮治疗高血压的临床研究，多为随机对照试验，或为单用天麻钩藤饮，或为与其他降压药联用，其除降低收缩压和舒张压之外，还能够改善头痛、头胀、眩晕、腰膝酸软等临床症状。有学者检索出 2016 年 1 月以前发表的天麻钩藤饮治疗高血压的随机对照试验文献共 211 篇，纳入合格文献 10 篇，进行 Meta 分析后，得出：①单用天麻钩藤饮能够降低血压；②天麻钩藤饮联合降压药降压疗效优于单用降压药；③天麻钩藤饮在降压疗效、改善中医证候、生活质量方面优于降压药；④天麻钩藤饮主要适用于肝阳上亢、阴虚阳亢或肝火亢盛证。其他一些 Meta 分析结论类似。但大多数临床研究质量不高，存在设计方面的不足，今后还需开展更大规模、设计和实施更加严格的随机双盲对照试验。

天麻钩藤饮降血压的机制与舒张血管、保护血管内皮、抑制 RAAS 的激活、改善胰岛素抵抗、降低血清儿茶酚胺水平等相关。

1. 舒张血管作用　天麻钩藤饮能够舒张 SHR 肠系膜上动脉，机制可能与调节 NO 系统与抗氧化应激相关。有学者通过研究其对 SHR 的血管平滑肌细胞钙通道电生理特征的影响，发现天麻钩藤饮有明显的阻滞血管平滑肌细胞 L 型钙离子通道的作用，可改善高血压时平滑肌细胞的钙超载状态。

2. 保护血管内皮　有研究运用天麻钩藤饮治疗肝阳上亢型高血压病患者 4 周，对比治疗前，血清 NO 水平明显升高，NO 具有保护和改善血管内皮功能的作用。另外，有研究表明天麻钩藤饮能够通过降低血浆 ET 的水平，并促进血浆 SOD 的合成和释放，从而实现其抗氧化，保护内皮功能的作用。

3. 抑制 RAAS 的激活　研究发现服用天麻钩藤饮汤药的患者血浆 AngⅡ浓度较服药之前有所下降。

4. 改善胰岛素的抵抗　有研究观察天麻钩藤饮对肝阳上亢型高血压患者胰岛素抵抗的影响，结果发现天麻钩藤饮能升高胰岛素敏感指数，对原发性高血压胰岛素抵抗有改善作用，并且天麻钩藤饮对胰岛素抵抗的治疗作用优于福辛普利。

【禁忌证】　暂无。

（二）半夏白术天麻汤

【处方】　半夏 9g，白术 18g，天麻 6g，橘红 6g，茯苓 6g，甘草 3g，生姜 1 片，大枣 2 枚。

【功能与主治】　化痰息风，健脾祛湿。用于风痰上扰证。眩晕头痛，胸膈痞闷，恶心呕吐，舌苔白腻，脉弦滑。

【用法与用量】　煎服，早晚各一次。

【治疗高血压的机制】　目前已有众多关于半夏白术天麻汤治疗高血压的临床研究，特别是高血压证属痰湿壅盛型，多为随机对照试验，或为单用半夏白术天麻汤，或为与其他降压药联用，能够有效降低患者血压。有学者检索 2000 年至 2013 年 4 月间发表的相关文献，纳入 12 篇随机对照试验文献，共 1001 例患者。与对照组比较，在常规西药治疗基础上加服半夏白术天麻汤治疗高血压在血压疗效和中医证候疗效方面比单纯用常规西药治疗更有效。对于特定证型的原发性高血压也有确定的降压效果。但由于样本量有限、纳入研究文献的质量较低，因此仍需进一步深入研究。

半夏白术天麻汤能够降低两肾—夹法高血压模型大鼠血清中 AngⅡ和 ET 的水平，并抑制 iNOS 表达、升高 NO 的含量。有研究表明，血清同型半胱氨酸水平异常升高与原发性高血压关系密切，是冠心病、脑卒中等心脑血管疾病的独立危险因素，而半夏白术天麻汤能有效降低血同型半胱氨酸水平。另外，也能有效改善胰岛素抵抗。

其他：半夏白术天麻汤还具有降血脂作用。

【禁忌证】　暂无。

第十一章　高尿酸血症及相关疾病防治中药

高尿酸血症除导致痛风外，也是一些并发症的独立危险因素，如慢性肾病、心血管疾病等。单纯的高尿酸血症并无与之相对应的中医病名，若无症状，可归入"未病"范畴；若引发痛风后，则按痹症等治疗。具有降尿酸及治疗痛风作用的中药主要具有祛湿健脾、清热、活血通络的功效，主要通过两大途径发挥降尿酸作用：一是抑制尿酸的合成，二是促进尿酸的排泄。本章介绍经现代药理学手段证实确有降尿酸或缓解痛风症状的单味中药及复方。

第一节　调节高尿酸血症的单味药

（一）土茯苓

【性味与归经】　甘、淡，平。归肝、胃经。

【功能与主治】　解毒，除湿，通利关节。用于梅毒及汞中毒所致的肢体拘挛，筋骨疼痛；湿热淋浊，带下，痈肿，瘰疬，疥癣。

【用法与用量】　煎服，15～60g。

【主要化学成分】　土茯苓中含有的化学成分主要包括黄酮及黄酮苷类、糖类、有机酸类、苯丙素类、甾醇类、皂苷类及挥发油等。其中，黄酮类化合物含量最为丰富，包括槲皮素、双氢槲皮素、赤土茯苓苷、土茯苓苷、柚皮素、表儿茶素等。糖类主要是己糖和淀粉等。有机酸主要有琥珀酸、棕榈酸、阿魏酸等。

【治疗高尿酸血症/痛风的机制】　有研究检索1989～2014年中医药治疗高尿酸血症的相关文献，对符合纳入标准的72篇文献中的方药进行统计分析，用药频次显示，土茯苓运用最多。临床观察以及名老中医临证经验中也有运用土茯苓治疗痛风性关节炎的报道。动物实验证实，土茯苓药液能够降低模型动物尿酸水平。

1. 抑制尿酸生成　黄嘌呤氧化酶（xanthine oxidase，XOD）是尿酸生成过程中的关键酶，能催化黄嘌呤和次黄嘌呤氧化生成尿酸，并产生过氧化物自由基。XOD抑制剂通过抑制XOD的活性来减少尿酸生成，用作降尿酸药物。徐婷婷等的研究表明，表儿茶素、落新妇苷、槲皮素及柚皮素为土茯苓抑制XOD活性的物质基础。

2. 增加尿酸排泄　肾脏尿酸转运蛋白1（uric acid transporter1，URAT1）是一种高度特异性的尿酸盐交换子，可完成对尿酸的重吸收和少量分泌，主要参与尿酸在肾近端小管的重吸收，从而调节尿酸的浓度，维持血清尿酸的动态平衡。因此认为URAT1功能增加或URAT1基因表达增加均可能导致尿酸的排泄减少。连续7天灌胃给予高尿酸血症模型大鼠12g/（kg·d）土茯苓药液能够下调肾脏URAT1 mRNA表达。

【禁忌证】　暂无。

（二）萆薢

【性味与归经】　苦，平。归肾、胃经。

【功能与主治】　利湿去浊，祛风除痹。用于膏淋，白浊，白带过多，风湿痹痛，关节不利，腰膝疼痛。

【用法与用量】 煎服，9～15g。

【主要化学成分】 临床上使用的萆薢主要来源于粉萆薢和绵萆薢。二者主要含有甾体类、二芳基庚烷类和木脂素类等化学成分，近年来也有三萜皂苷类、黄酮类和香豆素类等成分的相关报道。其中甾体皂苷类成分是其主要成分，也是其发挥药理活性的主要物质，如螺甾烷类皂苷、呋甾烷类皂苷、孕甾烷类皂苷和胆甾烷类皂苷等。

【治疗高尿酸血症/痛风的机制】 根据已有的研究报道，萆薢水提物和总皂苷均具有降尿酸作用。有研究发现，连续 5 天每天 2 次给予高尿酸血症大、小鼠模型动物粉萆薢水提物 20g/（kg·d），对血清高尿酸有显著的清除作用，并在和粉萆薢醇提物组的对比下发现水溶性成分是体内发挥尿酸清除作用的主要成分。

有学者发现萆薢总皂苷可显著降低高尿酸血症大鼠血尿酸水平，升高尿酸清除率和尿酸排泄分数等肾脏排泄尿酸的敏感指标，提示萆薢总皂苷可能通过促进尿酸排泄从而降低高尿酸血症大鼠的血清尿酸水平。其机制可能与下调 URAT1 表达、上调有机阴离子转运体 1（organic anion transporter 1，OAT1）、有机阴离子转运体 3（organic anion transporter 3，OAT3）低表达相关。另外，溶质载体家族中有机阴离子转运蛋白 1A1（organic anion transporting protein 1A1，oatp1a1）在大鼠胃、肝、肾、小肠、大肠等组织中均有不同程度的表达。给予萆薢总皂苷治疗后，大鼠胃、肝、肾、小肠、大肠组织中 oatp1a1 mRNA 表达量均高于模型组，提示萆薢总皂苷降尿酸作用可能是基于提高 oatp1a1 转运体在机体胃、肝、肾、小肠、大肠组织中的表达，从而促进尿酸的排泄。

【禁忌证】 暂无。

（三）威灵仙

【性味与归经】 辛、咸、温。归膀胱经。

【功能与主治】 祛风湿，通经络。用于风湿痹痛，肢体麻木，筋脉拘挛，屈伸不利。

【用法与用量】 煎服，6～10g。

【主要化学成分】 威灵仙中含有的化学成分主要包括皂苷类、糖类、黄酮类、香豆素类、木脂素类、挥发油和生物碱类等，其中皂苷类、黄酮类、木脂素是其主要的结构类型。皂苷类结构类型主要是五环三萜皂苷，三萜皂苷又分为齐墩果酸型和常春藤皂苷元型。木脂素类化合物主要为双环氧木脂素。

【治疗高尿酸血症/痛风的机制】 尿酸盐结晶会因为尿酸的增高在肾小管和肾间质中沉积，导致损伤和炎症，刺激细胞产生应激反应，进而使得肾小球和肾血管硬化、肾间质纤维化。威灵仙能够有效保护肾脏，降低尿酸水平，减少肾组织内尿酸盐结晶，对尿酸性肾病具有防护功能。

【禁忌证】 暂无。

（四）车前子

【性味与归经】 甘、寒。归肝、肾、肺、小肠经。

【功能与主治】 清热利尿通淋，渗湿止泻，明目，祛痰。用于热淋涩痛，水肿胀满，暑湿泄泻，目赤肿痛，痰热咳嗽。

【用法与用量】 煎服，9～15g，包煎。

【主要化学成分】 车前子中的化学成分主要包括多糖类、苯乙醇苷类、环烯醚萜类、黄酮类、生物碱类及三萜、甾醇类化合物等。其中多糖类，又被称为车前子多糖，是车前子主要的有效成分。目前在对车前子多糖的提取实验研究中，提取所得多糖主要为酸性多糖 P 和均一多糖。酸性多糖主要组成为阿拉伯糖和木糖，均一多糖主要由阿拉伯糖、木糖、甘露糖和半乳糖构成。苯乙醇苷的主要成分是毛蕊花糖苷。

【治疗高尿酸血症/痛风的机制】   在动物实验中，车前子醇提物能有效下调小鼠体内肾脏 URAT1 mRNA 的表达，促进尿酸排泄，并且对 XOD 与腺苷脱氨酶（adenosine deaminase，ADA）的活性均有一定抑制作用。有研究发现，车前子醇提物中所含的毛蕊花糖苷是其主要降尿酸成分。相同剂量下，毛蕊花糖苷降尿酸率达到车前子提取物降尿酸率的 67.8%～85.2%，而且车前子醇提物和毛蕊花糖苷均可调控尿酸转运相关蛋白葡萄糖转运体 9（glucose transporter 9，mGLUT9）mRNA 的表达从而促进尿酸排泄。

【禁忌证】   暂无。

（五）秦艽

【性味与归经】   甘、辛，平。归胃、肝、胆经。

【功能与主治】   祛风湿，清湿热，止痹痛，退虚热。用于风湿痹痛，中风半身不遂，筋脉挛急，骨节酸痛，湿热黄疸，骨蒸潮热，小儿疳积发热。

【用法与用量】   煎服，3～10g。

【主要化学成分】   环烯醚萜苷类、黄酮类及三萜类是秦艽的标志性化学成分。裂环烯醚萜苷类主要分为龙胆苦苷（gentiopicroside）、当药苦苷（swertamarin）和当药苷（sweroside）。龙胆苦苷、龙胆碱是秦艽的主要药理活性成分。此外，秦艽中还含有木脂素类如 2-甲氧基鳝藤酸，大叶苷 C，大叶苷 D 与 2-甲氧基苯甲酰基甲基酯等化学成分。

【治疗高尿酸血症/痛风的机制】   动物实验表明秦艽乙醇提取物可以减轻尿酸钠痛风模型大鼠关节损伤，其机制与下调血清 TNF-α、IL-1β、IL-6 和 PGE2 表达有关。此外，有学者采用腺嘌呤和乙胺丁醇成功诱导大鼠高尿酸血症模型，并观察了秦艽 50%醇提物对模型大鼠血尿酸水平的影响，秦艽醇提免疫组化和 Western blotting 分析结果提示其作用机制为能够上调高尿酸血症大鼠 OAT1 和 OAT3 蛋白的表达，降低高尿酸血症大鼠 URAT1 的蛋白表达。

【禁忌证】   暂无。

（六）秦皮

【性味与归经】   苦、涩、寒。归肝、胆、大肠经。

【功能与主治】   清热燥湿，收涩止痢，止带，明目。用于热痢、泄泻、赤白带下、目赤肿痛、目生翳膜。

【用法与用量】   6～12g。外用适量，煎洗患处。

【主要化学成分】   秦皮的主要活性成分为香豆素类化合物，目前从秦皮分离出的香豆素类化合物（包括秦皮甲素、秦皮乙素、秦皮素、秦皮苷）已有 21 种。其中秦皮甲素、秦皮乙素、秦皮素是秦皮药材质量控制的指标性成分。此外，在秦皮中还分离出黄酮类、酚酸类、三萜类及甾体类等多种化合物。

【治疗高尿酸血症/痛风的机制】   有研究证实了秦皮总香豆素在抑制大鼠急性足爪肿胀和家兔急性痛风性关节炎肿胀的同时还具有降低血尿酸的作用。此外，有学者也通过实验证明了秦皮总香豆素能显著降低高尿酸血症小鼠的血尿酸水平。秦皮总香豆素的作用机制可能与其抑制黄嘌呤氧化酶的活性并能调控相关蛋白的表达有关。另有研究表明，秦皮甲素、秦皮乙素、秦皮素及秦皮苷能显著降低高血尿酸小鼠的血清尿酸水平。其作用机制为秦皮甲素和秦皮乙素上调肾脏尿酸 *OAT1* 基因的表达；秦皮素抑制肾脏 *URAT1* 基因的表达；秦皮苷调控 *URAT1* 基因的表达；秦皮乙素、秦皮素、秦皮苷通过调控肠道尿酸转运体基因的表达以达到降低血清尿酸水平的目的。

【禁忌证】 暂无。

（七）豨莶草

【性味与归经】 辛、苦，寒。归肝、肾经。

【功能与主治】 祛风湿，利关节，解毒。用于风湿痹痛，筋骨无力，腰膝酸软，四肢麻痹，半身不遂，风疹湿疮。

【用法与用量】 煎服，9~12g。

【主要化学成分】 豨莶草中的主要成分为二萜类、倍半萜类及黄酮类等，目前认为二萜类是豨莶草中的主要活性成分。二萜类分为海松烯型二萜类、贝壳杉烷型二萜类和链状二萜类。倍半萜类及黄酮类从豨莶草中分离出来的成分相对而言较少，但对豨莶草的药理作用来说依然是极其重要的一部分。

【治疗高尿酸血症/痛风的机制】 在实验中发现，豨莶草能明显降低痛风性关节炎大鼠的 c-Jun 氨基端激酶（c-Jun N-terminal kinase，JNK）、p-JNK 蛋白、c-jun1、活化蛋白 1（activated protein 1，AP-1）和 NF-κB 的表达，这提示豨莶草降低尿酸的途径可能与调节 JNK 通路有关。Toll 样受体 4（Toll-like receptor 4，TLR4）是一种细胞表面信号传导跨膜受体，它的激活能够表达大量的炎性因子和化学因子，通过髓样分化因子（myeloid differentiation factor 88，MYD88）依赖型途径和 MYD88 非依赖型途径激活核因子对组织器官造成损伤。研究表明豨莶草能够抑制 TLR4 的激活，减少炎性细胞浸润，达到减少炎性因子释放并改善痛风性关节炎症状的效果。

【禁忌证】 暂无。

（八）菊苣

【性味与归经】 微苦、咸、凉。归肝、胆、胃经。

【功能与主治】 清肝利胆，健脾消食，利尿消肿。用于湿热黄疸，胃痛食少，水肿尿少。

【用法与用量】 煎服，9~18g。

【主要化学成分】 菊苣的主要成分为多糖类、萜类（尤其是倍半萜类）、黄酮类、酚酸类等化合物。菊苣的糖类成分有葡萄糖、果糖、蔗糖和多糖等，多糖类成分中以菊粉居多，此外还有糊精和淀粉。倍半萜类主要包括山莴苣素、山莴苣苦素、8-脱氧山莴苣素和 11β,13-二氢山莴苣苦素。酚酸类化合物中菊苣酸含量最高，另外还有咖啡酸、单咖啡酰酒石酸、绿原酸、3,5-二咖啡酰奎宁酸、4,5-二咖啡酰奎宁酸等。苯丙素类化合物香豆素，伞形花内酯，秦皮乙素，秦皮甲素，野莴苣苷，东莨菪内酯，除此之外还有多种维生素、金属元素等化学成分。

【治疗高尿酸血症/痛风的机制】 研究表明菊苣具有明显的降尿酸作用，菊苣降尿酸作用与其所含的多种成分有关。菊苣酸、绿原酸、秦皮甲素混合物具有明显降尿酸作用，菊苣降尿酸机制可能与抑制 XOD、肝脏 ADA 活性有关。此外菊苣提取物 N1、N2 对高甘油三酯合并高尿酸血症也显示出了明显的效果，其降尿酸作用可能与提高 3-磷酸甘油醛脱氢酶活性、降低黄嘌呤氧化酶活性有关。有实验研究表明，菊苣具有抑制高尿酸血症鹌鹑尿酸生成和促进尿酸排泄的双重作用；菊苣药效机制可能与降低 ADA 活性及上调肾脏有机阴离子转运体（OAT3-LIKE）表达水平相关。另有研究也证实菊苣提取物能降低高尿酸血症大鼠血尿酸水平，增加肾脏尿酸清除率，降低肾脏 GLUT9 的蛋白表达，抑制肾脏尿酸重吸收，从而促进肾脏尿酸排泄。

【禁忌证】 暂无。

第二节　调节高尿酸的复方制剂

四妙散

【处方】 牛膝 15g，黄柏 10g，苍术 15g，薏苡仁 20g。

【功能与主治】 清热利湿解毒，通利关节，治疗痛风走注。

【用法与用量】 上药研末。每服 3g。水煎去滓，用生姜 1 大片擂汁，入汤调服。

【治疗高尿酸的研究】 目前有关四妙散治疗痛风的研究众多，多为单用四妙散或在四妙散的基础上进行加减，其能够有效降低高血尿酸水平。有学者检索 2002～2014 年发表的相关文献，纳入 13 篇随机对照试验文献，共 1017 例患者。Meta 分析结果显示：以四妙散为主方的中药方剂治疗痛风性关节炎的总有效率高于西药组，不良反应发生率低于西药组。其他的一些 Meta 分析结果与上述结果类似，但大多数临床试验质量较低，试验设计方面存在不足，之后还需开展更大规模、设计和实施更加严格的随机双盲对照试验。

四妙散的降尿酸机制可能与抑制尿酸合成关键酶黄嘌呤氧化酶（XOD）、黄嘌呤脱氢酶（xanthine dehydrogenase，XDH）活性有关。有学者在基于四妙散改良方对大鼠高尿酸血症的防治作用的研究中发现，四妙散降尿酸机制还可能与抑制大鼠肾脏 URAT1、GLUT9 蛋白表达而减少尿酸的重吸收有关，而且四妙散在降尿酸水平方面对剂量有一定依赖性。

【禁忌证】 暂无。

（庄馨瑛　韦姗姗　张克交　陈　帅）

第五篇　防治代谢综合征的功能食品

第十二章　辅助降血脂功能食品

高脂血症被认为是心血管疾病的主要危险因素之一，并有发病年轻化的趋势。血脂代谢异常在动脉粥样硬化和心脑血管疾病的发生发展中起重要作用。预防和治疗高脂血症是防止心脑血管疾病的重要措施。现有的降脂药物大多数具有一定的副作用，因此寻求安全有效的辅助降脂膳食备受社会关注。

具有辅助降血脂作用的功能食品按其主要功能因子分为多糖类、膳食纤维、皂苷及甾体类、生物碱类、不饱和脂肪酸等。目前我国市场上的降血脂功能的保健食品原料选用以传统的中草药或提取物、普通食品浓缩物及新兴的多肽蛋白类为主。辅助调节血脂的功能食品的作用原理主要是通过降低血清胆固醇和降低血浆甘油三酯两方面实现。例如，玉米、燕麦、蔬菜等含膳食纤维高的食物具有明显的辅助降血脂作用；空腹甘油三酯浓度是餐后血脂反应的一个决定因素，膳食成分可能影响空腹甘油三酯浓度。

第一节　功能性成分

临床研究证实，膳食干预可有效降低高脂血症发病的风险和其所引起的危害。中药具有降脂效果良好、毒副作用少、多靶点多路径的特点，尤其在降脂方面被广大消费者青睐和重视。我国中草药资源丰富，在降脂方面应用历史悠久、效果显著。中药材中的有效降脂成分主要有银杏苦内酯、茶多酚、荷叶生物碱、姜黄素、大蒜素、α-生育酚、枸杞多糖、茶叶多糖、灵芝多糖、人参皂苷、绞股蓝总皂苷、三七叶总皂苷、大豆皂苷、大豆磷脂、葛根素、山楂黄酮等，其中多糖类、不饱和脂肪酸类、皂苷、黄酮、生物碱、蒽醌等占据主要地位。

国家市场监督管理总局批准的具有降血脂功能的常用原料有药食两用的药品、食品及单体成分（如黄芪、西洋参、人参、何首乌、绞股蓝、芦荟、丹参、苦荞粉、山楂、燕麦、蘑菇、银杏叶、黑芝麻、L-肉碱、维生素 E、γ-亚麻酸、甲壳素、植物甾醇、α-亚麻酸、大豆磷脂、亚麻籽油、沙棘油、深海鱼油等）。常用于降血脂保健食品开发的功效成分及其来源如表 12-1 所示。

表 12-1　降血脂主要保健食品功效成分及其来源

功效成分	来源
花青素	葡萄籽及枝
虫草素	冬虫夏草及其发酵制品
益生菌：乳酸菌（菌体及代谢产物）、双歧杆菌	乳酸菌、乳酸杆菌、嗜酸乳酸杆菌、保加利亚乳杆菌、双歧杆菌

续表

功效成分	来源
膳食纤维	粮食（粗）、蔬菜、水果
不饱和脂肪酸：油酸、亚油酸、亚麻酸、γ-亚麻酸、EPA、DHA	植物油（大豆油、葵花籽油、米糠油）；螺旋藻、鱼油
黄酮（生物类黄酮）、异黄酮类：银杏黄酮、茶叶黄铜	银杏叶、茶叶、大豆、山楂、沙棘、蜂蜜和杏的提取物
活性肽类：二肽、多肽	蛋白质的水解产物如酪蛋白磷酸肽、大豆水解产物
多酚类：茶多酚、香豆素	蔬菜、水果、谷粒、茶叶、大蒜、黄豆、甘草根等

具有辅助降血脂功能的食品

（一）酸枣仁

1. 主要成分　酸枣系鼠李科枣属植物，其干燥成熟的种子酸枣仁为常用中药，始载于《神农本草经》，列为上品，属于国家卫生健康委员会公布的第一批药食同源用品，药用历史悠久。酸枣仁的主要化学成分有皂苷类、黄酮类、生物碱类、三萜类、脂肪油、甾体化合物、酚酸化合物、多种氨基酸和微量元素等。目前对于酸枣药理方面的研究多集中在其种子部分，皂苷类成分是酸枣仁主要的药效成分。孕妇、药物过敏和肝肾不全的患者不宜吃酸枣仁。

2. 生理功能　酸枣仁味酸，性平，具有补肝宁心、生津、养肝等功效，为治疗阴血不足、心悸、失眠的要药。随着科学技术的发展，人们对酸枣仁有了更加深入的了解，发现其具有镇静、催眠、抗抑郁、降血脂、防止动脉粥样硬化、改善心肌缺血和提高免疫力等作用。酸枣仁皂苷是酸枣仁中含量高、化学成分复杂和药理作用广泛的一种有效成分，达玛烷型三萜皂苷类化合物为主要成分。研究发现酸枣仁总皂苷可显著降低高脂血症大鼠血清总胆固醇、甘油三酯、低密度脂蛋白胆固醇（LDL-C）的含量，提高高密度脂蛋白胆固醇（HDL-C）的含量，具有调节高脂血症大鼠血脂的作用。不同剂量的酸枣仁总皂苷对原发性高血压大鼠也具有降压作用，作用机制与其抗心肌缺血、抗心肌缺氧和调节血脂的协同作用有关。

（二）玉米胚芽

1. 主要成分　玉米胚芽的脂肪含量在 46%以上，是优良的食用油资源，不饱和脂肪酸占脂肪总含量的 85.5%。油酸、亚油酸、α-亚麻酸的含量都很丰富。还含有植物甾醇、B族维生素、膳食纤维和钙、铁、锌等矿物质。

2. 生理功能　玉米胚芽油保留了玉米胚芽中大部分脂溶性营养成分，是世界卫生组织推荐的三大健康油之一，其所含大量的不饱和脂肪酸是人体必需脂肪酸，可以促进粪便中的类固醇和胆酸的排泄，从而阻止体内胆固醇的合成和吸收，以避免因胆固醇沉积于动脉内壁而导致动脉粥样硬化。

（三）燕麦

1. 主要成分　燕麦含有丰富的膳食纤维，其中 β 葡萄糖具有明显降脂减肥的作用。该β-葡聚糖是燕麦胚乳细胞壁的重要成分之一，是一种长链非淀粉的黏性多糖。可以作为益生元调节机体肠道菌群结构。

2. 生理功能 燕麦具有降低血脂、血清胆固醇的功能。β-葡聚糖的分子量是影响其生理功能的主要因素，分子量较高的 β-葡聚糖可显著降低胆固醇含量。分子量较低的 β-葡聚糖可增加胃肠道食糜的黏性，延缓胃排空，抑制胃肠道酶活性，降低餐后血糖胰岛素反应，增加饱腹感，减少膳食脂质的吸收。

（四）大豆蛋白

1. 主要成分 大豆蛋白是氨基酸平衡特性较好的植物性蛋白之一，富含 8 种人体必需氨基酸。其中主要为 11S 球蛋白和 7S 球蛋白。其特有的生理活性物质——大豆异黄酮，具有降低胆固醇的功效，且不含胆固醇。和动物蛋白相比，大豆蛋白对肾脏具有保护作用。大豆蛋白及其水解物具有降血脂作用。

2. 生理功能 研究显示，每毫升大豆蛋白和脱磷酸酪蛋白溶液沉淀中的胆汁酸含量明显高于酪蛋白溶液沉淀中的含量，大豆蛋白具有降胆固醇、降脂、抑制动脉硬化、抑制血压上升、降低血糖等生理功能。

（五）银杏叶提取物

1. 主要成分 银杏叶是最古老的植物之一，被称为"活化石"，是目前临床使用较广泛的中药材。银杏叶提取物成分复杂，据报道已发现的有 160 多种。研究证实其主要的有效成分为银杏黄酮类和银杏萜类、酯类化合物。银杏黄酮类化合物为低分子量化合物，衍生于其母体黄酮，由皮素、山柰酚和异鼠李素等黄酮苷元及其与葡萄糖等单糖以氧糖苷键连接而成的糖苷组成。银杏叶含黄酮类化合物有 30 种以上，其中包括双黄酮 6 种，黄酮苷元 7 种，黄酮苷 17 种。

2. 生理功能 银杏叶提取物对心脑血管疾病的防治有多环节、多靶点、不良反应小的优势，银杏叶提取物制剂已成为全球植物药制剂的重要品种，应用前景良好，在全球治疗心脑血管疾病中发挥着重要作用，具有保护血管、调节血脂和防治动脉粥样硬化的功能。研究发现，银杏类物质降血脂的机制主要包括以下几个方面：降低锌含量，升高铜、镁含量；抑制血小板血栓形成；抑制脂质过氧化和提高 LPL、HL 活性，加速体内胆固醇代谢。银杏叶提取物和银杏黄酮能够降低血清总胆固醇、甘油三酯和 LDL-C 水平，增加 HDL-C 水平，减轻血管内皮细胞崩解和动脉粥样板块形成，软化血管、消除血液中的脂肪，降低血清胆固醇含量，降低血液黏稠度和红细胞聚集，消除自由基，保护神经细胞。

（六）绞股蓝皂苷

1. 主要成分 绞股蓝为葫芦科绞股蓝属植物绞股蓝的全草，人们常用其干燥的地上部分入药，作为野菜食用始载于《救荒本草》，1986 年，国家科学技术委员会在"星火计划"中，将绞股蓝列为待开发的"名贵中药材"的首位，2002 年，被卫生部纳入保健品名录。绞股蓝主要含有皂苷类、黄酮类、多糖类、甾醇类、氨基酸及微量元素等组分。绞股蓝皂苷作为其主要的化学成分，在药理学研究中发现具有多种作用，目前已报道的绞股蓝皂苷有 140 余种，分别为人参皂苷 Rbl、Rb3、Rd 和 F2，以及人参二醇、2α-羟基人参二醇等。

2. 生理功能 绞股蓝有"南方人参"和"不老长寿药草"之称。性凉，味苦，微甘，归肺、脾和肾经。具有清热解毒、止咳化痰、健脾安神、补气生津等功效，在调节血脂、抗氧化、抗衰老、免疫调节和促进学习记忆力方面均有作用。绞股蓝皂苷可有效预防和治疗高脂血症和动脉粥样硬化，其调节血脂的作用与抑制脂肪细胞产生游离脂肪酸及促进合成中性脂肪有关。研究发现，绞股蓝皂苷可明显抑制高脂血症大鼠血清 TG、TC、LDL-C 水平，并能显著降低内皮素，预防和降低动脉硬化的发生率，预防心脑血管疾病的发生；用 3.6%绞股蓝水提取液对 42 名高血脂者试食 1 个月，血清胆固醇和 TG 明显降低，而高密度脂蛋白胆固醇有所提高。

（七）深海鱼油

1. 主要成分　深海鱼油是对深海鱼类体内提炼出来的油脂的统称。其含有营养价值较高的二十碳五烯酸（EPA）和二十二碳六烯酸（DHA）等多不饱和脂肪酸。

2. 生理功能　研究发现，EPA 和 DHA 分子链中有多个酮基和共轭双键，在体内可通过清除自由基疏通血管，清除血液中堆积的脂肪，预防血栓和中风。DHA 等多烯脂肪酸能与血液中胆固醇结合后调节血脂，降低血清胆固醇水平，具有提高免疫调节能力。

（八）洋葱

1. 主要成分　洋葱为百合科葱属多年生草本植物，具有浓郁的香气，一般作为蔬菜被广泛食用。一般以鳞茎入药。洋葱营养丰富，含铁、钙、维生素 B、维生素 C 和胡萝卜素等营养物质。主要的化学成分为硫化物（多存在挥发油中）、类黄酮、甾体皂苷类、苯丙素酚类等。洋葱中含有丙基三硫化合物和少量硫氨基酸，可加速血液凝块溶解，进食高脂肪食物时宜搭配洋葱。

2. 生理功能　洋葱具有抗癌、降血脂、降血糖、利尿、防治骨质疏松、抗氧化和抑菌等作用。洋葱还含有抗血小板凝聚物质，可稀释血液，改善大脑供血状况，消除心理疲劳，改善过度紧张。洋葱含有的前列腺素 A 能够软化血管，降低血液黏稠度，降低人体外周血管阻力，降低血压，增加肾血流量和尿量，促进钠、钾的排泄，对糖尿病引起的肝肾和胰岛损伤有保护作用，可预防糖尿病的肾脏并发症。洋葱所含的 S-甲基半胱氨酸亚砜具有降血脂、降血糖的作用。

（九）荷叶

1. 主要成分　荷叶为睡莲科植物莲的干燥叶，具有清热解毒、清血凉血的功效。荷叶含有莲碱、原荷叶碱和荷叶碱等多种生物碱和黄酮类物质、维生素和多糖等成分。生物碱是其降脂作用的主要活性成分。

2. 生理功能　通过抑制外源性脂质吸收、内源性脂质合成及影响血脂的分布、转运和排泄来达到降脂的目的和作用。荷叶总生物碱能显著降低血清 TC、TG、LDL-C 含量，显著降低 ALT、AST 活性及动脉粥样系数，抑制脂肪酶活性，体内、体外试验结果均表明，荷叶总生物碱类物质具有降脂减肥作用。

第二节　功能性评价

功能食品评价试验项目、试验原则及结果判定

根据血脂异常的类型，辅助降血脂功能应按照受试物作用机制设立分类的动物试

验。动物试验分为两种：混合型高脂血症动物模型和高胆固醇血症动物模型。人体试验分为三种情况进行判定：辅助降低血脂的功能，辅助降低血清 TC 的功能和辅助降低 TG 的功能。

（一）试验项目

受试样品作用机制可分成三种情况：

1. 辅助降血脂功能　降低血清 TC 和血清 TG。

2. 辅助降低血清 TC 功能　单纯降低血清胆固醇。

3. 辅助降低血清 TG 功能　单纯降低血清甘油三酯。

观察指标：体重、血清 TC、血清 TG、血清 HDL-C、血清 LDL-C。人体试食试验：血清 TC、血清 TG、血清 HDL-C、血清 LDL-C。

（二）试验原则

动物试验和人体试食试验所列指标均为必测项目。根据受试样品的作用机制，可在动物试验的两个模型中任选一项；根据受试样品的作用机制，可在人体试食试验的三个方案中任选一项；在进行人体试食试验时，应对受试样品的食用安全性做进一步的观察。

（三）结果判定

1. 动物试验

（1）混合型高脂血症动物模型：模型对照组和空白对照组比较，若血清 TG 升高，血清 TC 或 LDL-C 升高，差异均有显著性，则判定模型成立。

结果的判定：各剂量组与模型对照组比较。

1）辅助降低血脂功能：各剂量组与模型对照组比较，若任一剂量组血清 TC 或 LDL-C 降低，血清 TG 降低，差异均有显著性，同时各剂量组血清 HDL-C 不显著低于模型对照组，则可判定该结果呈阳性。

2）辅助降低血清 TC 功能：若任一剂量组血清 TC 或 LDL-C 降低，差异均有显著性，同时各剂量组血清 TG 不显著高于模型对照组，各剂量组血清 HDL-C 不显著低于模型对照组，则可判定该结果呈阳性。

3）辅助降低血清 TG 功能：若任一剂量组血清 TG 降低，差异均有显著性，同时各剂量组血清 TC 或 LDL-C 不显著高于模型对照组，血清 HDL-C 不显著低于模型对照组，则可判定该结果呈阳性。

（2）高胆固醇血症动物模型：模型对照组和空白对照组比较，如血清 TC 或 LDL-C 升高，血清 TG 差异无显著性，则判定模型成立。各剂量组与模型对照组比较，若任一剂量组血清 TC 或 LDL-C 降低，差异有显著性，并且各剂量组血清 LDL-C 不显著低于模型对照组，血清 TG 不显著高于模型对照组，可判定该结果呈阳性。

2. 人体试食试验

指标有效标准：血清 TC 降低＞10%，血清 LDL-C 降低＞10%，血清 TG 降低＞15%，血清 HDL-C 上升＞0.104 mmol/L。未达到有效标准者，视为无效。

结果判定：试食组自身比较及试食组与对照组间比较。

（1）辅助降低血脂功能：若受试者血清 TC、TG、LDL-C 降低，差异均有显著性，同时血清 HDL-C 不显著低于对照组，试验组总有效率显著高于对照组，则可判定该结果呈阳性。

（2）辅助降低血清 TC 功能：若受试者血清 TC、LDL-C 降低，差异均有显著性，同时血清 TG 不显著高于对照组，血清 HDL-C 不显著低于对照组，试验组血清 TG 有效率显著高于对照组，则可判定该结果呈阳性。

（3）辅助降低血清 TG 功能：若受试者血清 TG 降低，差异有显著性，同时血清 TC 和 LDL-C 不显著高于对照组，血清 HDL-C 不显著低于对照组，试验组血清 TG 有效率显著高于对照组，则可判定该结果呈阳性。

第十三章　辅助降血压功能食品

高血压是我国心脑血管病死亡的主要原因。随着生活水平的不断提升，我国居民不健康的生活方式日趋严重，营养过剩、工作生活压力增大和缺乏运动导致高血压患病风险进一步扩大。长期服用降压药物会导致心脏、肾和肝产生不良反应和损伤，严重者会导致死亡。高血压疾病的防治和辅助治疗成为医学界面临的挑战和艰巨任务。

治疗高血压是一个漫长的过程，患者除了要长期坚持吃药以外，还应该养成良好的饮食习惯，选择合适的降压食品，辅助治疗高血压。辅助降血压的功能食品主要的作用原理包含以下两个方面：膳食中多不饱和脂肪酸可能具有降血压作用，推测可能是降低血管收缩素的生成。研究发现，亚油酸和 n-3 长链多不饱和脂肪酸可改变细胞膜脂肪酸构成和膜的流动性，影响离子通道活性和前列腺素的合成；环境因素在高血压的发生中也发挥一定作用。例如，摄入钠会使血压升高，钾摄入量与血压呈负相关。

第一节　功能性成分

临床研究发现，饮食结构与高血压关系紧密，研究不同营养素对高血压的预防及辅助治疗意义重大。目前对于降压食品的研究热点主要集中在食品提取物中含有的降压功能因子，如黄酮类、莲心碱、降压肽等。以果蔬为原料提取其中的生物活性物质开发降压保健产品成为当今研究的新方向。从食品、药食两用的中药及国家卫生健康委员会规定的可用于保健食品的中药原料着手开发研究辅助降压保健食品，能造福众多高血压患者，虽然这些食品不能代替药品，但能起到较好的辅助治疗和控制预防作用（表 13-1）。

表 13-1　具有调节血压功效的典型配料表

序号	典型配料	生理功效
1	绞股蓝皂苷	降低血压，增强免疫，抗疲劳
2	红曲米提取物	降血压，降血糖，防癌
3	辅酶 Q10	降低血压，增强免疫功能
4	芹菜提取物	利尿，降低血压
5	沙丁鱼 C11 肽	降低血压
6	杜仲叶提取物	降低血压，调节肾功能，抗疲劳
7	芦丁提取物	降低血压，调节毛细血管脆性和通透性
8	亚麻酸	降低血压，美容，调节乙醇代谢

具有辅助降血压功能的食品

（一）芹菜

1. 主要成分　芹菜属于伞形科家族，古代文献介绍，芹菜味甘苦，具有平肝清热、降压的功效。芹菜中含有绿原酸、甘油醇酸等有机酸，芹菜甲素，芹菜素，芹菜苷，木栓酮等黄酮类化合物。其中芹菜素被认为是降血压的有效成分。

2. 生理功能　芹菜具有降血压、降血清胆固醇和降血脂的功效。芹菜茎的降压作用好于根和叶。芹菜素（一种广泛存在的植物黄酮）可舒张血管，生物类黄酮（维生素 P）可降低血管通透性，其是通过抑制钙离子内流来实现的。舒张血管作用可能是其降压功能的机制之一。

（二）海藻

1. 主要成分　海藻为马尾藻科植物海蒿子或羊栖菜的干燥藻体。前者叫"大叶海藻"，后者叫"小叶海藻"，海藻作为药用，始载于《神农本草经》。海藻含有大量有益于人体健康的活性物质，如多糖、不饱和脂肪酸、酶、多肽、氨基酸、牛磺酸等成分。海藻生物活性成分相容性好，毒性低，对很多疾病都有防治作用，有很高的市场利用前景。近年来，国内外对海藻降压活性成分和作用机制日益关注。

2. 生理功能　海藻是一种常用中药材，性苦、咸、寒，归肝、胃、肾经，具有消痰、利水、消肿等功效。近代研究发现，海藻还具有降血压、抗菌、抗肿瘤和抗氧化等作用，特别是海藻的降血压作用成为医学研究的热点问题。研究发现，海藻主要降压成分有褐藻多酚、类胡萝卜素、降压肽和氨基酸。海藻降压机制有多个方面，包括影响肾素-血管紧张素系统和血管内皮细胞相关因子、激动 M 胆碱受体、非内皮依赖性血管舒张作用。

（三）葵花籽

1. 主要成分　葵花属一年生草本植物，我国葵花籽产量丰富，它是世界上种植历史悠久的古老油料作物。其亚油酸含量高达 66%，领先于其他种类的食用油。葵花籽榨油后其饼粕一般含粗蛋白 35%～50%，含绿原酸 1.5%～3.3%。

2. 生理功能　亚油酸因为能抑制人体内胆固醇的合成，具有调解血压、降低血清胆固醇的作用，葵花籽油是一种理想的保健营养油。餐后生食葵花籽 90～100 粒，一个多月后头晕症状有所减轻，高血压症状基本消失，血压接近正常，并且比较稳定。

（四）莲子心

1. 主要成分　莲子心，系植物莲成熟种子中的绿色幼叶及胚根，又称莲心、莲薏等。研究发现，莲子心含有生物碱类、黄酮类、脂类挥发油性成分、植物甾醇、多糖、超氧化物歧化酶、叶绿素、维生素和矿物质等多种功效成分，其主要降压成分为莲心碱。

2. 生理功能　研究表明，从莲子心中提取的莲心碱转变为季铵盐后会表现出强而持久的降压效果，其降压作用主要与抑制心肌收缩力、减慢心率有关。降压机制主要是通过释放组胺，使外周血管扩张，与神经因素有关。甲基莲心碱能有效降低各种动物的血压，其降压作用随剂量增加而加强，作用时间也随之延长，是通过直接扩张血管平滑肌所致。甲基莲心碱不是神经节阻断剂，对降低舒张压的作用大于收缩压。莲子心还具有降血糖、镇静安神、平心降火、抑菌抗癌和降血脂等作用。

（五）荞麦

1. 主要成分　荞麦是蓼科荞麦属的药食同源作物，分为苦荞和甜荞两个栽培品种。苦荞麸皮中黄酮含量在 7%以上，荞麦面含有烟酸与维生素 P（其他粮食里非常少）。荞麦糖醇大量富集在甜荞的胚胎和糊粉层，在肠道末端被细菌消化后，可有效降低血糖和血甘油三酯水平。

2. 生理功能　荞麦中的维生素 B_1、维生素 B_2 含量比小麦多两倍，烟酸含量是小麦的 3～4 倍。荞麦中所含烟酸和芦丁都是治疗高血压的药物。烟酸与维生素 P 具有降低血脂与血压作用，对血管起到保护作用。荞麦叶捣烂外敷，可以用于外伤出血的止血。荞麦秧、叶包含较多量维生素 P，以其做食物或者煮水常饮，可预防高血压导致的脑出血。苦荞黄酮能促进脂肪细胞分化，具有降血糖、降血脂、减缓便秘和抗肿瘤等多种药理作用。

（六）罗布麻

1. 主要成分 罗布麻别称红麻、茶叶花、红柳子等，有红麻和白麻之分，可平肝安神，清热利水。具有清火、降压、强心、利尿、治心脏病等作用。性甘苦，凉。其降压因子可能是槲皮素和异槲皮素。

2. 生理功能 罗布麻具有利尿、消肿和降压作用。罗布麻叶可以制药，也可以制保健茶。红罗布麻和白罗布麻都具有降压功效，降压因子异槲皮素在体内水解成前者而发挥作用。需要注意，罗布麻对胃肠道有不良反应。研究发现，罗布麻叶煎剂对肾型高血压大鼠灌胃后 2 小时，血压从 194/142mmHg 下降到 152/100mmHg，并一直稳定在较低水平，3天后才有回升。

（七）大蒜

1. 主要成分 在中国和世界很多国家都把大蒜作为一种保健食品食用。生蒜含有2000多种生物活性物质，有水溶性、脂溶性和挥发性的有机硫化物，还包含香精油、膳食纤维、果胶、糖和类黄酮等功效成分。

2. 生理功能 大蒜素具有很强的抗氧化作用，可减少活性氧生成，调节氧化还原反应，降低血管平滑肌细胞（vascular smooth muscle cell，VSMC）的增生肥大，增强 H_2S 和一氧化氮的产生和生物活性，抑制氧化应激的发生，从而降低血管收缩性，增加血管舒张性，达到降压的目的。大蒜具有杀菌作用，大蒜中的蒜辣素有抗生素作用。大蒜中的三硫烯丙基有扩血管作用，能抑制血小板的凝集，因此能降低外周阻力而降低血压和防止血栓形成。此外，大蒜还具有抑制肿瘤、降胆固醇和助消化等作用。

第二节 功能性评价
功能食品评价试验项目、试验原则及结果判定

（一）试验项目

人体试食试验：测血压和观察临床症状。
动物试验：测血压。

（二）试验原则

人体试食试验和动物试验所有项目必测，人体可加测血糖、血脂等健康指标。
人体试食试验可在治疗基础上进行观察和试验，动物试验可参照高血压模型和正常动物。

（三）结果判定

动物试验血压明显下降，人体试食试验血压明显下降、症状改善，可判定受试物具有调节血压的作用。人体试验为必做项目。有效：舒张压下降 10～19mmHg，收缩压下降30mmHg 以上。显效：舒张压恢复正常或下降20mmHg 以上。

第十四章　辅助降血糖功能食品

中医根据糖尿病的主要临床表现，将糖尿病划为"消渴"的范畴，因此糖尿病也称消渴症。糖尿病近年来发病率逐渐上升，并有年轻化的趋势，严重威胁人类健康，是目前仅次于癌症和心脑血管疾病的高发病。据研究报道，糖尿病患者体内的脂肪、蛋白质和糖类的代谢都出现了不同程度的紊乱，引发各种并发症，可累及人体的各个系统，控制血糖水平非常重要。口服降压药对肝、肾脏都有一定的副作用。开发具有辅助降血糖作用的功能食品，配合药物治疗，市场潜力巨大。

根据 2016 年国家食品药品监督管理总局（CFDA）的结果显示，获得批准的国产辅助降血糖保健食品共有 316 种，可使用原料共有 174 种（中药类原料 85 种）。目前降血糖保健食品的原料主要有以下三大类：食物类包括日常生活中常见的果蔬、粮食作物和干果类，如苦瓜、南瓜、绿茶、沙棘、胡萝卜、蘑菇、核桃、大豆、山药、洋葱、魔芋、苦荞麦、番薯叶等；药食类包括黄芪、桑叶、葛根、蜂胶、黄精、决明子、山药、甘草、红曲、百合、三七、泽泻、何首乌、乌梅、知母、生地等；营养强化剂及功能添加剂类包括吡啶甲酸铬、木糖醇、茶多酚、葡萄籽提取物和壳聚糖等。

第一节　功能性成分

研究发现，具有辅助降血糖功能的保健食品或中药的功效成分主要包括以下几类（表 14-1）。黄酮类：促进胰岛素分泌，调节肝细胞代谢，改善高血糖和胰岛素抵抗，通过影响胰岛 B 细胞的功能，作用慢而持久。多糖类可改善胰岛素细胞形态功能，促进胰岛素分泌，改善糖代谢酶系活性，提高免疫力。皂苷类通过改善肝功能，促进胰岛素分泌、清除自由基及抗氧化预防糖尿病。多肽也具有明显的降血糖作用，但不会发生低血糖现象。适当增加膳食纤维可改善机体对胰岛素的感受性，延长胃排空时间，抑制小肠内的葡萄糖转化来控制血糖水平。维生素和微量元素：维生素 C、维生素 B_6 在人体内的储备量会显著影响脂质代谢，改善糖耐量来调节血糖水平。微量元素铬，作为胰岛素耐量因子参与维持正常的血糖水平。近年来，菌类中药多糖在降血糖及预防糖尿病方面取得较大进展，呈多效应、多靶点、多途径等特点，是一类抗糖尿病新药的优质资源。药理研究表明各种食品功能因子的降血糖机制有所不同。

表 14-1　具有调节血糖功效的典型配料

序号	典型配料	作用
1	森林匙羹藤提取物	调节血糖，抗龋齿
2	蜂胶	增强免疫，抗病毒
3	地肤子提取物	调节血糖，抑制乙醇吸收
4	番石榴叶提取物	调节血糖
5	刺老芽提取物	调节血糖，抑制乙醇吸收
6	苦荞麦提取物	调节血糖，调节血脂
7	苦瓜提取物	调节血糖，清热解毒
8	红曲米提取物	降血糖，降血压，防癌
9	桑叶提取物	调节血糖，降低血脂

具有辅助降血糖功能的食品

（一）苦瓜

1. 主要成分 苦瓜为葫芦科苦瓜属植物的果实。在我国民间，苦瓜药食两用已有几千年的历史。研究证明，苦瓜所含的苷类和多种活性蛋白质具有很强的降血糖作用，如植物胰岛素、苦瓜皂苷、大豆苷等。苦瓜作为降糖降脂保健食品具有广泛的应用前景和市场价值。

2. 生理活性 研究表明，苦瓜具有降血糖、抗肿瘤、抗病毒、免疫调节等多种药理活性，其中降血糖效果最为显著，对糖尿病有一定的防治作用。随着现代医学的研究深入，苦瓜皂苷被证实是苦瓜降血糖的有效成分之一，被誉为"植物胰岛素"，苦瓜皂苷的种类非常多，苦瓜皂苷的三萜类成分主要存在于苦瓜种子和果实中，茎叶中也有部分皂苷存在。苦瓜果实中存在非单一的多种降糖活性成分，不同成分的降糖物质相互之间有协同作用。苦瓜的降血糖作用是通过刺激胰岛 B 细胞分泌胰岛素，改善受损细胞功能，维持适度皮质醇水平，肌糖原和肝糖原含量明显增加。

（二）南瓜

1. 主要成分 南瓜别名番瓜、饭菜瓜等，是葫芦科南瓜属一年生草本植物的果实。我国古代就有南瓜食疗保健的记载。南瓜富含多糖、精氨酸、腺嘌呤、胡萝卜素、维生素、蛋白质、淀粉及铬、镍等微量元素。

2. 主要成分 南瓜具有补中益气、消炎止痛、降血糖等功能。20 世纪 70 年代，日本就已开始使用南瓜粉治疗糖尿病。研究表明，南瓜防治糖尿病是多种成分共同作用下实现的。目前大多数文献关于南瓜降血糖的机制主要集中在南瓜多糖，但降血糖机制还不明确。南瓜多糖可能是以糖蛋白的形式存在，糖蛋白可能会刺激胰岛素分泌，同时可能增强葡萄糖激酶的活性。有研究发现，降血糖因子主要是南瓜戊糖，它具有调节血糖的作用；也有报道称主要是果胶和铬，因果胶可延缓肠道对糖和脂类的吸收，缺铬则使糖耐量因子无法合成而导致血糖难以控制。也有研究发现，南瓜多糖的降血糖作用不是通过抑制 α-葡萄糖苷酶的活性实现的，可能与其改善胰岛 B 细胞的功能或调节糖原合成酶系统有关。

（三）桑叶

1. 主要成分 桑叶为桑科植物桑的干燥叶，桑叶入药可追溯到《神农本草经》，是我国传统的主要药食两用中药品种之一。主要含植物甾醇、生物碱、黄酮、多糖、矿物质、维生素、食物纤维、氨基酸等。经研究，桑叶是一种优良的降血糖中药材，具有明显的降血糖作用，其所含生物碱、黄酮和多糖具有重要的降血糖活性，对于各类代谢性疾病，尤其对糖尿病的预防和治疗具有重要的科学和临床价值。

2. 生理功能 桑叶性寒，味甘苦，具有疏散风热、清肝明目的功效。早在《本草纲目》中就有关于桑叶能够治疗消渴症的报道。现代医学证明桑叶还具有较理想的降血糖、抗菌、降血压、利尿、降血脂、抗血栓等作用。桑叶所含的激素能促进细胞生长，刺激真皮细胞分裂，加速病体复原。生物碱类、黄酮类和多糖类均具有一定的糖苷酶抑制活性。桑叶的生物碱是有效的降血糖成分之一，能够抗肥胖，调节血脂水平，有利于血糖水平的调控；

桑叶的多糖可提高肝脏 SOD 的活性，降低丙二醛水平，促进胰岛 B 细胞的修复，促使胰岛素分泌增加，降低血糖；桑叶黄酮类成分可发挥拟胰岛素作用，促进外周组织对葡萄糖的利用，降低血糖水平，改善糖尿病患者症状。

（四）红曲米

1. 主要成分　红曲米是亚洲历史悠久的传统发酵食品，具有重要的药用价值。古代红曲是以大米为主要原料，由红曲霉发酵制作的紫红色米曲。红曲米为整粒米或不规则的碎米，呈棕紫红色或紫红色，质轻、脆，广泛应用在各类食品加工中。现代红曲米一般使用紫色红曲菌、毛红曲菌和红色红曲菌发酵制作而成。红曲米成分包括红曲红素、红曲素、红曲黄素、红曲红胺等。红曲米的活性代谢产物丰富，具有特定的生理功能和药用价值，代谢产物主要包括红曲色素、γ-氨基丁酸和橘霉素。

2. 生理功能　研究发现，红曲米具有抗糖尿病、抗肥胖、降血脂、改善睡眠、抗抑郁、降血压、抗癌、抗诱变活性、抗菌抗炎、调节胆固醇等多种功能。关于红曲米的降糖作用主要与红曲的代谢产物红曲色素有关。红曲霉是世界上唯一能产生食用色素的微生物。红曲色素是红曲霉的次生代谢产物，是红曲霉属的丝状真菌经过发酵而成，作为一种天然食品色素在全世界食品工业中广泛运用。红曲色素能够抑制酯酶的活性、脂肪增生和脂肪细胞增殖，降低甘油三酯的积累，抑制脂肪细胞转录因子表达，调节胰岛素水平。红曲米可作为食品添加剂用于各类食品加工。我国红曲米主要用于酱菜、腐乳、糕点、香肠等产品的着色。

（五）山药

1. 主要成分　山药又叫薯芋、薯药、延草、玉延等，是传统的药食同源的药物，为薯蓣科植物薯蓣的块茎，以河南焦作产的"怀山药"最佳。我国食用山药已有 3000 多年的历史，自古以来，它就被誉为补虚佳品，备受称赞。据现代科学分析，山药不但含有丰富的淀粉、蛋白质、无机盐和多种维生素等营养物质，还含有多量纤维素及胆碱、黏液质等成分。山药还含有多糖、尿囊素、皂苷、糖蛋白等活性成分。其中，山药多糖被公认为重要的功效物质。

2. 生理功能　传统中医认为，山药性平味甘，入肺、脾、肾经。具有补益强壮、补脾养胃、补肾涩精、降血糖、抗氧化和治疗消渴等功效，可用作保健食品的原料。研究发现，糖尿病是由人的胰岛素细胞合成和分泌胰岛素功能下降或障碍引起，山药多糖可提高与胰岛素相关酶的活性，降低血糖。山药多糖可明显降低四氧嘧啶糖尿病小鼠血糖，其作用机制可能与增加胰岛素分泌、改善受损胰岛细胞功能和清除多余自由基有关。山药含有黏液蛋白，有降低血糖的作用，可用于治疗糖尿病，是糖尿病患者的食疗佳品。

（六）番石榴

1. 主要成分　番石榴为桃金娘科番石榴属果树，既可作为一种果蔬食用，还是一种民间医药。番石榴叶含有多种化学成分，包括鞣质、黄酮、三萜、多糖、挥发油、皂苷、黄酮类等。日本特定保健用食品已有防治 2 型糖尿病的含有番石榴提取物的番石榴茶上市。

2. 生理功能　医学研究证实，番石榴具有止血、降糖、抗氧化、抗菌和抗病毒等功能，且无毒副作用。在中国、日本和东南亚亚热带地区，民间都会将番石榴的叶子用于治疗糖尿病，番石榴的果实和叶中丰富的铬有利于降低血糖；番石榴能促进胰岛素与靶细胞膜上受体结合，调节糖和脂代谢，降血糖作用明显；番石榴叶提取物能显著抑制游离脂肪酸的释放，且番石榴苷（黄酮苷类化合物）是番石榴叶降血糖的物质基础。

第二节　功能性评价

功能食品评价试验项目、试验原则及结果判定

开发辅助降血糖的功能食品，应进行功能性评价。首先要在患有糖尿病的动物模型上进行试验，如有明显的降糖作用，再做人体试食试验，观察其效果，确定其是否具有辅助降血糖的功能，再综合动物试验和人体试验的结果进行综合判定。

（一）试验项目及试验原则

1. 动物试验

（1）降低空腹血糖的试验

1）高血糖动物模型：常用四氧嘧啶或链脲霉素造高血糖动物模型。将动物禁食 24 小时后给予适当剂量的造型试剂，5～7 天后禁食 3～5 小时，取血测血糖水平，如血糖值达到了 10～25mmol/L，说明高血糖模型成功。

2）给受试样品：选高血糖动物模型并按禁食 3～5 小时的血糖水平分组，随机选 1 个模型对照组和 3 个剂量组。剂量组给予不同浓度的受试样品，模型对照组给予溶剂，连续 30 天，可延长到 45 天。测空腹血糖值（禁食同试验前）并比较各组血糖值及血糖下降百分率。血糖下降百分率 ＝［（试验前血糖值－试验后血糖值）/试验前血糖值］×100%。

3）受试样品高剂量对正常动物空腹血糖的影响：选健康成年动物禁食 3～5 小时，测血糖，按血糖水平随机分对照组和高剂量组各 1 个。喂饲到规定天数后，禁食 24 小时，测空腹血糖值，比较各组动物血糖值及血糖下降百分率。

（2）糖耐量试验：将高血糖模型动物禁食 3～5 小时，剂量组给予不同浓度的受试样品，对照组给予同体积的溶剂。15～20 分钟后经口给予葡萄糖 2.0g/kg，或医用淀粉 3～5g/kg，测定给予葡萄糖后 0 小时、0.5 小时、2 小时的血糖值；或给予医用淀粉 0 小时、1 小时、2 小时的血糖值。观察对照组与受试样品组给葡萄糖或医用淀粉后各时间点血糖曲线下面积的变化。

2. 人体试食试验　在动物试验结果呈阳性后，须进行人体试食试验。采用随机双盲法，分为试食组和安慰组，每组受试者不少于 50 人。人体试食试验包括糖耐量试验、测空腹血糖值、胰岛素测定和尿糖测定。受试样品必须是具有定型包装，标明服用方法、服用剂量的定型产品。试食期间坚持饮食控制，治疗糖尿病的药物种类和剂量不变。试食组在服药的基础上，按推荐服用方法、服用量每日服用受试样品，对照组在服药的基础上可服用安慰剂或采用空白对照。受试样品给予时间 30 天，必要时可延长至 45 天。

（1）观察指标：观察受试者身体一般状况（包括睡眠、饮食、大小便、血压等），检测受试者血、尿、便常规，做肝、肾功能检查。以上各项指标在实验开始和结束时各测 1 次，做胸透、心电图、腹部 B 超检查（经试验前检查 1 次）。

（2）功效指标：①症状观察；②空腹血糖；③餐后 2 小时血糖值；④尿糖；⑤血脂。

（二）结果判定

1. 空腹血糖结果判定　满足下述 2 个条件,可判定该受试样品的空腹血糖指标结果呈阳性。①空腹血糖试验前后进行自身比较,差异有显著性,试验后血糖平均下降的百分率≥10%;②试验后试食组空腹血糖值或血糖下降百分率与对照组比较,差异有显著性。

2. 餐后 2 小时血糖结果判定　满足下述 2 个条件,可判定该受试样品餐后 2 小时血糖指标结果呈阳性。①餐后 2 小时血糖试验前后进行自身比较,差异有显著性,试验后血糖平均下降的百分率≥10%;②试验后试食组血糖值或血糖下降百分率与对照组比较,结果具有显著性差异。

3. 辅助降血糖的作用判定　空腹血糖、餐后 2 小时血糖两项指标中任何一项指标呈阳性,即可判定该受试样品有辅助降血糖作用。

第十五章　辅助减肥功能食品

WHO 指出体重过重是危害人类健康的十大因素之一。肥胖症是一种由多因素引起的慢性代谢性疾病，影响机体的生理功能，也是导致其他代谢性疾病发生的危险信号。肥胖症的发生受多种因素影响，与遗传、饮食、生活方式以及能量平衡失调等因素有关，同时也会引起代谢和内分泌紊乱，伴有高血压、高血脂、糖尿病以及心血管疾病。临床表现随肥胖程度不同，有气短、嗜睡、胸闷、汗多、口臭、易疲劳、胃热等。

从营养学角度，肥胖是营养过剩的表现，不仅严重威胁人类健康，更引发了众多社会问题。与此同时，各种减肥食品、药品在市场上涌现。目前，低聚糖、膳食纤维和多糖可作为加工减肥产品的原料，燕麦、螺旋藻、食用菌、魔芋粉等原料加工制得的减肥产品效果良好，受到了消费者的认可。减肥功能食品作用原理主要是减少能量摄入、促进能量消耗和调节脂类代谢。膳食纤维不易消化吸收，可延缓胃排空时间，产生饱腹感，减少能量摄入；咖啡因、茶碱等甲基黄嘌呤类物质，可能是促进能量消耗、保持体重的有效途径。脂肪代谢调节肽能够调节血清甘油三酯，促进脂肪代谢，抑制体重增加。

第一节　功能性成分

肥胖是食欲调节和能量代谢功能长期紊乱引起的体内脂肪积累。控制能量摄入和增加能量消耗可调节能量负平衡进而减肥。食品和药食两用植物中可作为减肥食品开发生产的原料众多。当下国家对中药资源普查情况日益重视，因此应该加大开发力度和优化利用的途径与方式。例如，具有清热利湿、降血脂、补充营养、促进脂肪分解等作用的各种中药资源。这些原料含有丰富的膳食纤维、黏液蛋白、植物多糖、黄酮类、皂苷类等，能够抑制机体对糖类、脂肪的吸收，加速脂肪代谢，达到降低体重、减肥的目的。饮食结构中注意补充维生素、矿物质和含有异黄酮和皂苷类物质的食物对减肥和治疗代谢综合征也具有一定的效果。具有减肥功效的部分典型配料见表 15-1。

表 15-1　具有减肥功效的典型配料

序号	典型配料	功效
1	左旋肉碱	减肥，抗疲劳，抗衰老
2	枳实提取物	促进新陈代谢，加速脂肪消耗
3	荷叶提取物	减肥
4	壳聚糖	减肥，调节肠道菌群，增强免疫力
5	乌龙茶提取物	减肥，抗衰老，清除自由基
6	魔芋精粉	减肥，调理胃肠道
7	白茅根提取物	利尿，减重
8	泽泻提取物	利尿，减重
9	大豆纤维	减肥，润肠通便
10	燕麦纤维	减肥，润肠通便，调节血脂

具有减肥作用的食品

（一）魔芋

1. 主要成分　魔芋属天南星科多年生草本植物，又叫鬼头、鬼芋，作为食品使用历史悠久，是 WHO 确定的十大保健品之一。其主要成分是碳水化合物，含有人体必需脂肪酸，含有哺乳动物不能合成的亚油酸和亚麻酸，两者含量高达 49%以上；还含有葡甘露聚糖、常量元素（镁、磷、钾和钙）、微量元素（铁、锌、锰、铜和硒）等；魔芋的利用价值主要在其块茎的葡甘露聚糖（KGM）。

2. 生理功能　葡甘露聚糖是一种天然、安全、无毒副作用的高分子可溶性膳食纤维，在所有高膳食纤维的食品中质量优良，在食品添加剂领域应用普遍（增稠剂，稳定剂，填充剂），特别是其减肥效果突出，日益受到关注和重视。葡甘露聚糖不含热量，会令机体产生饱腹感，能够减少和延缓葡萄糖的吸收，抑制脂肪酸的合成，减缓胆固醇和糖类物质的吸收，能明显降低体重、脂肪细胞大小，减肥瘦身效果显著。同时，葡甘露聚糖还有助于通便，稳定血糖值，降血脂，抗脂肪肝，经研究发现，肥胖程度越高，食用葡甘露聚糖后体重减少越多，这是由于摄入葡甘露聚糖后脂肪的吸收受到抑制。魔芋胶是对魔芋精粉进行深加工的产物，葡甘露聚糖含量高达 90%以上，凝胶反应速度快，理化性质优良，在人体内不产生能量，在食品加工、医药、化工和日化用品领域应用广泛。

（二）香菇

1. 主要成分　香菇属担子菌纲伞菌目口蘑科香菇属，又名香菌、花菇和中国菇，为世界上第二大食用菌。《本草纲目》中对香菇已有记载："干平、无毒"；我国传统医学认为香菇可治疗"食欲减退，少气乏力"。香菇的药用价值与其所含丰富的营养成分密切相关，香菇中的营养成分包括香菇多糖、蛋白质、微量元素和矿物质，还包括少量的挥发性成分等。其中，香菇多糖是香菇中最重要的生物活性物质，已引发人们的广泛关注和重视。

2 生理功能　香菇是一种重要的食药两用栽培真菌。香菇含有丰富的菌柄纤维素、多种酶和氨基酸，其中七种是人体必需氨基酸。现代医学研究发现，香菇可作为补充维生素D 的药剂，预防佝偻病，还可以治疗贫血；香菇减肥的作用机制主要是通过抑制胆固醇的增加，来达到减重降脂的作用，效果显著。香菇还能促进血液循环，具有抑制黑色素，抗氧化、抗衰老、抗抑郁、神经保护、抗寄生虫和抗癌等作用。金针菇、蘑菇、草菇等也是较好的减肥食品。

（三）绿茶

1. 主要成分　绿茶又称不发酵茶，其化学成分不仅决定着茶叶的品质，与其药理作用也关系密切。研究发现，绿茶的主要化学成分有茶多酚、茶多糖、茶色素、咖啡因、水分、矿物质、维生素和芳香油等。

2. 生理功能　茶的减肥降脂作用自古就受到关注。早在《本草拾遗》就有记载："茶，去人脂，久食令人瘦。"现代医学研究报道最多的是茶多糖和茶多酚。茶多糖具有调节血糖、血脂、抗氧化、抗辐射和提高免疫力等作用；茶多酚具有降血压、降血脂、预防心血管病和防癌等作用。绿茶中的咖啡因影响肾上腺素分泌，使胃肠道和胰腺的脂肪酶活性下降，降低脂肪酸合成酶活性，加强新陈代谢；儿茶素是具有高活性的类黄酮的总称，具有抗氧化、提高新陈代谢、清除自由基等作用，绿茶中含量较高。绿茶儿茶素对内脏脂肪和体重都有作用。实验发现，研究对象每日摄入 444～666mg 儿茶素，体重、身体脂肪、皮下脂肪和腰围值减小，体内脂肪与内脏脂肪含量也有降低。

（四）黄瓜

1. 主要成分　黄瓜富含蛋白质、糖类、维生素 B_2、维生素 C、维生素 E、胡萝卜素、烟酸、钙、磷、铁等营养成分，同时还含有丙醇二酸、葫芦素、柔软的细纤维等成分。黄瓜维生素 C 的含量比西瓜高 5 倍。

2. 生理功能　黄瓜作为一种减肥美容的佳品，长期以来受到人们的喜爱和推崇。黄瓜味甘，性凉，含水量多，富含纤维素，有除热、利水、排毒养颜、促进新陈代谢、轻身的功效。吃黄瓜还可降低血脂。此外，黄瓜中的纤维素对促进人体肠道内腐败物质的排除和降低胆固醇有一定作用。现代药理学研究认为，新鲜黄瓜含有丙醇二酸，其可抑制糖类物质转变为脂肪，能促进肠内毒素排泄，避免脂肪在体内聚集过多而导致肥胖症的发生，使血液流通顺畅，还能控制血糖，保持血管健康。

（五）赤小豆

1. 主要成分　赤小豆为豆科植物赤小豆的干燥成熟种子，又名赤豆、红小豆，既是常用中药，又是我国老百姓广泛食用的豆类。赤小豆营养丰富，含有五环三萜皂苷类、黄酮类、鞣质等成分。目前，赤小豆主要作为普通食品供人们食用，其多种功效还未被充分认识与应用。

2. 生理功能　赤小豆始载于《神农本草经》，其后医方亦多有记载其功效。现代药理学证明其具有抗氧化、增强免疫力、抗菌、雌激素样、利尿消肿和润肠通便等功能。对于妊娠和哺乳期妇女，还具有催乳的作用，能够促进血液循环，使人气色红润。还能够解酒、解毒和利水消肿。研究发现，赤小豆是难得的膳食纤维源，纤维含量高达 60% 左右，质感好，口感佳，赤小豆餐后所致的血糖波动小，有利于糖尿病患者餐后血糖的控制。

（六）红薯

1. 主要成分　红薯是仅次于水稻、小麦、玉米的重要粮食作物，又名番薯、红苕、甘薯和地瓜等。红薯含有淀粉、膳食纤维、蛋白质、维生素 A、维生素 C、矿物质（钾、铁、铜、硒、钙等），营养价值很高，红薯中的胡萝卜素和维生素为维持人体健康所必需。

2. 生理功能　红薯被称为营养最为均衡的天然保健食品，其蛋白质、脂肪、糖类的含量均低于谷类，但其营养成分含量适当，并且营养价值优于谷类。红薯中含有大量的黏液蛋白，可防止动脉粥样硬化，降低血压，预防肥胖，抗衰老。还含有丰富的胶原维生素，可阻碍体内多余的糖类转变为脂肪。这种胶原膳食纤维在肠道中不被吸收，可润肠通便，增强肠道蠕动，通便排毒，预防肠癌的发生。胶原纤维与胆汁结合后，可降低血清胆固醇，促进体内脂肪的消除。红薯还具有抑菌、抗诱变、抗肿瘤、辅助治疗糖尿病等功能。

（七）海带

1. 主要成分　海带属大型海藻，隶属于褐藻门，海带科，海带属，为多年生海藻植物。中药名称为"昆布"。海带味咸，性寒，归入肝、胃、肾经，始载于汉末的《名医别录》。研究发现，海带包括海带多糖、海带多酚、活性碘、脂肪酸等多种成分，现代药理学证实其具有多种生理活性。

2. 生理功能　海带不仅可作为工业上提取碘、胶、醇的原料，还具有重要的药用价值和食用价值。科学研究发现，海带具有防癌、抗癌、降三高、补钙、提高免疫力、美容等功效。《嘉祐本草》记载海带能够"去瘿行水，下气化痰"；《食疗本草》说海带能够使人消瘦。海带还是一种低脂肪、低热量食品，可消除血脂，减少脂肪在心脏、血管和肠壁上的沉积，尤其对甲状腺功能低下引起的肥胖有效。海带符合现代人的饮食结构要求，成为当代食疗的最佳选择之一。

（八）玉米

1. 主要成分　玉米是全世界重要的粮食和饲料的经济源作物，俗称苞谷、棒子等。玉米含大量胡萝卜素、亚油酸、卵磷酸、硒、镁、膳食纤维和维生素 A、维生素 E，能够降低血脂，软化血管。在中药里，玉米须茶又叫"龙须"，味甘性平，有广泛的预防和保健用途。

2. 生理功能　玉米被人们称为减肥食物。玉米中的镁可加强肠道蠕动，促进废物的及时排泄。食后具有饱腹感，热量低。研究发现，玉米还含有可协助人体氧化脂肪的代谢酵素，能够对抗脂肪，特别适合作为减肥的食品。玉米和大米相比，热量仅比大米多出一些，因此吃玉米并不会让人长胖，对于人体的健康却起到非常好的正面作用。作为粗粮的玉米可以促进消化和吸收，同时对减肥也起到很好的辅助作用。玉米中的纤维素含量很高，具有刺激胃肠蠕动、加速粪便排泄的特性，可防治便秘、肠炎、肠癌等。玉米须有非常强大的利尿泄热效果，能消除腰腹部的多余脂肪，达到减肥的效果。玉米胚芽中的维生素 E 可促进人体细胞分裂，有利尿作用，有利于减肥。膨化后的玉米花体积很大，食后可消除肥胖者的饥饿感。

（九）冬瓜

1. 主要成分　冬瓜又称白瓜、枕瓜。不含脂肪，含有丰富的膳食纤维、钙、磷、铁、胡萝卜素等。

2. 生理功能　中医认为，冬瓜味甘，性微寒，无毒，具有利水消肿，降脂减肥，清热利尿，止渴解烦，消痰止咳等作用。冬瓜能够用于减肥，早在《神农本草经》中就有记载，久服能轻身。冬瓜活性物质中起到减肥功效的就是丙醇二酸，其可阻止体内脂肪积累，促进新陈代谢。现代医学研究认为，冬瓜无脂低钠利尿，是肾脏病、浮肿病患者的佳品，可减少水、钠在人体的潴留，消耗体内积存的脂肪。冬瓜含糖量较低，糖尿病患者可以食用。冬瓜水分较多，产热量低，可辅助治疗高血压、冠心病、动脉粥样硬化等疾病。冬瓜皮是中药常用的利尿剂。

（十）枸杞

1. 主要成分　枸杞属于茄科落叶灌木。长期以来，枸杞在亚洲国家一直作为一种中药和功能食品。枸杞的叶、果、根均可入药，是中药配方的重要成分。枸杞含有枸杞多糖、类胡萝卜素、多酚类物质等。水溶性的枸杞多糖（LBP）是其研究的热点。对枸杞提取物和产品来说，多糖含量是枸杞功效的关键。

2. 生理功能　枸杞子具有滋肾、润肺、补肝、明目、抗衰老、防治高血压、防治动脉硬化、降脂减肥等作用。李时珍在《本草纲目》中记载，枸杞可滋养肝肾，补充能量，改善视力。研究发现，枸杞可调节人体能量代谢，对肥胖患者具有一定的减肥作用。现代药理研究证明，枸杞富含甜菜碱等药用成分，参与脂肪代谢，可以有效地抑制脂肪在肝细胞内沉积，使肝中磷脂、总胆甾醇的含量减低，并能促进肝细胞新生，促进脂质代谢或抗脂肪肝。研究发现，枸杞多糖抑制了脂肪瘦素的分泌，同时也降低了血清瘦素的水平，提高了下丘脑瘦素受体结合的水平，降低机体食欲和促进脂肪代谢，增强能量消耗，从而达到控制体重的目的。

第二节　功能性评价

功能食品评价试验项目、试验原则及结果判定

（一）试验项目

1. 动物试验　①体重。②脂肪细胞数目及大小测定。③体内脂肪重量（全身或腹腔内、生殖器及肾周围）。④血脂测定（血清甘油三酯及总胆固醇）。

2. 人体试食试验　①体重。②体内脂肪重量。③血脂（血清甘油三酯及总胆固醇）。

（二）试验原则

在进行减肥试验时，还应结合进行机体营养状况的检测、运动耐力的测试及不良反应的观察。人体试食试验为必做项目。动物试验与人体试食试验相结合，综合评价。以各种营养素为主要成分代替主食的减肥食品可以不进行动物试验，只进行人体试食试验。评价指标包括体脂；脂肪酶；脂肪细胞数目及大小；甘油三酯、总胆固醇、高密度脂蛋白胆固醇、低密度脂蛋白胆固醇含量；卵磷脂胆固醇酰基转移酶（LCAT）活性；胰岛素，甲状腺激素等。

（三）结果判定

在动物试验4个指标中，若有2个以上指标呈阳性（含2个，且其中1个指标应是体内脂肪重量），无不良影响，可初步判定该受试物具有减肥作用。在人体试食试验中，体内脂肪重量明显减少且对机体健康无害，可判定该受试物具有减肥作用。

（四）减肥原则

减肥的目标是去除体内多余的脂肪，不应该只以体重减轻为标准，应观察脂肪减少的速度，正确的减肥方式应该在不影响健康，无不良反应（包括头晕、脱发、腹泻和胃肠道功能紊乱等）条件下进行。

（贺　森　曹冠华）

第六篇 防治代谢综合征中医药研究新思路

第十六章 基于肠道微生态调节的中医药防治代谢综合征研究

第一节 肠道微生物与代谢综合征

一、人体肠道微生物概述

在健康的人体肠道内，数千亿计的微生物构成了一个巨大而复杂的生态系统，且以细菌数量最多、种类最为丰富。人体肠道菌群含有约 1000 种细菌，总重量约有 1.5kg，微生物细胞的总数量约是人体自身细胞的 10 倍，编码基因总数量约是人体基因总数量的 100 倍，因而肠道微生物被称为人类的"第二基因组"。另外，数量如此众多的菌群存在于人体肠道内，必然对人体的能量、物质代谢起到极为重要的调节作用。肠道正常菌群除了对宿主有促进消化吸收营养物质的作用外，还产生菌群之间的生物拮抗作用、提高免疫作用、抗肿瘤作用、抗衰老作用等。肠道菌群通过以上机制参与人体的生理、生化、病理过程，与人体形成了相互依存、相互受益、相互协调又相互制约的动态平衡，因此肠道微生物也被称为人体内的一个"新系统"或"新器官"。

（一）肠道微生物的研究历史

早在 19 世纪科学家便开始了对肠道细菌的探索。1886 年就有学者发现了大肠杆菌及其生理作用；1907 年研究者提出"酸奶长寿"，乳酸菌能抑制肠道腐败菌生长，即著名的"梅氏假说"。1965 年研究者第一次获得了肠道微生物存在于胃肠道黏膜中的显微图像，图中显示许多杆状或球状的细菌附着于胃黏膜上。随后科研工作者逐步对肠道微生物与人体健康关系进行了初步探索，1992 年相关学者提出肠道微生物菌群有类似虚拟器官一样的代谢功能，认为其是"被忽略的人体器官"，研究者们逐步意识到肠道微生物作为一个整体对宿主肠道的重要性。

20 世纪末，随着分子生物学飞速发展，肠道微生物的多态性分析及定性定量研究取得了重大突破。另一方面，随着模型动物、基因工程动物的开发，肠道微生物的生理功能逐一得以揭示。

2007 年年底，美国国立卫生研究院（NIH）投入 1.15 亿美元，正式启动"人类微生物组计划"，该项目由美国主导，多个欧盟国家及日本和中国等十几个国家参加。人类微生物组计划使用新一代 DNA 测序技术，绘制人体不同器官中微生物宏基因组图谱，解析微生物菌群结构变化对人类健康的影响，其中肠道作为微生物最为丰富的器官自然是研究的重中之重；2008 年 4 月，欧盟宣布启动肠道元基因组第七框架项目（MetaHIT），该计划将分析肥胖或肠炎等疾病与人体内细菌基因组之间的联系，揭示体内细菌如何影响人类健康。

近年来，随着宏基因组学、宏转录组学、代谢组学等组学技术逐渐被应用于肠道微生物的研究中，肠道微生物结构组成、功能及代谢产物得以揭示。*Nature*、*Science* 等高水平期刊也相继发表了大量与肠道微生物相关的研究论文，目前肠道微生物与人类健康的研究已成为生物医药学研究领域的热点。

（二）肠道微生物的基本结构与组成

人体的消化系统属于开放性系统，人类自出生起，在与外界环境接触后，肠道内逐渐被微生物占据。在婴幼儿时期，随着环境因素及摄入食物的转变，肠道微生物组成存在着巨大的转变；而随着年龄增长，肠道内菌群的繁殖与新陈代谢逐步趋于稳定，其种类及总量基本上终生不变。

人体肠道微生物可被分为"核心菌群"和"可变菌群"两类，前者指在绝大多数人群中都普遍存在的微生物种类，后者指受外部和内部条件影响仅存在于少量人群中的微生物种类。肠道微生物在系统发育水平上基本分属于厚壁菌门（Firmicutes）、拟杆菌门（Bacteroidetes）、变形菌门（Proteobacteria）、放线菌门（Actinobacteria）、疣微菌门（Verrucomicrobia）、梭杆菌门（Fusobacteria），其中拟杆菌门和厚壁菌门为主要优势菌群，不低于 90%。欧盟 MetaHIT 项目组经研究后，共获得 330 万个人体肠道微生物宏基因组有效参考基因，约是人体基因组的 150 倍。据此推测，人体肠道中至少存在着 1000～1150 种细菌，每个宿主体内约平均含有 160 种优势菌种。

（三）肠道微生物的基本功能

肠道微生物是人体消化、吸收营养物质的重要参与者，并参与了维生素的合成和各种离子的吸收。肠道微生物能帮助人体消化和代谢木聚糖、纤维素、抗性淀粉等难以消化的营养物。人体内以糖类为来源的能量，10%～15%依赖于肠道细菌的酵解，肠道微生物在肠道内将多糖降解成单糖和短链脂肪酸，扩大宿主原料利用范围，提高能量利用效率，还起到调节肠道炎症、促进血管舒张和肠道蠕动、帮助肠道伤口愈合的功能；短链脂肪酸还可通过 G 蛋白耦合受体对宿主进行代谢调节。通过调控短链脂肪酸受体 OIFR78 和 GPR41等，肠道微生物菌群产生的丙酸盐还能在调控血压方面起到作用；另外，短链脂肪酸还可作用于免疫细胞（如中性粒细胞）来抑制炎症的产生；或作用位于小肠末梢和结肠的分泌细胞，调节激素 GLP-1 的产生，增加胰岛素的分泌，从而发挥抗糖尿病作用。肠道微生物代谢产物不仅可作为信号分子直接影响肠道功能，还有可能间接影响肝脏、大脑、脂肪组织和肌肉组织，从而影响机体肥胖水平及相关的并发症的发生与发展。例如，肠道微生物可通过分解胆汁酸和甘氨酸的结合体而改变胆汁酸在人体内的肝肠循环过程，并进一步调节脂肪和葡萄糖代谢，从而控制机体肥胖水平和 2 型糖尿病发病情况。综上可知，肠道微生物可影响甚至在一定条件下决定宿主的能量吸收。

肠道是人体内最大的免疫器官，肠道微生物与宿主在肠道黏膜表面的交流促进了免疫系统的建立和发展，使肠道成为人体非常重要的免疫屏障；另外，肠道微生物还通过形成

"菌膜屏障"而为人体提供保护功能。在与人类共同进化的几百万年时间里，肠道微生物与人体的免疫系统，尤其是肠黏膜免疫系统，已形成了密不可分的关系，有研究表明肠道微生物能调控宿主肠道中 T 细胞群的生成；同时肠道微生物的失调则会导致机体免疫系统的异常，增加食品过敏或者肠道炎性疾病的风险；已有研究表明肠道微生态环境紊乱会导致全身免疫系统过度活跃。由此可见，肠道微生物的组成和功能与宿主的健康状况密切相关，大量研究表明肠道菌群失调会导致宿主多种疾病发生。

二、肠道微生物与代谢综合征

人体的代谢由宿主自身基因组调节及微生物基因组调节的代谢途径共同组成，受到二者的双重控制，构成共代谢关系。肠道微生物能够受到人体遗传背景改变、营养物质及药物摄入等因素的影响，反过来又会对宿主的代谢表型产生明显的调控作用，两者相互作用、相互影响，最终对人体的代谢产生作用。对于肥胖、糖尿病、高脂血症、高血压等代谢性疾病的研究过程，均表明这些代谢性疾病发生后人体肠道微生物优势菌群发生了改变，出现了肠道菌群多样性减少等一系列肠道菌群紊乱的情况。

（一）肠道微生物与肥胖

肥胖的发生发展是一个复杂过程，涉及遗传易感性和环境因素的共同作用，但对其致病原因的了解还比较有限。基于此，人们日益认识到肠道菌群可能是连接基因、环境和免疫系统的重要因素。

1. 肠道菌群比例失调与肥胖　近年研究证明，人体肠道中厚壁菌门和拟杆菌门的比例与肥胖关系密切。研究者通过分析来自于相同饮食结构的遗传性肥胖小鼠（ob/ob）和非肥胖小鼠（ob/+、+/+）远端肠道（盲肠）内细菌的 16S rDNA，指出肥胖小鼠肠道内拟杆菌门的丰度降低了 50%，而厚壁菌门的丰度成同比例地增加；将肥胖小鼠肠道菌群转移到非肥胖小鼠肠道后，非肥胖小鼠 2 周后表现出和肥胖小鼠一样的体征，表明肥胖表型可以受宿主肠道菌群的改变而发生；在人体研究中，通过比较肥胖组与非肥胖组远端结肠菌群结构的差异，发现肥胖组远端结肠内拟杆菌比对照组明显减少，而厚壁菌则相应增加（肥胖组粪便中的厚壁菌门比非肥胖组高 20%，而拟杆菌门低 90%）；通过对 154 位受试者的肠道中菌群构成进行的分析，证实肥胖者肠道中细菌的多样性明显降低，其中放线菌门微生物增多，拟杆菌门减少，厚壁菌门的微生物没有明显变化。综上分析可知，肠道菌群比例失调在肥胖形成过程中有较大影响，且人体研究的数据和动物模型所得到的结果基本一致，因此通过改变肠道微生物组成比例有可能达到控制肥胖的目的。

2. 肠道菌群与营养物质的吸收　肠道是营养物质代谢的主要场所，正常的肠道菌群参与了宿主对营养物质的消化、合成和吸收。肠道菌群可促进葡萄糖的吸收，对非消化食物（如多糖等）可通过肠道菌群的分解，产生短链脂肪酸，进而增加了额外营养物质吸收。通过对无菌小鼠和普通小鼠的对比研究后发现，给予相同高脂、高糖饲料喂养 8 周后，无菌小鼠全身脂肪含量比普通小鼠低 40%，性腺脂肪含量低 47%；8 周后将普通小鼠肠道菌群移植转接到无菌小鼠体内，2 周后经菌群移植的无菌小鼠体重增加了 60%，并出现高血糖和胰岛素抵抗，表明高能量饮食引起普通小鼠肥胖可能不是唯一的因素，而肠道微生物在其中起到了至关重要的作用；研究还发现将肥胖小鼠肠道菌群移植到无菌小鼠肠道后，其体内脂蛋白脂肪酶活性增加，从而促使脂肪酸从甘油三酯、脂蛋白复合物中释放出来，进而被肌肉组织、脂肪组织摄取利用。脂蛋白脂肪酶活性的增加是由于肠道菌群在无菌小鼠肠道内抑制了禁食诱导脂肪因子（fasting-induced adipose factor，Fiaf）的结果。Fiaf能抑制脂蛋白脂肪酶活性，所以将普通小鼠肠道内肠道菌群移植到无菌小鼠体内后，Fiaf表达量减少，导致甘油三酯在脂肪组织中积累。因此肠道微生物不仅能够促进宿主吸收更多营养物质，还能够调控宿主的能量代谢。

3. 肠道菌群与全身慢性炎症反应　最近研究表明，当机体处于脂代谢紊乱的情况时，肠道内乳酸杆菌、双歧杆菌、肠球菌等受环境变化影响较大，数量明显减少；而肠杆菌受环境变化影响较小，数量保持稳定，结果导致肠杆菌在数量上相对增多，从而使肠道中革兰氏阴性菌的数量超过了革兰氏阳性菌。脂多糖（lipopolysaccharides，LPS）是革兰氏阴性菌细胞壁的组分之一，革兰氏阴性菌死亡溶解后会释放出LPS，因此LPS也被称为内毒素。内毒素会引起发热、微循环障碍、内毒素休克等不良反应。由此可知，脂代谢紊乱引发肠道微生态失调令革兰氏阴性菌的数量相对增多，从而导致肠道内毒素大量生成；另一方面，菌群比例的失调会抑制肠上皮紧密结合蛋白 Occludin 和 ZO-1 的表达，使小鼠肠道黏膜的通透性显著增加，使得大量内毒素由肠道进入血液。内毒素通过与天然免疫细胞表面的 Toll 样受体 4（Toll-like receptors 4，TLR4）相结合，触发多种炎性因子的产生，导致慢性低水平炎症状态，影响脂代谢，从而引发高脂血症。此现象被称为"代谢性内毒素血症"，并认为内毒素会促进肥胖及代谢紊乱状态的发展，是联系肠道菌群与肥胖及代谢疾病的主要因素之一。综上可知，脂代谢紊乱导致了体内肠道微生态的失衡，而肠道微生态的失调又进一步加重了脂代谢紊乱。

4. 调节肠道菌群与肥胖的改善　基于动物模型研究表明，调节肠道微生态在一定程度上能改善脂代谢紊乱，目前已提出的调节肠道微生态疗法主要是使用针对肠道的抗生素，补充益生元如菊粉、低聚果糖、麸糠和欧车前等，以及直接添加益生菌如双歧杆菌和乳酸杆菌等。在饲料中添加低聚果糖对大鼠进行喂养后，大鼠体重增加速度和脂肪组织的形成速度都明显放缓；在大鼠饲料中直接添加某些益生菌如双歧杆菌和乳酸杆菌也能产生降低大鼠体重增长速度及血脂水平、减轻机体氧化应激程度的效果。因此，通过补充益生元及直接添加益生菌调节肠道微生态，进而改善脂代谢紊乱是一种理想的治疗手段，这种方法发生严重不良反应的概率要大大低于目前临床上使用的药物，另外与传统的控制饮食和运动疗法相比，这种方法较易坚持，患者的依从性好，具有很好的应用前景。

（二）肠道微生物与糖尿病

肠道微生物是影响代谢性疾病的关键因素，改变肠道微生物的群落结构，会引起代谢功能紊乱，其中最重要及研究最多的是糖尿病。近年研究认为，肠道菌群主要通过调节血糖及血脂代谢、影响脂肪储存，进而参与机体能量代谢。长期高糖、高脂饮食可改变肠道微生物组成，使血中内毒素水平升高，内毒素是炎症引起的代谢综合征和糖尿病的启动因素，可诱发慢性低水平炎症，最终导致肥胖和胰岛素抵抗。

1. 肠道微生物与1型糖尿病　近年来相关研究表明，携带1型糖尿病基因的健康易患人群的肠道微生物的紊乱可能导致自身免疫紊乱，最终诱导胰岛 B 细胞的破坏。对于产生自身免疫紊乱的机制有多种观点：第一种观点是在宿主生命的早期，肠道微生物通过定植在肠道内，产生免疫反应和免疫调节作用；第二种观点是肠道微生物单独或协同作用导致肠道屏障体系的改变，从而导致肠道微生物的失调。两种机制都可以通过幼龄儿童免疫调节机制不完善及不成熟来解释 1 型糖尿病发病率的增加，以及发病年龄年轻化的现象。通过改变肠道微生物组成从而增加正常的免疫诱导反应，进而改善和预防肠道微生物的失衡，达到改善 1 型糖尿病的作用。

目前对肠道微生物与 1 型糖尿病的发病机制关系的研究尚有争议。其中最早的证据是通过"糖尿病倾向生物育种小鼠"得到的，研究发现抗生素治疗会降低 1 型糖尿病发病率，随后，对"非肥胖糖尿病小鼠"（non-obese diabetic，NOD）的研究也得到相似结论，无菌环境条件下 NOD 小鼠的糖尿病发生率增加。还有研究证明接触特定细菌病原体并被感染后的 NOD 小鼠 1 型糖尿病发病率比无菌条件下 NOD 小鼠的 1 型糖尿病发病率低。总之，在动物模型中肠道微生物可能在 1 型糖尿病的发病中起到一定的作用。

芬兰研究者对 8 例携带 1 型糖尿病抗体的儿童进行粪便采集，并选取 8 例无 1 型糖尿病易患基因且无 1 型糖尿病抗体的健康儿童作为对照组，并进行随访。研究者对粪便中肠道微生物进行 16S rDNA 基因测序，6 个月后，携带 1 型糖尿病抗体的儿童中有 4 例发展为 1 型糖尿病。通过检测这 4 例的粪便 16S rDNA 后发现，其肠道内拟杆菌门与厚壁菌门的比值升高，二者比值的升高增加了自身免疫反应发生的风险。此外，研究者还提出试验组肠道微生物的特异性较对照组明显减低，组内菌群相似程度也较对照组降低，提示 1 型糖尿病自身免疫易感患者的肠道菌群种类较对照组更加不稳定；对携带 1 型糖尿病抗体儿童的粪便进行宏基因分析，结果显示 1 型糖尿病试验组肠道细菌中的基因与产生短链脂肪酸和肠道通透性增加有关；产丁酸的细菌可以预防 1 型糖尿病自身免疫，而产短链脂肪酸的细菌可以诱导自身免疫，其机制可能与细菌酵解和代谢的产物对肠上皮通透性的影响有关；乳酸酵解产生的丁酸与肠上皮细胞的紧密连接、黏液分泌与通透性有关，相反，乳酸酵解产生的其他短链脂肪酸，如丙酸、乙酸或琥珀酸与黏液分泌、紧密连接和保持上皮完整性无关。因此，当肠道内产丁酸的细菌占主导时，肠道健康会得到保护，而产丙酸的细菌占主导时肠道健康可能会被破坏。有研究表明产生乙酸和乳酸的细菌也和自身免疫抗体的产生有关，并且确认了此类细菌对胰岛 B 细胞自身免疫和疾病进展的作用，但是此研究中的自身免疫反应作用在不同性别间是有差别的（类杆菌对男性有作用，而脆弱类杆菌对女性有作用），也指明了性别与 1 型糖尿病肠道菌群的关系。

相关研究表明，在儿童饮食发展过程中，推迟麸质的摄入可以降低胰岛自身免疫风险。然而最近一项对比摄入麸质食物或无麸质食物对 1 型糖尿病影响的研究发现，摄入麸质的 NOD 小鼠比无麸质摄入的 NOD 小鼠更容易发生高血糖，并且两者肠道菌群也存在一定差异。

2. 肠道微生物与 2 型糖尿病　2 型糖尿病发病机制比较复杂，目前仍未得以系统、完整地揭示，但基于肠道菌群研究的病因学说为 2 型糖尿病发病机制的研究提供了一个全新视角。现代研究表明，肠道菌群通过多种途径参与 2 型糖尿病的发生发展过程，其可导致胰岛素抵抗、胰岛 B 细胞功能损伤、糖脂代谢紊乱，脂肪过度积累及大小血管被破坏，不断推动代谢综合征的发展，最终形成 2 型糖尿病及其并发症。

研究发现 2 型糖尿病患者普遍存在明显的肠道菌群失调，肠道内厚壁菌门、梭菌属细菌比例显著降低，拟杆菌属、大肠杆菌等致病菌水平明显升高，具有保护作用的双歧杆菌含量大幅减少，这在 2 型糖尿病大鼠中也得到了证实。因此，以调节肠道菌群为靶点的药物干预将为 2 型糖尿病的临床治疗提供新策略。

肠道微生物通过短链脂肪酸代谢途径调节 2 型糖尿病。短链脂肪酸（short-chain fatty acids，SCFAs）一般是由 1～6 个碳原子组成的有机酸，在肠道内可由肠道菌群分解食物中的糖类等形成，主要包括乙酸、丙酸、丁酸等。SCFAs 对宿主有很多重要生理功能，如调节肠道菌群组成，维持体液和电解质平衡，为宿主提供能量及维持结肠机械屏障完整性等。丁酸是结肠上皮细胞的重要能量来源之一，同时可以减少结肠细胞凋亡。研究人员采用宏基因组学方法与技术，发现糖尿病患者体内产丁酸盐细菌的丰度显著下降，在高脂饮食诱导的胰岛素抵抗实验中，口服丁酸钠可提高胰岛素敏感度；研究发现，丁酸通过环腺苷酸（cAMP）依赖性机制激活肠道糖异生（intestinal gluconeogenesis，IGN）途径中相关酶的基因表达，对于维持机体血糖正常水平发挥重要作用；丁酸还可抑制单核细胞中肿瘤坏死因子（tumor necrosis factor α，TNF-α）、白细胞介素-12（interleukin-12，IL-12）及 IL-1β 的释放，上调 IL-10 的表达，降低 NF-κB 活性，进而抑制胰岛 B 细胞凋亡；另外，乙酸是胆固醇合成的底物，摄入高脂食物的啮齿类动物体内存在更高的乙酸水平，乙酸会刺激胰岛 B 细胞分泌胰岛素；丙酸主要来源于拟杆菌门发酵可溶性膳食纤维的主要产物，经结肠吸收后其能够抑制胆固醇合成，具有降血脂功效；此外，SCFAs 是 G 蛋白偶联受体（G protein-coupled receptors，GPCRs）GPR41、GPR43 的配体，通过肠道 L 细胞上的 GPR41 和 GPR43 刺激细胞分泌酪酪肽（peptide YY，PYY）和胰高血糖素样肽-1（glucagon like peptide-1，GLP-1）。GLP-1 是一种肠促胰素，参与血糖稳态的调节，PYY 也具有调节血糖稳态和减肥的作用。

肠道微生物通过支链氨基酸代谢途径调节 2 型糖尿病。氨基酸对人体健康具有重要的生理功能，尤其是亮氨酸、缬氨酸和异亮氨酸等支链氨基酸（branched chain amino acids，BCAAs）在适量范围内可显著促进胰岛素和生长激素的释放。研究表明，肠道菌群参与BCAAs 合成，糖尿病患者血清 BCAAs 水平的大幅提高与肠道菌群变化密切相关。研究机构对非糖尿病健康人群和糖尿病患者进行比较分析，发现糖尿病患者的血清 BCAAs 水平升高，普氏菌（*Prevotella copri*）和普通拟杆菌（*Bacteroides vulgatus*）是合成 BCAAs 的主要肠道细菌类群，用普氏菌喂养正常小鼠 3 周后，血清 BCAAs 水平显著升高，出现胰岛素抵抗和葡萄糖不耐受现象。

肠道微生物通过胆汁酸代谢途径调节 2 型糖尿病。胆汁对脂肪的消化和吸收具有重要作用，胆汁酸是胆汁的重要部分，是脂类食物消化必不可少的物质，是机体内胆固醇代谢的最终产物。初级胆汁酸随胆汁进入肠道，肠道上端初级胆汁酸与脂类的消化吸收有关，肠道下端初级胆汁酸经肠道细菌转化成次级胆汁酸。当正常受试者口服广谱抗生素后，次级胆汁酸浓度明显下降，初级胆汁酸浓度显著升高，外周胰岛素敏感度下降。次级胆汁酸是一种非常重要的信号分子，能够激活不同信号传导途径，调节体内能量代谢；还可抑制肠道病原菌的过度生长，降低肠道通透性以防止细菌移位。采用高脂饲料并联合胆汁酸灌胃大鼠，可显著改善胰岛素抵抗，现已证明所有胆汁酸在回肠处的重吸收，可促进回肠 L 细胞分泌 GLP-1，从而改善糖耐量。

肠道微生物通过分泌功能蛋白质调节 2 型糖尿病。研究发现，胰岛 B 细胞的生长分裂可能由肠道菌群控制，通过比较肠道无菌斑马鱼和有菌斑马鱼在受精 6 天后的胰岛 B 细胞生长状况，发现肠道无菌斑马鱼的胰岛 B 细胞占据面积明显减小，血糖显著升高，气单胞菌属（ *Aeromonas* 1、 *Aeromonas* 2 和 *Aeromonas* 3 ）和希瓦氏菌属（ *Shewanella* ）均可产生 B 细胞增殖因子 A（BefA）蛋白，BefA 蛋白可促进胰岛 B 细胞的正常发育和增殖，该蛋白在人体内也具有类似功能；此外，研究发现嗜黏蛋白阿克曼菌（ *Akkermansia muciniphila* ）在肥胖和糖尿病患者体内的丰度显著减少，即使 *Akkermansia muciniphila* 经过巴氏消毒后，该菌产生的一种膜蛋白 Amuc-1100 依然具有强大生物效应，其能够改善肠道屏障功能，从而增加胰岛素敏感度和改善糖耐量，维持血浆 LPS 正常水平和降低甘油三酯水平。

肠道微生物通过影响肠道屏障调节 2 型糖尿病。肠道屏障由肠上皮细胞、黏液层、肠道菌群组成，可阻碍肠腔内有害物质和细菌进入血液循环。肠上皮细胞和肠细胞间的紧密连接蛋白属于机械屏障，肠上皮紧密连接蛋白是小肠黏膜的重要组成部分，在维持肠黏膜通透性和完整性方面发挥重要作用，可防止细菌内毒素及毒性大分子物质进入体内，从而使机体保持内环境稳定；肠上皮黏液层、消化液及益生菌产生的抑菌物质构成了化学屏障；肠道内数量巨大的微生物群构成了微生物屏障。肠道通透性增加，导致 LPS 入血或肠道细菌移位，进而引起全身慢性低度炎症，导致胰岛素抵抗。研究发现，2 型糖尿病患者的肠道通透性明显增加；在低膳食纤维饮食习惯的人群中，肠道细菌为了生存而降解肠道黏蛋白，导致肠道黏膜通透性提高，严重影响肠道屏障功能，更易导致肠道细菌及内毒素的移位，形成恶性循环，最终引起多脏器功能衰竭。

3. 肠道微生物与妊娠期糖尿病 妊娠期糖尿病（gestational diabetes mellitus，GDM）发病率逐年增加，影响母婴健康。GDM 的发生由多种环境及遗传因素促成，遗传背景及激素改变会造成胰岛素抵抗，胰岛 B 细胞功能缺陷也参与其中。妊娠过程中母体会出现一些代谢变化，如胰岛素抵抗、血脂异常及血压升高等。这些变化有利于母体适应妊娠生理状态，且能够为胎儿提供更好的生长和发育环境。在这个特殊时期，肠道菌群的丰度、多样性及组成均会发生显著改变，这可能与妊娠期间出现的相关代谢变化有一定关联。GDM 是指妊娠后首次出现的不同程度的糖代谢异常，其发病原因与 2 型糖尿病的发病机制相似。相关研究表明，GDM 孕妇肠道菌群的丰度在妊娠早期最低，但菌群的组成无明显差异。孕妇肠道菌群 β 多样性的变化与健康状态无关，因此，GDM 孕妇肠道菌群 β 多样性从妊娠早期至妊娠晚期的变化与正常孕妇相似。GDM 对子代肠道菌群不产生消极影响，GDM 和非 GDM 子代肠道菌群的 α 多样性无差异。对产后 3～16 个月的 GDM 患者和健康对照者的粪便进行 16S rDNA 测序，结果表明，无论 GDM 患者产后血糖是否正常，其厚壁菌门相对丰度均少于健康对照者，两组之间 α 多样性无明显差异。

（三）肠道微生物与高血压

高血压发病机制复杂，是遗传易感性和环境因素相互作用的结果，绝大多数高血压并没有确切的病因，高血压的危险因素包括久坐的生活方式、盐敏感性、饮酒、肥胖、高胆固醇血症、糖尿病和代谢综合征等。有研究表明，高血压和肠道菌群失调有关，如多样性和丰度降低，厚壁菌和拟杆菌比增加，并且产乙酸和丁酸的细菌数量减少，在血管紧张素 II 诱导的高血压大鼠模型中，观察到同样的变化，当给予米诺环素后，可以恢复肠道菌群，降低厚壁菌和拟杆菌比，高血压状态也得以改善。在动物实验和临床试验研究中发现，给予益生菌后，宿主的血压有所降低，然而需要指出，益生菌的有效性与特定的菌株、剂量有关，且个体免疫、遗传也是影响因素。特定益生菌或其发酵产品对降低血压有益处，这种通过改善肠道菌群的方式为高血压的营养治疗提供了一种新途径。

目前，研究益生菌降压作用主要集中在产生降压物质，改善血管的氧化和炎性反应，益生菌的代谢产物如短链脂肪酸作为递质。益生菌的蛋白水解作用释放具有降压作用的物质，如血管紧张素转换酶（angiotensin converting enzyme，ACE）抑制肽、γ-氨基丁酸（γ-aminobutyric acid，GABA）。在发酵产品中益生菌水解酪蛋白和乳蛋白，生成可以抑制ACE 的肽类，如 Val-Pro-Pro、Ile-Pro-Pro。因此，发酵乳品是含有生物活性肽的食品，发挥对人体健康的促进作用。炎症可引起血管内皮功能紊乱，进而增加全身血管阻力，益生菌可减轻血管炎症反应，降低促炎症因子 TNF-α 和 TLR4 表达，且减少活性氧（reactive oxygen species，ROS）产生。一氧化氮（NO）是一种重要的血管舒张剂，益生菌可以增强血管内皮 NO 合酶活性。微生物的代谢产物对机体的生理功能和健康发挥重要作用，如乙酸、丁酸能够减轻炎症，提高胰岛素敏感性，预防饮食导致的肥胖和心血管疾病。Dahl盐敏感大鼠和 Dahl 盐非敏感大鼠的盲肠菌群组成明显不同，将盲肠内容物相互移植后，Dahl 盐非敏感大鼠的收缩压不变，而 Dahl 盐敏感大鼠的收缩压明显升高，且伴随着肠道菌群组成的改变，血浆中部分 SCFAs 水平也发生变化，这说明宿主、肠道菌群和血压之间存在联系。

（四）肠道微生物与高尿酸血症

近年来随着对人体肠道微生物研究的深入，肠道菌群对尿酸的分解作用逐渐被发现。人体内代谢产生的尿酸 2/3 经尿排泄，另外 1/3 通过肠道排泄。相关研究证实肠道排泄尿酸功能的降低是导致高尿酸血症的一个重要原因。肠道菌群具有将尿酸氧化成尿囊酸的尿酸酶，因此参与了肠道中尿酸的分解。

高尿酸血症与肠道菌群的关系研究目前尚处于起步阶段。研究者对青岛地区 30 例高尿酸血症患者粪便肠道菌群分析发现，与健康人相比，高尿酸血症患者存在菌群失调现象，表现为总需氧菌、拟杆菌、大肠杆菌的数目增多，双歧杆菌及乳酸杆菌的数目减少。同时还发现肠道菌群处理尿酸的能力与双歧杆菌及乳酸杆菌含量成正相关，而与其他菌属无关。对青岛地区 90 例原发性痛风患者粪便肠道菌群进行的 16S rDNA 基因测序发现，原发性痛风患者肠道菌群中拟杆菌与梭状芽孢杆菌的数量下降，尤其是梭状芽孢杆菌数量显著降低，推测梭状芽孢杆菌可能参与了原发性痛风的发展过程。运用 16S rDNA 基因测序技术对汉族和维吾尔族高尿酸血症患者与正常人肠道菌群进行对比，研究发现，厚壁菌门和疣微菌门是两民族及高尿酸血症患者的共有优势菌，厚壁菌门所占比例最高。高尿酸血症组与正常组均有差异，而两民族中厚壁菌门、拟杆菌门、疣微菌门及不可培养的细菌存在差异，这种差异可能是高尿酸血症发病率不同的原因。有研究通过喂食高酵母饲料引起大鼠血尿酸水平的增加，针对生物群落的操作分类单元（operational taxonomic units，OTU）数目分析后发现，模型组的物种总数高于正常组。在门水平上的比较发现，模型组小鼠的肠道菌群主要由厚壁杆菌门、拟杆菌门两类微生物组成。与正常小鼠的肠道菌群相比，模型组小鼠的厚壁杆菌门比例较低，而拟杆菌门和螺旋体门比例较高。

第二节　中医药调节肠道微生态治疗代谢综合征

中医学认为，脾主运化，为气血生化之源，血脂亦由水谷化生，并依赖脾的转输功能布散周身。脾失健运，常见腹胀、泄泻等肠道菌群异常相关症状，而脾虚膏脂转输障碍是血脂异常的关键病机，而脂代谢紊乱是引发很多疾病如糖尿病、动脉粥样硬化、心脑血管疾病和肾病综合征等代谢综合征的重要诱因。

脾虚失于健运，气机升降失常，"清气在下，则生飧泄"，小肠泌别清浊及大肠传导功能失常，肠道黏膜免疫功能失调，肠道失去生物学屏障保护，特别是肠道微生物稳态失衡，可见腹胀、泄泻、便秘、食欲不振、消瘦及倦怠等症状。研究发现，脾虚小鼠肠道乳酸杆菌、双歧杆菌、拟杆菌数量均明显减少，肠杆菌、肠球菌数量均明显升高，经香砂六君子汤治疗后，上述肠道微生物异常状态均明显改善；另外有研究发现，脾虚小鼠肠道细菌定植抗力（双歧杆菌/大肠杆菌）下降；脾虚型大鼠肠道菌群紊乱，稳定性降低，经过参苓白术散治疗后，肠道菌群恢复近正常。维持肠道微生物稳态是脾主运化的重要生理功能，脾失健运则会引起肠道微生物组改变进而对机体的代谢功能产生影响，因而通过调节肠道微生态进而改善代谢性疾病得到了传统中医药理论的支持与肯定。肠道微生物对口服中药的药效发挥具有重要作用，同时中药也有维持肠道菌群平衡的作用，中药与肠道菌群间既相互作用又相互影响。

一、中医药调节肠道微生物治疗脂代谢紊乱

中药调节肠道菌群改善肥胖。人体正常的肠道微生物构成对宿主是无致病作用的，但肥胖诱导机体代谢紊乱或者菌群失调时，就会引发机体一系列炎症反应，促使多种疾病的发生。研究发现银杏叶提取物对代谢紊乱动物模型出现的致病菌增多如大肠杆菌等有较好的体外抑菌效果，且其调脂作用可能是通过扶持肠道有益菌，调整肠道菌群，从而通过肠道有益菌增加胆固醇的转化与排泄，促进胆固醇从组织中移除和重新分配，以加速胆固醇的消耗，进而起到降低胆固醇的作用。对肠道菌群紊乱小鼠模型灌服四君子汤后，其肠道内双歧杆菌和乳酸杆菌菌量明显上升，且四君子汤对正常菌群的影响差异无统计学意义，说明四君子汤能促进正常菌群生长，调节肠道正常菌群比例及肠道通透性，减少炎症因子的释放，起到改善代谢紊乱的作用。

传统中药，绝大多数以方剂的形式通过口服吸收而发挥作用，中药中的有效成分在进入肠道之后不可避免地与肠道菌群发生关联，某些成分经相应细菌的作用发生生物转化后被吸收，因此，内环境中的肠道菌群是完成中药有效成分生物转化的重要因素之一。日本学者在首届国际天然药物与微生态学学术讨论会上提出，中草药药效的发挥依赖于肠道正常微生物群的酶代谢作用。例如，降脂中药的有效成分主要包括皂苷类、蒽醌类、黄酮类、生物碱类、挥发油及脂肪油类等，也同样通过肠道菌群的代谢，从而被更好地吸收，并发挥降脂、减肥的功效。研究表明，皂苷类（如人参皂苷类）在肝脏内基本不代谢，主要在肠道中降解。人参皂苷 Rb1 在肠菌作用下的代谢途径为人参皂苷 Rb1→人参皂苷 Rd→人参皂苷 F2→化合物 K→（20S）-原人参二醇皂苷（protopanaxadiol saponins from *Panax quinquefolium*，PPDS）。在 PPDS 对实验性高脂血症大鼠血清总胆固醇（total cholesterol，

TC）、脂蛋白-胆固醇代谢的影响及其抗氧化作用的研究中发现，PPDS 能够明显降低 TG、TC、低密度脂蛋白胆固醇（low density lipoproteincholesterol，LDL-C）、血栓素 A2（thromboxane A2，TXA2）和过氧化脂（lipid peroxide，LPO）含量及全血黏度，并能明显提高实验大鼠高密度脂蛋白胆固醇（high density lipoprotein cholesterol，HDL-C）、前列环素（prostacyclin，PGI2）含量及超氧化物歧化酶（superoxide dismutase，SOD）活性来发挥调节脂代谢作用。大黄中含有丰富的蒽醌类成分，经肠道菌群代谢后，可发挥其调节脂代谢作用。大黄根茎中提取的土大黄苷，经人肠菌代谢后产物为土大黄素，后者抗氧化药理活性较原型药显著增加，并且发现土大黄素可激动过氧化物酶体增殖物激活受体 γ（peroxisome proliferator-activated receptor γ，PPARγ），说明土大黄苷可能是一种具有较强抗原活性的前体药物，需经过肠菌代谢转化才能发挥其调节脂代谢作用。黄芩中的黄酮类成分有黄芩苷、汉黄芩苷和千层纸素 A 苷等，这些成分很难吸收，只有经过肠道菌群代谢后分别转化为黄芩素、汉黄芩素和千层纸素 A 后才能被机体吸收，而黄芩素、汉黄芩素和千层纸素 A 可以通过增强机体抗氧化能力，起到调节脂代谢作用。在苦参肠菌代谢研究中发现，氧化苦参碱可被人肠菌代谢成苦参碱，用薄层色谱和高效液相色谱法检测血清中的代谢产物，得知氧化苦参碱和苦参碱均能被吸收入血，并证明氧化苦参碱可明显抑制 LPS 和丙二醇甲醚乙酸酯（PMA）诱导的 TPH-1 细胞产生 IL-1β 和人外周血单核细胞产生 TNF-α，苦参碱可抑制 LPS 和 PMA 诱导的 THP-1 细胞产生 IL-26 和人外周血单核细胞产生 TNF-α。苦参经肠道菌群代谢后的产物，可能通过抑制炎症因子的释放，起到调节脂代谢的作用，实验证实其可促进离体脂肪组织分解，释放游离脂肪酸（free fatty acid，FFA），降低丙二醇的含量，提升总抗氧化能力，以发挥调节脂代谢的作用。此外，研究发现芍药苷口服吸收率极低，经口服摄入的芍药苷需在肠道细菌分泌的 β-葡萄糖苷酶和 β-葡萄糖酯酶的催化下转化成其相应的芍药盐酸硫胺苷元才能发挥药理作用。

研究实例

笔者研究团队一直关注中药通过调节肠道微生态进而改善脂代谢异常的相关研究，以下提供几个研究实例以供参考。

1. 何首乌二苯乙烯苷（2,3,5,4'-tetrahydroxy-stilbene-2-O-β-D-glucoside，TSG）对高脂饲料诱导非酒精性脂肪肝大鼠肠道菌群的调节　采用高脂饲料诱导 SD 大鼠非酒精性脂肪肝合并慢性低度炎症模型的同时，给予 TSG 不同浓度水溶液进行干预。每周测定血液中 TC、TG、FFA、AST、ALT、HDL-C、LDL-C 等指标，评价 TSG 血脂调节活性；通过对大鼠肠道内容物的培养，探究 TSG 对小肠细菌过度生长（small intestinal bacterial overgrowth，SIBO）的影响；运用 16S rDNA 的 V4 高变区测定方法，对粪便样品进行 β 多样性分析和 OTU 分析，阐明 TSG 对肠道微生态系统的调节作用。

（1）TSG 对血脂含量的调节作用：如图 16-1 雄性模型大鼠血脂结果显示，高脂饲料极易带来血清 TC 和 FFA 含量的升高，对 TG 水平的影响则表现为波动性改变；模型组血清 HDL-C 含量较正常组缓慢降低，LDL-C 含量则在实验第 3～7 周持续升高。在给予 TSG 干预的各组中，以 TSG 中剂量降低 TC、TG 效果最佳，高剂量降低 FFA 效果较好；低剂量升高 HDL-C、高剂量降低 LDL-C 的效果优于其他组。

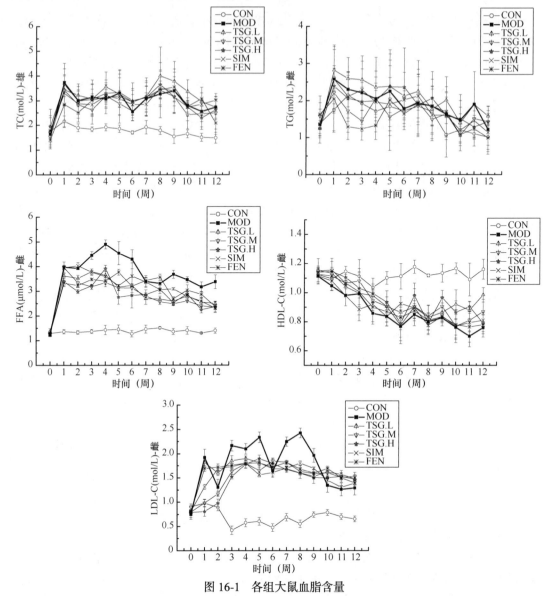

图 16-1 各组大鼠血脂含量

CON：正常组；MOD：模型组；TSG.L：何首乌二苯乙烯苷低剂量组；TSG.M：何首乌二苯乙烯苷中剂量组；TGS.H：何首乌二苯乙烯苷高剂量组；SIM：辛伐他汀；FEN：菲诺贝特

高脂饲料对于雌性模型大鼠血脂的升高作用与雄性模型大鼠表现出较为明显的差异。模型组血清 TC、TG、FFA、LDL 的含量，较其余各组均为最高，血清 HDL-C 含量从第 6 周开始降低幅度出现明显增加（图 16-2）；对比 TSG 各剂量组，TSG 低剂量组对血脂的调节改善效果最佳。

（2）TSG 对实验动物肠道细菌过度生长（SIBO）的影响：高脂饲料喂养大鼠 12 周后，利用血琼脂培养基，对肠道内容物进行体外培养，得到如图 16-3 所示结果：较正常组，模型组菌落数量显著增加，菌群种类减少，菌落周围出现明显的溶血环，计数结果显示，模型组表现出明显的 SIBO 现象；同时给予 TSG 不同浓度水溶液的大鼠，其肠道菌群种类较模型组丰富，数量相对均衡，溶血环数量减少，SIBO 症状减轻，其中以 TSG 高剂量组菌落形态最为丰富。

（3）TSG 对肠道内生菌平衡系统的影响：采用 16S rDNA 的 V4 高变区检测方法检测

大鼠实验第 1 周和第 12 周的粪便样本。得到如图 16-4 所示在属水平上相对丰度前 30 位属的相对热图，对比雄鼠与雌鼠粪便结果的差异性，我们发现 TSG 在调节肠道内生菌平衡系统的作用以雄鼠效果为优。

对比实验第 1 周与第 12 周，雄鼠粪便样品中厚壁菌门、拟杆菌门及变形菌门在门水平上的相对丰度变化情况（图 16-5），结果显示，高脂饲料喂养 12 周后，拟杆菌门比例相对降低 19.82%，厚壁菌门和变形菌门比例分别较第 1 周上升 4.60% 和 1.03%。通过对相对丰度前 20 的属进行分类，我们得出（图 16-6），其中厚壁菌门有 10 个属，拟杆菌门有 6 个属，而变形菌门则有 4 个属。

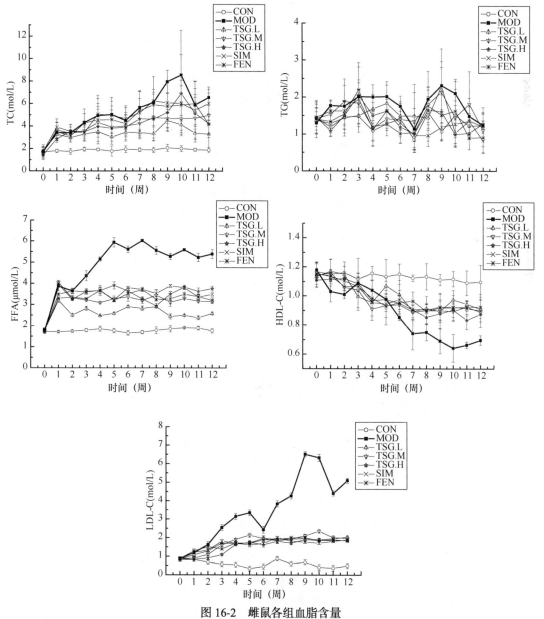

图 16-2　雌鼠各组血脂含量

CON：正常组；MOD：模型组；TSG.L：何首乌二苯乙烯苷低剂量组；TSG.M：何首乌二苯乙烯苷中剂量组；TGS.H：何首乌
二苯乙烯苷高剂量组；SIM：辛伐他汀；FEN：菲诺贝特

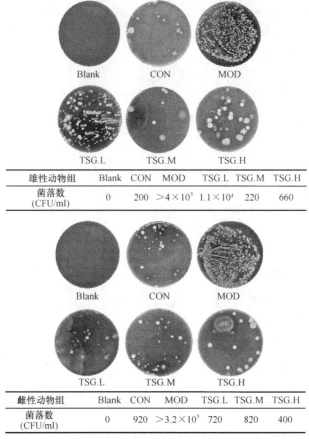

雄性动物组	Blank	CON	MOD	TSG.L	TSG.M	TSG.H
菌落数 (CFU/ml)	0	200	$>4\times10^5$	1.1×10^4	220	660

雌性动物组	Blank	CON	MOD	TSG.L	TSG.M	TSG.H
菌落数 (CFU/ml)	0	920	$>3.2\times10^5$	720	820	400

图 16-3　大鼠各组肠道内容物体外培养图

Blank：空白对照组；CON：正常组；MOD：模型组；TSG.L：何首乌二苯乙烯苷低剂量组；TSG.M：何首乌二苯乙烯苷中剂量组；TGS.H：何首乌

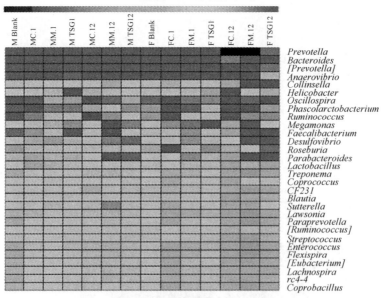

图 16-4　属水平上相对丰度前 30 位属的相对热图

对比 TSG 组粪便样品中厚壁菌门、拟杆菌门及变形菌门三个门的相对丰度变化

（图 16-5），TSG 可使拟杆菌门的比例提高 10.03%，并使厚壁菌门的比例下降 3.82%，可明显地降低非酒精性脂肪肝潜在致病菌群的活性。

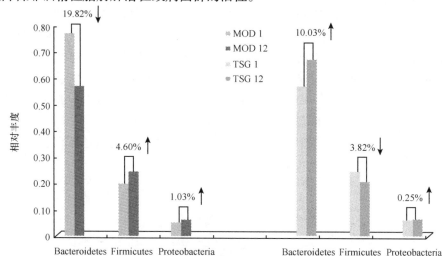

图 16-5　拟杆菌门、厚壁菌门及变形菌门在门水平上的相对丰度变化情况（雄鼠）

MOD 1 为模型组高脂饲料喂食 1 周；TSG 1 为何首乌二苯乙烯苷给药 1 周；MOD 12 为模型组高脂饲料喂食 12 周；

TSG 12 为何首乌二苯乙烯苷给药 12 周

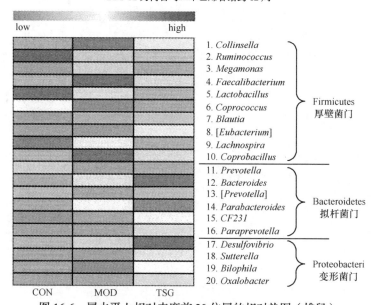

图 16-6　属水平上相对丰度前 20 位属的相对热图（雄鼠）

CON：正常组；MOD：模型组；TSG：何首乌二苯乙烯苷组；1～20 均为各细菌门下的不同属分类

观察 TSG 组与模型组相对丰度前 20 的属的相对比例，得到如图 16-7 所示结果，TSG 能够较好地改善肠道内生菌的平衡，主要是通过降低厚壁菌门中 *Collinsella*、*Faecalibacterium*、*Coprococcus* 和 *Coprobacillu* 四个属及变形菌门中 *Sutterella*、*Bilophila* 和 *Oxalobacter* 三个属的相对丰度，并升高拟杆菌门中 *Prevotella*、[*Prevotella*]、*CF231* 和 *Paraprevotella* 四个属的相对丰度。其中 *Prevotella* 和[*Prevotella*]相对比例的升高，可增加对纤维成分的分解，有利于菌群产生短链脂肪酸，保护肠道细胞，减少促炎因子释放，有利于黏膜炎症的修复。

2. 滇黄精多糖对高脂饲料诱导的脂代谢异常大鼠肠道菌群的调节　采用高脂饲料诱

导 SD 大鼠产生脂代谢紊乱，给予滇黄精分子量大于 100kDa 的多糖（high molecular weight polysaccharides from *Polygonatum kingianum*，PSF）和总多糖（total polysaccharides from *Polygonatum kingianum*，PS）不同浓度水溶液进行干预。每两周测定血液中 TC、TG、HDL-C、LDL-C 等指标，评价滇黄精多糖对血脂的调节活性；运用 16S rDNA 的 V4 高变区测定方法，对粪便样品进行多样性指数分析和 OUT 分析，阐明滇黄精多糖对肠道微生物组成的影响；采用气相色谱法测定粪便中 SCFAs 的含量，探究多糖对大鼠肠道内 SCFAs 含量的影响。

结果表明，高脂饲料喂养 SD 大鼠的同时给予滇黄精多糖水溶液，PSF 和 PS 均能降低肥胖大鼠的体重（图 16-8），降低肥胖大鼠肝脏指数和附睾脂肪指数（图 16-9），抑制大鼠附睾脂肪细胞增大，缓解肝脏脂肪变性（图 16-10、图 16-11），同时降低血清 TC、TG、LDL-C 的水平，提高血清 HDL-C 的水平（图 16-12）。

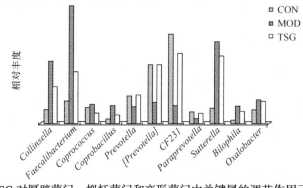

图 16-7 TSG 对厚壁菌门、拟杆菌门和变形菌门中关键属的调节作用示意（雄鼠）

CON：正常组；MOD：模型组；TSG：何首乌二苯乙烯苷组

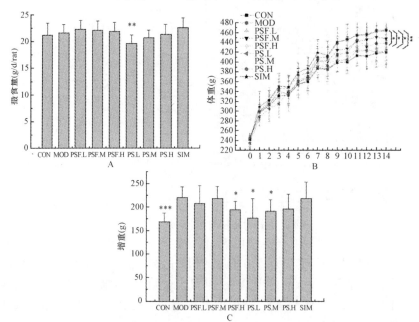

图 16-8 多糖对脂代谢紊乱大鼠摄食量（A）、体重（B）及增重（C）的影响

与模型组比较，*$P<0.05$，**$P<0.01$，***$P<0.001$；CON：正常组；MOD：模型组；PSF.L：滇黄精多糖低剂量组；PSF.M：滇黄精多糖中剂量组；PSF.H：滇黄精多糖高剂量组；PS.L：滇黄精总多糖低剂量组；PS.M：滇黄精总多糖中剂量组；PS.H：滇黄精总多糖高剂量组；SIM：辛伐他汀

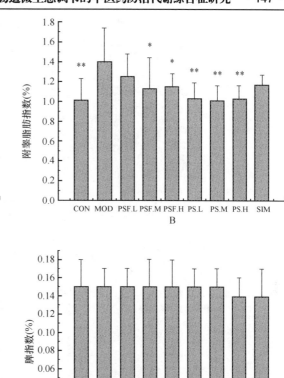

图16-9 多糖对高脂饮食大鼠肝脏指数（A）、附睾脂肪指数（B）、肾指数（C）、脾指数（D）的影响

与模型组比较，*P<0.05，**P<0.01，***P<0.001；CON：正常组；MOD：模型组；PSF.L：滇黄精多糖低剂量组；PSF.M：滇黄精多糖中剂量组；PSF.H：滇黄精多糖高剂量组；PS.L：滇黄精总多糖低剂量组；PS.M：滇黄精总多糖中剂量组；PS.H：滇黄精总多糖高剂量组；SIM：辛伐他汀

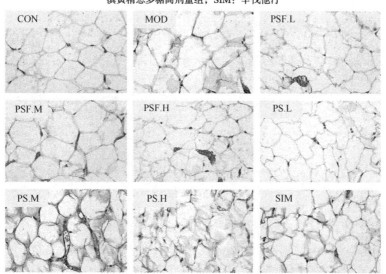

图16-10 大鼠附睾脂肪组织H-E染色（×400）

CON：正常组；MOD：模型组；PSF.L：滇黄精多糖低剂量组；PSF.M：滇黄精多糖中剂量组；PSF.H：滇黄精多糖高剂量组；PS.L：滇黄精总多糖低剂量组；PS.M：滇黄精总多糖中剂量组；PS.H：滇黄精总多糖高剂量组；SIM：辛伐他汀

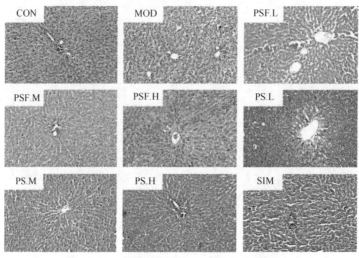

图 16-11　大鼠肝脏组织 H-E 染色（×200）

CON：正常组；MOD：模型组；PSF.L：滇黄精多糖低剂量组；PSF.M：滇黄精多糖中剂量组；PSF.H：滇黄精多糖高剂量
组；PS.L：滇黄精总多糖低剂量组；PS.M：滇黄精总多糖中剂量组；PS.H：滇黄精总多糖高剂量组；SIM：辛伐他汀

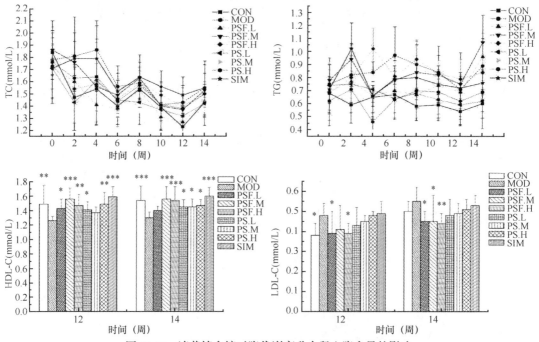

图 16-12　滇黄精多糖对脂代谢紊乱大鼠血脂含量的影响

与模型组比较，*$P<0.05$，**$P<0.01$，***$P<0.001$；CON：正常组；MOD：模型组；PSF.L：滇黄精多糖低剂量组；PSF.M：
滇黄精多糖中剂量组；PSF.H：滇黄精多糖高剂量组；PS.L：滇黄精总多糖低剂量组；PS.M：滇黄精总多糖中剂量组；PS.H：
滇黄精总多糖高剂量组；SIM：辛伐他汀

　　16S rDNA 的 V4 高变区测定结果显示，滇黄精多糖能够下调 Firmicutes 和 Bacteroidetes
的比例，降低 Proteobacteria 的相对丰度（图 16-13），同时降低 *Lactobacillus* 和 *Psychrobacter*
的相对丰度，改善肠道微生物的组成（图 16-14）。在 PSF 组和 PS 组分别挑选出 115 个和 103
个关键细菌类型与宿主代谢相关指标进行 Pearson 相关性分析，PSF 组中部分来源于厚壁菌门
和拟杆菌门的 OTUs 与空腹胰岛素（fasting insulin，FINS）、空腹血糖（fasting blood glucose，

FBG）呈正相关，来源于变形菌门的 OTUs 与 LPS 呈正相关，与血清 HDL-C 呈负相关（图 16-15）；PS 组中与 FINS、肝脏 TG 呈负相关的 OTUs 多数来源于厚壁菌门，它们多与血清 HDL-C 呈正相关，而与 FINS、FBG、肝脏 TG 呈正相关的 OTUs 多数来源于拟杆菌门，与血清 HDL-C 呈负相关（图 16-16）。同时，PSF 和 PS 均能不同程度地增加产 SCFAs 菌的相对丰度，促进 SCFAs 的产生，其中 *Clostridium-sensu-stricto-1*、*Roseburia*、*Bifidobacterium*、*Streptococcus*、*Allobaculum* 的相对丰度变化与 SCFAs 含量呈正相关（图 16-17）。

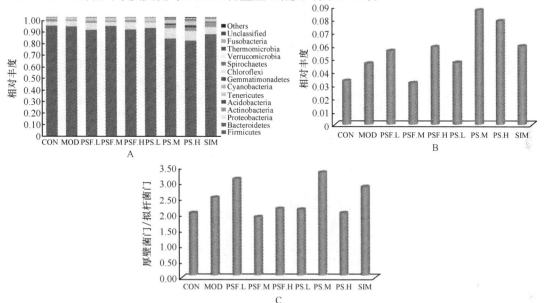

图 16-13　各组大鼠在门水平上物种相对丰度（A）、厚壁菌门与拟杆菌门比例（B）及变形菌门（C）的变化趋势

CON：正常组；MOD：模型组；PSF.L：滇黄精多糖低剂量组；PSF.M：滇黄精多糖中剂量组；PSF.H：滇黄精多糖高剂量组；PS.L：滇黄精总多糖低剂量组；PS.M：滇黄精总多糖中剂量组；PS.H：滇黄精总多糖高剂量组；SIM：辛伐他汀

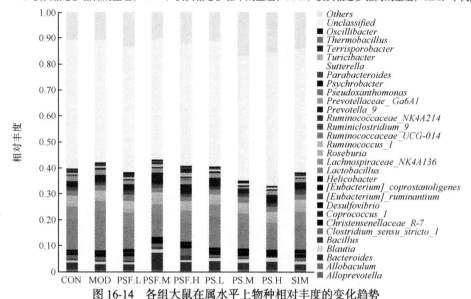

图 16-14　各组大鼠在属水平上物种相对丰度的变化趋势

CON：正常组；MOD：模型组；PSF.L：滇黄精多糖低剂量组；PSF.M：滇黄精多糖中剂量组；PSF.H：滇黄精多糖高剂量组；PS.L：滇黄精总多糖低剂量组；PS.M：滇黄精总多糖中剂量组；PS.H：滇黄精总多糖高剂量组；SIM：辛伐他汀

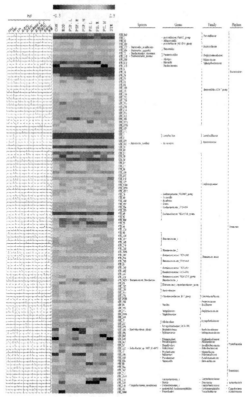

图 16-15　PSF 对脂代谢紊乱大鼠 115 个关键 OTUs 的影响及与宿主代谢相关指标的关联分析

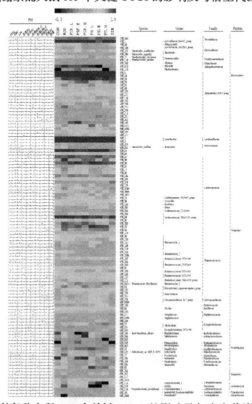

图 16-16　PS 对脂代谢紊乱大鼠 103 个关键 OTUs 的影响及与宿主代谢相关指标的关联分析

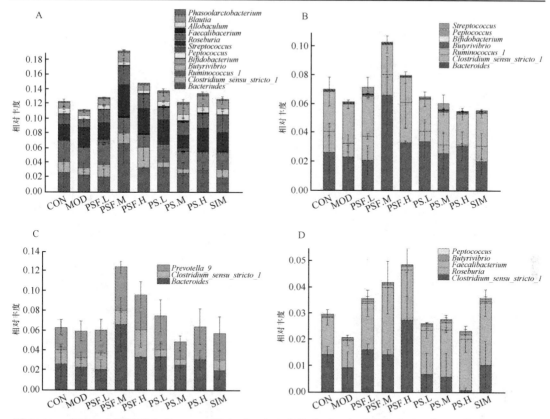

图 16-17　多糖对大鼠肠道内产 SCFAs 菌（A）、产乙酸菌（B）、产丙酸菌（C）、产丁酸菌（D）的影响

CON：正常组；MOD：模型组；PSF.L：滇黄精多糖低剂量组；PSF.M：滇黄精多糖中剂量组；PSF.H：滇黄精多糖高剂量组；PS.L：滇黄精总多糖低剂量组；PS.M：滇黄精总多糖中剂量组；PS.H：滇黄精总多糖高剂量组；SIM：辛伐他汀

3. 砂仁提取物及其活性成分对高脂饲料诱导非酒精性脂肪肝大鼠肠道菌群的调节
采用高脂饮食诱导雄性 SD 大鼠非酒精性脂肪肝兼慢性低度炎症模型，诱导的同时给予砂仁水提液、挥发油、乙酸龙脑酯干预。测定血液及肝脏组织中 TC、TG、FFA、AST、ALT、HDL-C、LDL-C 等指标，评价砂仁血脂调节活性，探究砂仁对非酒精性脂肪肝大鼠脂质蓄积环节的调节机制。

采用 16S rDNA 的 V4 高变区测定方法，对大鼠粪便 DNA 进行物种注释及丰度分析，揭示粪便微生物物种的构成；进一步行 β 多样性分析（beta diversity）挖掘大鼠粪便样品之间的差异，阐明砂仁对肠道微生态系统的调节作用。

结果表明：砂仁给药组可有效抑制由于高脂饮食导致肝细胞对 FFA 的大量摄入，使其维持在正常水平，抑制肝脏内源性 TG 的合成；有效地减少 TC，与此同时，一定程度上降低了 LDL-C 的含量、升高了 HDL-C 的含量（表 16-1）。由数据的分布来看，砂仁挥发油中剂量组降脂作用较优，与阳性对照组大鼠各项指标相近。这说明砂仁能够有效抑制血脂的升高，降低肝脏脂质的蓄积，对非酒精性脂肪肝的形成有较好的干预作用。

表 16-1　大鼠各组肝脏中 TC、TG、FFA、LDL-C、HDL-C、AST、ALT 测定结果（$\bar{x} \pm s$, $n = 8$）

	TC（mmol/L）	TG（mmol/L）	FFA（μmol/L）	LDL-C（mmol/L）	HDL-C（mmol/L）	AST（U/L）	ALT（U/L）
CON	0.75±0.13***	1.13±0.17***	230.99±22.83**	1.39±0.11***	1.47±0.16**	2199.29±114.52***	1550.52±157.42***
MOD	1.49±0.04	1.64±0.11	440.22±31.54	2.46±0.32	1.07±0.27	2856.18±145.88	22242.08±154.16
EZE	1.05±0.14***	1.31±0.19***	263.32±21.83**	1.49±0.22***	1.37±0.28*	2401.43±99.03**	1723.72±182.66***
WEAV.L	1.18±0.19**	1.45±0.2	302.29±33.41*	1.69±0.52*	1.01±0.2	2607.46±58.35	2040.9±145.07*
WEAV.M	1.28±0.20**	1.44±0.2	297.78±33.45**	1.70±0.52**	1.06±0.22	2590.23±163.64*	2042.8±120.54**
WEAV.H	1.15±0.23**	1.39±0.14**	276.34±35.22**	1.90±0.34**	1.19±0.35	2520.18±140.79*	1756.52±118.37***
VOAV.L	1.15±0.14**	1.46±0.15**	283.87±21.89**	1.57±0.48***	1.41±0.35*	2458.48±110.67**	1849.07±131.94***
VOAV.M	1.14±0.21**	1.35±0.17***	289.06±26.28**	1.46±0.17***	1.33±0.31*	2457.13±182.37*	1762.82±116.12***
VOAV.H	1.15±0.18**	1.421±0.14***	222.63±22.24**	1.38±0.21***	1.39±0.27*	2255.16±78.83***	1868.12±200.21***
BA.L	1.25±0.18**	1.37±0.2**	277.99±22.44**	1.83±0.4**	1.48±0.42*	2616.1±153.52*	1858.3±131.9***
BA.M	1.15±0.23**	1.46±0.09**	270.67±26.81**	1.69±0.51*	1.31±0.36	2455.19±91.44**	1848.72±156.98***
BA.H	1.17±0.14**	1.32±0.14***	268.17±33.29**	1.67±0.34***	1.32±0.17*	2331.97±167.89***	1803.57±129.19***

注：与模型组相比，*P<0.05，**P<0.01，***P<0.001；CON：正常组；MOD：模型组；EZE：依折麦布组；WEAV.L、WEAV.M、WEAV.H 分别为水凝液低、中、高剂量组；VOAV.L、VOAV.M、VOAV.H 分别为砂仁挥发油低、中、高剂量组；BA.L、BA.M、BA.H 分别为乙酸龙脑酯低、中、高剂量组。

高脂饲料喂食 16 周后，肠道内容物的 16S rDNA 测序结果显示，阳性对照药依折麦布和砂仁提取物组能相对抑制厚壁菌门与拟杆菌门比例的升高（图 16-18）。对厚壁菌门的调节主要通过降低 *Clostridium*、*Faecalibacterium*、*Clostridium-2*、*Allobaculum* 和 *Oscillospira* 五个属的相对丰度和升高 *Lactobacillus* 属的相对丰度（图 16-19）。对拟杆菌门的调节表现在升高 *Prevotella*、[*Prevotella*]、*CF231* 三个属的相对丰度，降低拟杆菌门中 *Parabacteroides* 和 *Bacteroides* 两个属的相对丰度（图 16-19）。可明显地降低非酒精性脂肪肝潜在致病菌群的活性，改善肠道微生态紊乱状况。

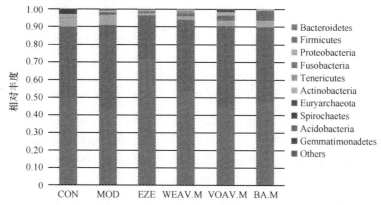

图 16-18　门水平上的物种相对丰度柱形图

Others 表示最大相对丰度（某个门在所有样品中相对丰度的最大值）最高的 10 个门之外的所有门的相对丰度的和；CON：正常组；MOD：模型组；EZE：依折麦布组；WEAV.M：砂仁水提物中剂量组；VOAV.M：砂仁挥发油中剂量组；BA.M：乙酸龙脑酯中剂量组

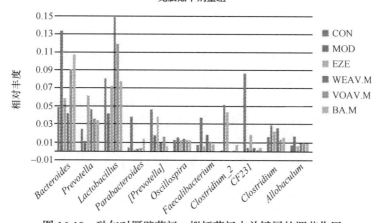

图 16-19　砂仁对厚壁菌门、拟杆菌门中关键属的调节作用

CON：正常组；MOD：模型组；EZE：依折麦布组；WEAV.M：砂仁水提物中剂量组；VOAV.M：砂仁挥发油中剂量组；BA.M：乙酸龙脑酯中剂量组

二、中医药调节肠道微生物治疗糖尿病

近年来对于脾虚引起肠道菌群失调的治疗，尤其是研究中药对其的治疗，成绩显著。运用传统培养法到生物基因技术，通过中医改善脾虚，可调整脾虚肠道菌群失调。四君子汤为治脾虚效方，治疗脾虚模型小鼠可改善肠道菌群失调。通过 16S rDNA 测序法分析四君子汤能通过改善肠道菌群的多样性调理脾虚证；参苓白术散具有扶植厌氧菌和抑制需氧

菌的调整功能；七味白术散在四君子汤基础上加木香、藿香及葛根，具有促进肠道有益菌的增长、调整肠道微生态的作用；四神丸温补脾肾治疗"五更"泻，对脾虚小鼠具有调整肠道菌群的作用；健脾止泻颗粒对脾虚泄泻小鼠有调节肠道微生态平衡的作用；白术具有促进双歧杆菌和乳酸杆菌增殖、改善肠道内菌群状况的功能；党参能提高肠道内乳酸杆菌的水平，同时降低有害菌大肠杆菌的水平；茯苓能有效提高双歧杆菌的水平。这些研究表明具有健脾益气作用的方药对肠道菌群有明显的调节作用。中医认为"气阴亏虚，热毒为患"是 2 型糖尿病现阶段重要的发病原因，调理"脾胃"、改善肠道菌群，对修复肠道黏膜受损、胰岛素抵抗、慢性炎症等具有积极的临床意义。目前，中药对肠道菌群的调节作用有越来越多的报道，以肠道菌群为靶点，从中药中寻找治疗糖尿病的活性成分或组方已成为新药开发的一个新方向。

小檗碱的吸收率和生物利用度很低，用经典药代动力学理论并不足以完全解释其降血糖作用，因此许多学者认为小檗碱的降血糖作用并不是在吸收之后产生的，而是在肠道发挥作用；通过考察小檗碱（100mg/kg）配伍水苏糖（200mg/kg）对自发性 2 型糖尿病 KKAy 小鼠糖脂代谢及肠道菌群的影响发现，与模型组相比，联合组可显著降低 KKAy 小鼠的 FBG、TC 水平，改善其口服葡萄糖耐量异常及胰岛素抵抗，还可显著上调小鼠肠道益生菌乳酸杆菌和双歧杆菌丰度，且其作用明显优于小檗碱组及水苏糖组；结果表明小檗碱配伍水苏糖能明显改善糖尿病 KKAy 小鼠的糖脂代谢紊乱，且作用效果相比于单一成分更具优越性，其机制可能与促进肠道益生菌乳酸杆菌及双歧杆菌的增殖有关。此外，研究表明盐酸小檗碱（150 mg/kg）可能通过改善肠道菌群结构，从而降低高糖高脂膳食联合链脲佐菌素（streptozocin，STZ）诱导的糖尿病大鼠的血浆内毒素水平，改善其胰岛素抵抗程度，发挥降血糖作用。

也有研究表明姜黄素（200mg/kg）可改善 LPS 所致糖尿病大鼠的多饮、多食等症状并对糖耐量有明显的改善，LPS 诱导的糖尿病大鼠肠道中提升的 Melainabacteria 量可被姜黄素降低，揭示姜黄素具有降低 LPS 诱导的糖尿病大鼠血糖的作用，其机制可能与调节肠道微生态有关。

根皮苷是第 1 个被发现的位于小肠黏膜 SGLT1 和近端肾小管 SGLT2 的钠-葡萄糖协同转运蛋白 SGLTs 多酚类竞争性抑制剂，其通过阻断肾葡萄糖重吸收和肠道葡萄糖吸收改善高血糖。最新研究表明，根皮苷对于 2 型糖尿病的治疗作用与肠内微生物有关，为 2 型糖尿病模型小鼠灌胃给药根皮苷后，与模型组相比，*Akkermansia muciniphila*、普氏菌量显著升高，接近正常组；给药后粪便中短链脂肪酸的量与模型组相比显著提高，血清内毒素水平降低，糖脂代谢得到显著改善且趋于正常，表明根皮苷对于 2 型糖尿病的治疗作用与增加 *A. muciniphila* 等菌进而分泌短链脂肪酸、降低血清内毒素水平有关；另有证据表明 2 型糖尿病的病因与肠道微生物群密切相关，根皮苷能促进杯状细胞生长，产生黏蛋白为 *A.muciniphila* 提供营养，促进短链脂肪酸分泌，增加屏障的完整性，最终增加黏液层厚度，改善肠道屏障功能。

大黄酸（120mg/kg）可改善糖尿病小鼠糖代谢的肠道机制，研究表明大黄酸能够显著降低 db/db 小鼠 FBG 水平，在使用广谱抗生素清除肠道优势菌群后，大黄酸降血糖作用消失；大黄酸治疗后，db/db 小鼠和 db/m 小鼠粪便中拟杆菌门数量增多，厚壁菌门数量减少，同时 db/db 小鼠和 db/m 小鼠肠道菌群多样性都下降；广谱抗生素干预后，db/db 小鼠粪便中变形菌门明显增多，而拟杆菌门、厚壁菌门相应减少；广谱抗生素与大黄酸合用对肠道菌群的影响与单用广谱抗生素相似。进一步研究表明，大黄酸治疗后可显著增加 db/db 小鼠血浆中活性 GLP-1 的浓度和末端回肠 L 细胞数量，并且与硫酸盐还原菌脱磷弧菌属（*Desulfovibrio*）丰度无相关性。

以 STZ 诱发小鼠糖尿病模型，使用地黄水苏糖灌胃给药治疗，观察其降血糖效果，同时利用 16S rDNA 高通量测序技术对模型组、双歧杆菌、二甲双胍、水苏糖灌胃治疗组与正常小鼠肠道菌群结构进行了比较研究。结果表明，灌胃 300mg/kg 的地黄水苏糖能够显著降低 STZ 所致糖尿病小鼠的血糖，并能在一定程度上恢复因患病减少的乳杆菌属和部分正常细菌（如拟杆菌属）的数量，具有调节血糖和肠道菌群的双重作用。

黄连花薹各剂量组（以人体推荐剂量的 10 倍、20 倍、40 倍分别作为动物模型给药的低、中和高剂量）给药均会降低血糖值及血清中的 TG、胆固醇量，表明黄连花薹提取液对糖尿病有治疗作用；进一步通过变性梯度凝胶电泳分析，给药后造模对照组和造模给药组肠道微生物结构发生了明显变化，乳酸杆菌、鼠李糖乳杆菌等出现了不同程度的下降，因此认为黄连花薹提取液可能通过作用于肠道菌群微生物而发挥其治疗作用。

高剂量（0.06g/kg）的前胡总香豆素具有良好的 2 型糖尿病治疗作用，疗效与消渴丸相当，其作用机制可能是调节脂质代谢、调节氨基酸的合成与代谢、促进胰岛素的分泌、增强机体对胰岛素的敏感性、调节肠道菌群代谢、减少糖尿病的并发症。

笔者团队以高脂饲料喂养的 KKAy 糖尿病小鼠为模型，研究了葛根芩连汤对糖尿病小鼠糖脂代谢作用、血浆中炎症因子影响及其肠道菌群的调节作用，结果葛根芩连汤 40g/kg、13.3g/kg 组可减少小鼠摄食量，可降低 KKAy 小鼠的体重、FBG、TG、TC，降低胰岛素水平；升高高密度脂蛋白水平；降低 KKAy 糖尿病小鼠血浆中 LPS、TNF-α、IL-6 水平；葛根芩连汤高剂量（生药 40g/kg）组变性梯度凝胶电泳图谱条带数目明显增多，且经克隆、测序和 Blast 对比分析，约翰逊氏乳酸杆菌 *Lactobacillus johnsonii* 为葛根芩连汤高剂量组特有，说明葛根芩连汤可明显调节肠道菌群结构；结果表明，葛根芩连汤可改善 KKAy 小鼠糖脂代谢，进而可改善 2 型糖尿病胰岛素抵抗，且其抗 2 型糖尿病胰岛素抵抗作用可能与其改善 LPS、TNF-α、IL-6 等炎症因子及调节肠道菌群结构相关。另有研究表明，葛根芩连汤联合西药二甲双胍可有效治疗或改善湿热证 2 型糖尿病，其作用机制可能与调节肠道菌群相关。肠道菌群 Bacteroides 和 Fusobacterium 含量变化可作为葛根芩连汤治疗 2 型糖尿病湿热证疗效观察的标志物。

研究发现，0.753g/kg、1.506g/kg、3.012g/kg 升降散能通过增加益生菌数量、降低致病菌数量达到调整肠道菌群结构的目的，从而抑制炎症状态，降低血糖；其部分作用机制可能是通过调整肠道菌群、抑制炎症因子而减轻胰岛素抵抗及增加胰岛素利用率。

应用基于核磁共振（NMR）的代谢组学方法从整体上系统研究黄连解毒汤（3.175g/kg）改善胰岛素抵抗的作用及其代谢调控机制。结果发现，其能调控胰岛素抵抗模型鼠血浆、尿液、粪便、胰腺及脂肪组织的代谢紊乱，涉及对糖脂代谢、氨基酸代谢及肠道菌群代谢过程的调控，揭示了黄连解毒汤改善胰岛素抵抗的代谢调控机制。

黄芩-黄连药对成分进入胃肠道后，不可避免地与肠道细菌接触。一方面，肠道菌群产生丰富的酶将药对中的活性成分代谢转化为一系列代谢产物，成为易吸收入血的成分，这些成分在体内进一步转化为治疗糖尿病的有效物质，或者直接成为有效物质；另一方面，黄芩-黄连口服给药后，与胃肠道接触，一些活性成分通过促进有益菌群生长，抑制有害菌群生长，调节肠道菌群结构组成，从而减少血液中炎症因子数量，延缓糖尿病并发症的发生。

研究实例

笔者研究团队一直关注中药通过调节肠道微生态进而改善糖尿病的相关研究，以下提供几个研究实例以供参考。

1. 基于肠道微生态调节的制何首乌干预胰岛素抵抗作用 研究以高脂高糖饮食诱导 SD 大鼠 IR，造模持续整个实验周期，实验周期为 12 周。实验期间记录大鼠每天的食量、每周的体重，监测大鼠空腹血糖水平；实验最后 1 周进行口服葡萄糖耐量试验（oral glucose tolerance test，OGTT）；采用 ELISA 法检测大鼠血浆中胰岛素（insulin，INS）、胰高血糖素（glucagon，GC）、TC、TG、HDL-C 和 LDL-C 的含量，评价制何首乌对 IR 的调节；采用 16S rDNA V4 高变区测定技术和宏基因组测序技术，对肠道微生物的 β 多样性和功能进行统计、物种注释及丰度分析，揭示制何首乌总多糖（total polysaccharide from *Polygoni Multiflori Radix Preparata*，PS）和 TSG 对肠道微生态的调节作用。

PS 和 TSG 可显著降低空腹血糖（图 16-20）、降低空腹胰岛素水平，同时升高胰高血糖素水平（图 16-21），并能恢复 IR 状态下的血脂异常（表 16-2）。

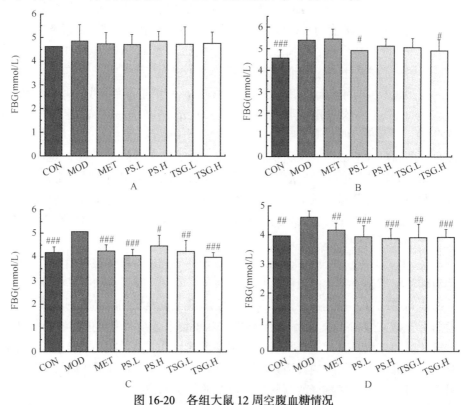

图 16-20 各组大鼠 12 周空腹血糖情况

图 A、B、C、D 分别代表实验第 0、4、8、12 周各组大鼠空腹血糖水平；与模型组相比：#$P<0.05$，##$P<0.01$，###$P<0.001$；CON：正常组；MOD：模型组；MET：二甲双胍；PS.L：何首乌总多糖低剂量组；PS.H：何首乌总多糖高剂量组；TSG.L：何首乌二苯乙烯苷低剂量组；TSG.H：何首乌二苯乙烯苷高剂量组

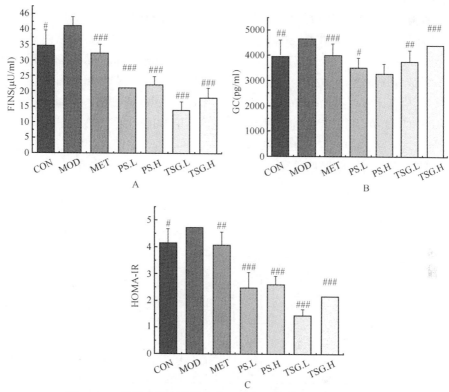

图 16-21　各组大鼠空腹胰岛素、胰高血糖素及胰岛素抵抗系数

图 A、B 分别显示实验各组大鼠血清胰岛素（FINS）和胰高血糖素（GC）水平，图 C 显示实验各组大鼠胰岛素抵抗系数（HOMA-IR）；与模型组相比：#P＜0.05，##P＜0.01，###P＜0.001；CON：正常组；MOD：模型组；MET：二甲双胍组；PS.L：何首乌总多糖低剂量组；PS.H：何首乌总多糖高剂量组；TSG.L：何首乌二苯乙烯苷低剂量组；TSG.H：何首乌二苯乙烯苷高剂量组

表 16-2　实验各组大鼠血脂情况　　　　　　　　（单位：mmol/L）

	CON	MOD	MET	PS.L	PS.H	TSG.L	TSG.H
TC	1.31±0.15##	1.63±0.15	1.38±0.11##	1.34±0.15##	1.31±0.09###	1.33±0.10###	1.32±0.12##
TG	0.59±0.17###	0.98±0.07	0.72±0.16##	1.10±0.21	0.83±0.22	0.70±0.16###	0.77±0.09###
HDL-C	1.22±0.08#	1.13±0.06	1.21±0.07#	1.24±0.08#	1.20±0.10	1.17±0.08	1.27±0.11
LDL-C	0.26±0.05#	0.33±0.06	0.29±0.06	0.30±0.04	0.27±0.09#	0.24±0.07##	0.29±0.07##

注：与模型组相比，#P＜0.05，##P＜0.01，###P＜0.001；CON：正常组；MOD：模型组；MET：二甲双胍组；PS.L：何首乌总多糖低剂量组；PS.H：何首乌总多糖高剂量组；TSG.L：何首乌二苯乙烯苷低剂量组；TSG.H：何首乌二苯乙烯苷高剂量组

　　PS 和 TSG 对 IR 大鼠肠道微生物的调节：各实验组大鼠肠道微生物多样性测序结果显示，制何首乌总多糖和 TSG 可以有效逆转高脂高糖饮食引起的厚壁菌门与拟杆菌门的比例失调（图 16-22）。门水平上，PS 和 TSG 可显著降低肠道菌群中变形菌门的相对丰度，从而降低潜在致病菌（图 16-23）。属水平上 PS 和 TSG 可升高 *Bacteroides spp.* 和 *Bifidobacterium spp.* 的相对丰度，从而升高益生菌及相对丰度来改善肠道微生态（图 16-24A、16-24B），同时 PS 和 TSG 可降低 *Clostridium spp.*、*Desulfovibrio spp.* 和 *Oscillibacter spp.* 的相对丰度，从而降低潜在致病菌来改善肠道微生态（图 16-24C～16-24E）。

2. 滇黄精总皂苷对2型糖尿病大鼠肠道微生物的调节作用 采用高脂饮食联合两次腹腔注射小剂量链脲佐菌素（STZ，30mg/kg+30mg/kg）诱导2型糖尿病大鼠模型，模型成功（FBG≥11.0mmol/L）后，给予滇黄精总皂苷（total saponins from *Polygonatum kingianum*，TSPK）不同浓度水溶液（0.025g/kg，0.1mg/kg）进行治疗，正常对照组和模型组每天灌胃相应体积的生理盐水，连续给药56天。每天称量实验大鼠的进食量，每周测量其体重，分别于实验周期的第30、58、86天进行眼内眦取血，测定FBG、TC、TG和FINS，评价TSPK的降糖活性；对大鼠肠道内容物16S rDNA的V4高变区进行测序，对其进行OTU分析、丰度分析、相关性分析等，明确糖尿病大鼠肠道微生物的主要结构变化情况。

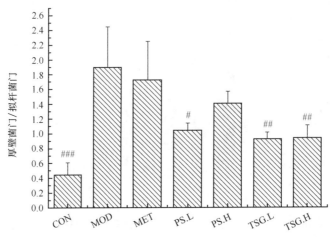

图 16-22 各组大鼠肠道菌群中厚壁菌门/拟杆菌门的比例

与模型组相比：#P<0.05，##P<0.01，###P<0.001；CON：正常组；MOD：模型组；MET：二甲双胍；PS.L：总多糖低剂量组；PS.H：总多糖高剂量组；TSG.L：总皂苷低剂量组；TSG.H：总皂苷高剂量组

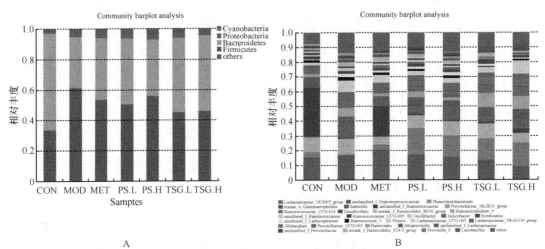

A

B

图 16-23 大鼠肠道微生物在门、属水平上的分布

图A显示各组大鼠肠道微生物在门水平上的分布及相对丰度；图B显示各组大鼠肠道微生物在属水平上的分布及相对丰度；CON：正常组；MOD：模型组；MET：二甲双胍组；PS.L：总多糖低剂量组；PS.H：总多糖高剂量组；TSG.L：总皂苷低剂量组；TSG.H：总皂苷高剂量组

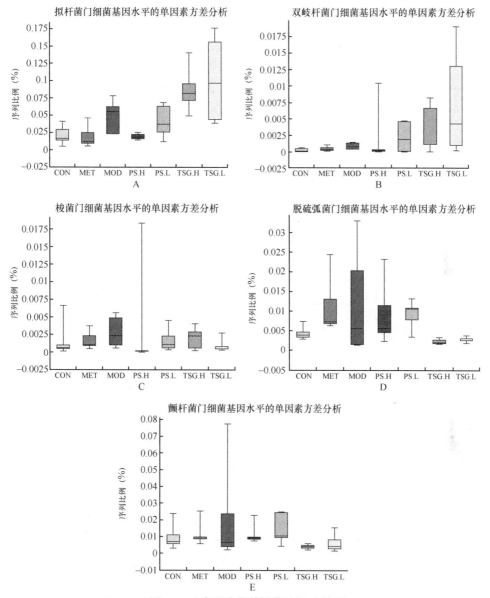

图 16-24 各组大鼠关键菌的相对丰度

图 A、B 显示的是有益菌 *Bacteroides*、*Bifidobacterium* 在各组大鼠肠道菌群中的相对丰度；图 C、D、E 显示的是条件致病菌 *Clostridium*、*Desulfovibrio*、*Oscillibacter* 在各组大鼠肠道菌群中的相对丰度；CON：正常组；MET：二甲双胍组；MOD：模型组；PS.H：总多糖高剂量组；PS.L：总多糖低剂量组；TSG.H：总皂苷高剂量组；TSG.L：总皂苷低剂量组

结果表明，整体动物结果显示：利用高脂饲料联合小剂量 STZ 诱导可成功建立 2 型糖尿病大鼠模型。给予不同浓度水溶液的 TSPK 治疗后，均可缓解 2 型糖尿病大鼠血糖升高情况（表 16-3），此外，TSPK.L 具有恢复胰岛 B 细胞分泌胰岛素的作用（表 16-4），能显著降低血清中 TG、TC 的含量（表 16-3），缓解糖尿病大鼠的高胆固醇血症。

表16-3   大鼠各组血清中 FBG、TG、TC 测定结果（$\bar{x} \pm S$，$n = 7$）　　　（单位：mmol/L）

	组别	第30天	第58天	第86天
FBG	CON	2.63±1.21	3.35±0.62	3.45±1.04
	HFD	3.77±0.75	3.99±0.87	4.60±1.14
	DM	13.89±2.57***	23.29±6.00***	39.17±14.53***#
	MET	15.44±2.82**	21.55±2.79***	22.33±5.25***#
	TSPK.L	16.22±2.00***	22.69±7.01***	27.70±2.93***#
	TSPK.H	12.89±5.38***	22.02±3.51***	29.68±8.06***#
TG	CON	1.32±0.67	1.44±0.54	1.08±0.37
	HFD	0.83±0.49	2.69±0.98*	2.31±0.80*
	DM	1.35±0.38	2.02±0.91	4.44±2.59*
	MET	1.13±0.77	2.49±0.52	1.69±0.48
	TSPK.L	1.43±0.34	3.51±1.73	1.88±0.78
	TSPK.H	1.51±0.54	3.23±2.08	4.67±1.64*
TC	CON	2.56±0.89	1.86±1.01	1.96±0.58
	HFD	1.68±0.45	2.84±1.01	3.39±1.27
	DM	4.54±1.99	11.2±1.01**	9.13±2.23***
	MET	2.56±1.24	14.03±4.94*	11.54±2.84***
	TSPK.L	2.99±1.21	6.37±2.16#	6.82±2.98**#
	TSPK.H	2.93±1.04	6.37±5.59	10.34±1.74***

注：与正常组比较，*$P < 0.05$，**$P < 0.01$，***$P < 0.001$；与糖尿病组比较，#$P < 0.05$，CON：正常组；HFD：高脂饮食组；DM:糖尿病组；MET：二甲双胍组；TSPK.L：滇黄精总皂苷低剂量组；TSPK.H：滇黄精总皂苷高剂量组。

表16-4   大鼠血清胰岛素（FINS）含量（$\bar{x} \pm S$，$n = 7$）　　　（单位：mU/L）

第86天	CON	HFD	DM	MET	TSPK.L	TSPK.H
	10.68±2.80	20.40±4.00**###	9.18±1.33	16.18±3.21**##	18.69±4.28**###	8.05±4.00

注：与正常组比较，**$P < 0.01$；与糖尿病组比较，##$P < 0.01$；CON：正常组；HFD：高脂饮食组；DM:糖尿病组；MET：二甲双胍组；TSPK.L：滇黄精总皂苷低剂量组；TSPK.H：滇黄精总皂苷高剂量组。

　　大鼠肠道内容物 16S rDNA 分析结果显示，糖尿病大鼠肠道微生物多样性显著下降，其中拟杆菌门的相对丰度上升，而厚壁菌门的相对丰度下降（图 16-25）。Pearson 相关性分析显示，厚壁菌门的相对丰度与 FBG 值呈负相关，与体重呈正相关（图 16-26）。这提示，糖尿病大鼠 FBG 值与拟杆菌门、厚壁菌门的结构变化密切相关。给予 TSPK 治疗后，TSPK 显著降低糖尿病组大鼠肠道内拟杆菌门的相对丰度，升高厚壁菌门的相对丰度，同时抑制致病菌变形菌门（Proteobacteria：革兰氏阴性菌）的相对丰度（图 16-25）。此外，不同剂量的 TSPK 对厚壁菌门具有不同的调节作用，其中，TSPK.L 显著增加瘤胃菌科（Ruminococcaceae），瘤胃球菌属（*Ruminococcus*：益生菌）的相对丰度，而 TSPK.H 则增加韦荣球菌科（Veillonellaceae）、厌氧弧菌属（*Anaerovibrio*：益生菌）的相对丰度（图 16-27、图 16-28）。

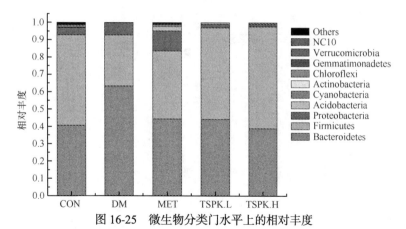

图 16-25　微生物分类门水平上的相对丰度

CON：正常组；DM:糖尿病组；MET：二甲双胍组；TSPK.L：滇黄精总皂苷低剂量组；TSPK.H：滇黄精总皂苷高剂量组

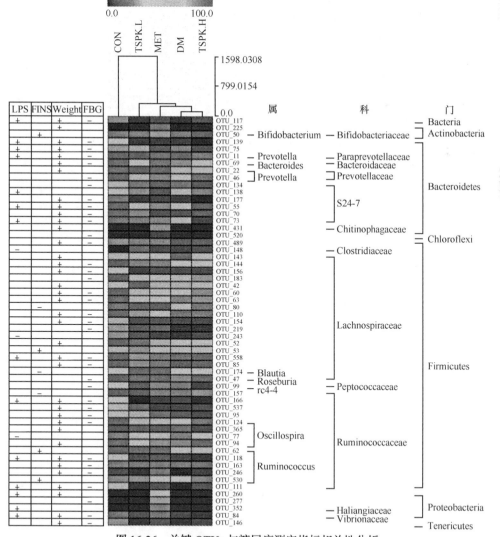

图 16-26　关键 OTUs 与糖尿病测定指标相关性分析

CON：正常组；DM:糖尿病组；MET：二甲双胍组；TSPK.L：滇黄精总皂苷低剂量组；TSPK.H：滇黄精总皂苷高剂量组

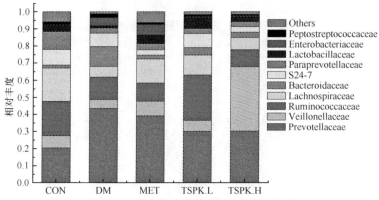

图 16-27 微生物分类科水平上的相对丰度

CON：正常组；DM:糖尿病组；MET：二甲双胍组；TSPK.L：滇黄精总皂苷低剂量组；TSPK.H：滇黄精总皂苷高剂量组

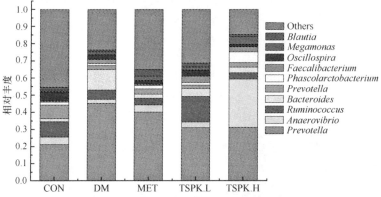

图 16-28 微生物分类属水平上的相对丰度

CON：正常组；DM:糖尿病组；MET：二甲双胍组；TSPK.L：滇黄精总皂苷低剂量组；TSPK.H：滇黄精总皂苷高剂量组

第十七章 基于非编码RNA调节的中医药防治代谢综合征研究

第一节 非编码RNA与代谢综合征

一、非编码RNA的分类与功能

（一）非编码RNA的分类

非编码RNA（non-coding RNA，ncRNA）是指不编码蛋白质的RNA。这类RNA的特点是，都能从基因组上转录而来，但是不翻译成蛋白质，而且在RNA水平上行使各自的生物学功能。ncRNA占哺乳动物基因组转录产物的98%。ncRNA分为管家型非编码RNA（housekeeping non-coding RNA）和调控性非编码RNA（regulatory non-coding RNA），其中具有调控作用的非编码RNA依据碱基链的长短，分为长链非编码RNA（long noncoding RNA，lncRNA）和短链非编码RNA（short non-coding RNA，sncRNA），而短链非编码RNA依据其结合蛋白和所在部位的不同，又分为微小RNA（microRNA，miRNA）、短链干扰小RNA（small interfering RNA，siRNA）、Piwi互动RNA（Piwi-interacting RNA，piRNA）等。

管家型非编码RNA一般是组成性表达，是细胞发挥其正常功能所必需的，如用于蛋白质翻译的核糖体RNA（ribosomal RNA，rRNA）、转运RNA（transfer RNA，tRNA），用于信使RNA（messenger RNA，mRNA）前体加工修饰的小核RNA（small nuclear RNA，snRNA），用于rRNA修饰的核仁小分子RNA（small nucleolar RNA，snoRNA），参与形成内质网定位合成信号识别体、参与分泌性蛋白的转运的胞质小RNA（small cytoplasmic RNA，scRNA）等。

调控性非编码RNA通常是非结构性表达，具有组织特异性或发育阶段特异性等表达特征，另外调控性非编码RNA也是当机体遭遇生物或非生物的因素刺激时机体的应答产物；大部分调控性非编码RNA使用与mRNA转录时相同的聚合酶系统。大多数真核调控性非编码RNA具有类似蛋白编码基因转录物的结构，如5′帽子结构和3′poly（A）尾巴，但缺少明显的开放阅读框（open reading frame，ORF），它们也由真核RNA聚合酶Ⅱ启动子转录产生；而其他ncRNA由真核RNA聚合酶Ⅲ启动子转录产生，但管家型非编码RNA和调控性非编码RNA均可通过可变剪切形成不同的剪切产物；调控性非编码RNA转录的转录因子与调节蛋白编码基因的转录因子相同。

（二）非编码RNA的功能

1. 非编码RNA在转录前水平的调节作用 真核生物基因表达的转录前水平调节是指DNA序列被转录生成mRNA之前基因组携带的遗传信息被修饰或调控的过程，是基因表达调控过程中最重要的环节，具有调控作用的非编码RNA通常与DNA、异染色质蛋白、组蛋白修饰酶及转录因子等结合而参与基因转录前水平调节。

（1）非编码RNA调控染色质组装：相关研究表明，非编码RNA参与调控染色质组装，从而影响基因的表达。PIWI相互作用RNA在哺乳动物生殖细胞中能特异性地与PIWI

亚家族成员 Piwi 或 AGO3（argonaute RISC catalytic component 3）蛋白质结合而发挥作用的小分子非编码 RNA，简称为 piRNA。在细胞核内，Piwi 与异染色质蛋白 HP1a（heterochromatinprotein 1a）结合，当 piRNA 与 Piwi 结合后，HP1a 则从与 Piwi 结合的蛋白质复合体中游离出来，从而调节异染色质的组装；piRNA 在调节染色质组装的过程中还发挥了引导作用，即 piRNA 可募集 Piwi、HP1a、组蛋白甲基转移酶 Su（var）3-9 等表观调控因子到基因组的特异位点，并阻止 RNA 聚合酶 Ⅱ 与基因组结合。

异染色质特异性区域的形成也需要非编码 RNA 协助，研究表明，HP1 异染色质蛋白 Swi6 通常与甲基化修饰的组蛋白 H3K9 结合，部分非编码 RNA 不仅可以阻止 H3K9 的甲基化修饰，还竞争性地与 Swi6 结合，从而屏蔽 HP1 异染色质蛋白 Swi6。

（2）非编码 RNA 调控组蛋白修饰：组蛋白修饰是指组蛋白的氨基酸残基被乙酰化、甲基化、磷酸化等修饰的过程，这些修饰能够改变染色质的"松紧"程度，因此组蛋白修饰是调控基因表达的一种重要方式，其中 miRNA 可参与调节组蛋白修饰而调控基因表达。miRNA 由 RNA 聚合酶 Ⅱ 转录生成，成熟体 miRNA 与 AGO1 结合形成 RNA 诱导的沉默复合体（RNA-induced silencing complex，RISC）而发挥各种调节作用。细胞质中的成熟 miRNA 分子可通过一个特异的六核苷酸序列（AGUGUU）作为核定位信号重返细胞核而调节其他 miRNA 分子的转录和组蛋白修饰。有研究用染色质免疫共沉淀技术揭示 miR-423-5p 模拟体能抑制 RNA 聚合酶 Ⅱ 与靶 DNA 结合，并促进靶基因启动子处组蛋白 H3 第 9 位赖氨酸残基甲基化，表明 miRNA 可识别基因的启动子，并引发组蛋白修饰而调控靶基因表达。

调节组蛋白修饰的 RNA 分子还包括 lncRNA，lncRNA 可以通过自身形成的茎环结构与核心蛋白抑制复合体 PRC2（polycomb repressive complex 2）结合，后者促进组蛋白 H3 第 27 位赖氨酸残基甲基化，lncRNA-Xist 即通过类似机制在 X 染色体沉默过程中发挥作用；lncRNA 不仅能引发组蛋白修饰，也能调节组蛋白的去修饰，位于同源基因 C（homeotic genes C，HoxC）位点的 lncRNA-HOTAIR（HOX transcript antisense RNA，HOTAIR）如同分子支架，其 5′端区域与 PRC2 结合，3′端区域与组蛋白赖氨酸特异性脱甲基酶 1（lysine-specific demethylase1，LSD1）结合，将两个功能截然不同的组蛋白修饰物连接到特殊的作用位点，以调节组蛋白的修饰过程。

（3）非编码 RNA 调节 DNA 甲基化：DNA 甲基化与基因沉默有关，是基因表达调控的重要环节，非编码 RNA 如 miRNA 和 snoRNA 的 CpG 岛甲基化异常都可能导致肿瘤发生。endo-siRNA 在转录前水平发挥重要的调控作用，endo-siRNA 是真核细胞内源性双链 RNA，为前体经内切酶 Dicer2 剪切生成的长度为 21～23nt 的一类小 RNA 分子。成熟的单链 endo-siRNA 分子主要与 AGO2 蛋白质结合而发挥作用，endo-siRNA 可以通过诱导 DNA 甲基化而抑制逆转座子的活性，正常细胞中 LINE-1 逆转座子的活性被抑制，而肿瘤细胞中 LINE-1 逆转座子表达异常，并且相应的 endo-siRNA 表达量减少；提高肿瘤细胞中这些 endo-siRNA 的表达水平可显著抑制 LINE-1 的活性，其机制即 endo-siRNA 诱导 LINE-1 的 5′-UTR 启动子 DNA 甲基化而沉默 LINE-1 的活性。

2. 非编码 RNA 对基因转录的调控　在基因转录过程中，部分 lncRNA 具有类似增强子的作用，即激活邻近基因的表达。研究报道，用 siRNA 的技术沉默几个距目标基因 1kb 以上的 lncRNA 后，目标基因的表达下调，说明 lncRNA 能够增强邻近基因的表达；lncRNA 还可以调节转录因子和 RNA 聚合酶的活性，lncRNA-Evf2 是由 Dlx-5/6 基因远端保守的增强子区域转录生成,在 Dlx-5/6 转录过程中 lncRNA-Evf2 与转录因子 Dlx2 结合形成复合物而特异性地与 Dlx-5/6 增强子结合,增强基因的表达;若 lncRNA-Evf2 发生突变,转录因子 Dlx 则不能识别 Dlx-5/6 基因的 DNA 调节元件,导致 Dlx5 和 Dlx6 表达下调。因此认为 lncRNA-Evf2 可作为转录激活因子而调控基因表达;细胞内部分具有激活作用的 lncRNA 与一种被称作 Mediator 的蛋白复合物结合,后者能识别并结合靶基因,从而在 lncRNA 位点和靶基因位点之间形成一个 DNA 环,将 Mediator 蛋白复合物、远端的增强子作用元件及靶基因的起始位点聚集在一起,从而上调基因的转录水平。

3. 非编码 RNA 在转录后水平的调节作用　真核生物中由 DNA 转录生成的初级 RNA 需经加工后才能翻译蛋白质,其中 mRNA 前体的剪接是转录后水平调控的重要事件之一,参与 mRNA 前体剪接的非编码 RNA 有多种,如天然反义转录本(natural antisense transcript,NAT)。天然反义转录本是指体内产生的与有功能的正义 RNA 链全部或部分互补的 RNA 产物,50%～70%的编码基因都有与之匹配的天然反义转录本,这些 RNA 分子并不编码蛋白质,但对各自正义链的表达有重要的调节作用。在上皮细胞向间质细胞转型过程中,一个重要的事件就是 E 钙黏蛋白表达下调,锌指 E 盒结合同源框 2(zinc finger E-box binding homeobox 2,*ZEB2*)基因产物是 E 钙黏蛋白的抑制因子,在 *ZEB2* 基因 5′-UTR 区域的一个内含子中含有一个 *ZEB2* 基因表达所必需的内部核糖体进入位点(internal ribosome entry site,IRES),上皮细胞转型后则表达一种覆盖 *ZEB2* 基因 5′-UTR 的天然反义转录本,这个天然反义转录本阻碍剪接体与 *ZEB2* 的 5′端剪接位点结合,从而保留了含有 IRES 的内含子,使 *ZEB2* 基因得以表达,最终抑制 E 钙黏蛋白的生成;部分 lncRNA 也参与 mRNA 分子的选择性剪接,研究发现细胞核内的 lncRNA-MALAT1 能影响丝氨酸、精氨酸富含性剪接因子在细胞核的分布而调节 mRNA 的选择性剪接。转座子是一类可移动的 DNA 序列,转座子的活性在转录后水平受到细胞中 piRNA 和 endosiRNA 的调控,前者主要是在生殖细胞中维持基因组的稳定性和完整性,后者主要是在体细胞中抑制转座子的活性。piRNA 的编码基因大多数位于转座子和重复序列内,在果蝇基因组中,部分 mRNA 分子的 3′-UTR 区域含有 piRNA 序列。piRNA 的突变会引起大量转座子过表达,piRNAPIWI 复合物通过多种途径控制转座子的活性:其一,piRNA 与 Piwi 蛋白结合,后者存在于细胞核中并与异染色质的形成有关;其二,piRNA-Aub 复合体能够识别同源性靶序列,并将其切割从而破坏转座子的转录本;其三,piRNA-Aub 复合体能结合转座子的转录本而抑制其翻译。

4. 非编码 RNA 对基因翻译的调控　mRNA 的稳定性是真核生物中翻译调控的主要事件,miRNA 通常和靶基因 mRNA 的 3′UTR 完全或者不完全配对结合以降解 mRNA,miRNA 先是阻止 mRNA 的翻译,而后才引起 mRNA 的降解。大多数 mRNA 含有多个 miRNA 识别元件(microRNA recognition element,MRE),miRNA 识别元件是 miRNA 与靶 mRNA 完全或不完全互补的结合位点,每个 miRNA 能与多种 mRNA 结合,估计人类有超过 30% 的编码基因的翻译受 miRNA 的抑制,但也有研究指出,在处于某些周期的细胞中 miRNA 能够促进 mRNA 的翻译。在 RNA 调控网络中存在一类具有调节 miRNA 作用的 RNA 分子,这类 RNA 分子被称为竞争性内源 RNA(competitive endogenous RNA,ceRNA),其是指含有 miRNA 识别元件并能够屏蔽 miRNA 对靶 mRNA 的抑制或者降解作用并迅速上调靶 mRNA 表达的 RNA 分子。其中 miRNA 识别元件处于 ceRNA 的调节作用的中心环节,是

ceRNA 调节网络中的"交流语言",含有 miRNA 识别元件结构的 RNA 分子都能行使 ceRNA 的调节功能,这类 RNA 分子主要包括 mRNA、假基因转录产物和 lncRNA 等。近期发现细胞中还存在一类与 ceRNA 功能相似的环状 RNA(circular RNA,circRNA),它类似于"储存器"而可以结合多个 miRNA 分子,从而调节 miRNA 的作用。miRNA 在细胞中的数量是恒定的,含有 miRNA 识别元件结构的 ceRNA、circRNA 分子通过竞争性地与 miRNA 结合而阻断这些 miRNA 对其他 mRNA 的调节作用。在 RNA 分子参与的调控过程中,不仅非编码 RNA 起了重要作用,编码蛋白质的 mRNA 也能调节其他基因的表达。

5. 非编码 RNA 在翻译后水平的调节作用 在翻译后阶段,从核糖体上释放出的多肽链需要被进一步加工修饰才能成为具有生物学活性的蛋白质,lncRNA 可以折叠成高级结构与特定的蛋白质结合形成核酸-蛋白质复合物,Paraspeckle 是哺乳动物细胞核中分散的核质蛋白体,lncRNA Men ε/β 是 paraspeckle 的组成成分,lncRNA Men ε/β 和相关 paraspeckle 蛋白质结合后能改变 paraspeckle 在细胞核内的定位,从而在细胞核组装和解聚过程中起重要作用。在细胞内吞的部分囊泡中还包含有 miRNA 和 mRNA 分子,这些囊泡将 miRNA 和 mRNA 分子转运到其他细胞中发挥作用,此外在细胞外间隙及体液中也含有 miRNA,这类 RNA 分子可能会成为新的疾病诊断标志。研究发现,当肿瘤细胞分泌包含 miRNA 分子的囊泡转运到邻近的内皮细胞时,可诱导邻近内皮细胞发生迁移,如 miR-9 能够有效激活 JAKSTAT 信号转导途径,后者能够促进内皮细胞迁移和肿瘤血管生成,因此细胞间传递的 miRNA 分子,可能为抑制和治疗肿瘤提供新的思路。

二、长链非编码 RNA 与代谢综合征

早期认为 lncRNAs 是一类分子长度大于 2000 个核苷酸,编码蛋白少于 100 个氨基酸的 RNA;目前,普遍认为长度大于 200 个核苷酸,不编码蛋白的 RNA 为 lncRNA。它们在特定组织、细胞周期、发育阶段和不同的疾病中具有特异的表达图谱,与此同时,lncRNA 能与多个细胞通路相互联系发挥作用。按照来源,lncRNA 主要分为四大类:来自于基因间隔区的基因间 lncRNA(intergenic),来自于内含子的基因内 lncRNA(intronic),来自于正义链的正义 lncRNA(sense),来自于反义链的反义 lncRNA(antisense)。

随着对 lncRNA 功能的不断深入研究,研究者们发现 lncRNA 是具有功能性的转录本。目前的技术和知识认为基因组中只有 20% 的基因编码蛋白,这可能意味着非编码 RNA 是编码 RNA 的 4 倍。然而,由于转录及转录后受到严格的机制进行修饰和调控,导致实际上长链非编码 RNA 的表达水平没有达到预期。研究已揭示 lncRNA 在基因沉默,组蛋白修饰,涉及干细胞分化,基因组的重编程,成核生成的动态组件核结构等一系列重要的生理生物过程中发挥重要作用;另外,lncRNA 可以充当某些与转录元件相互作用的反式作用因子,参与基因转录和转录后水平修饰调控,从而抑制或激活某些基因表达。

lncRNA 参与到许多疾病的发生发展中,过去研究比较多的是 lncRNA 在癌症、心血管疾病、呼吸困难和神经退化等中的作用,而近期对 lncRNA 在糖尿病、妊娠糖尿病和肥胖等代谢性疾病中的作用机制的研究也逐渐受到了关注。

糖尿病代表的是一组复杂的代谢性疾病,它的主要发病机制是胰岛 B 细胞或者使胰岛 B 细胞无法分泌代偿性代谢所需胰岛素,从而造成血糖稳态平衡破坏。其中糖尿病视网膜病变是一种严重的并发症,微阵列基因芯片技术分析发现,糖尿病小鼠视网膜血管细胞中

有 303 种 lncRNA 的表达出现异常，其中有 89 种表达上调和 214 种表达下调，肺癌转移相关的转录本 1（MALAT1）在 STZ 诱导的糖尿病小鼠视网膜血管细胞中表达明显上调，其很有可能是糖尿病视网膜病变的治疗、诊断和预防的潜在靶点。对胰岛 B 细胞进行功能研究分析发现，许多特异表达的 lncRNA 参与了胰岛 B 细胞的发生和成熟过程；lncRNA-MEG3 是一个印记基因，它跟亨廷顿舞蹈病及许多癌症密切相关，最近发现其在人类胰岛 B 细胞中的表达丰度是胰岛 A 细胞的 20 倍，且与正常人相比，在 2 型糖尿病患者胰岛中的表达丰度显著偏低。通过单核苷酸多态性（SNPs）进行识别确认，发现包括 SLC30A8、KCNQ1/KCNQ1OT1、CDKN2A/CDKN2B 等在内的一些易感基因位点。lncRNA-KCNQ1OT1 是由 KCNQ1 的内含子转录，并且 KCNQ1OT1 在 2 型糖尿病患者的胰岛细胞中上调。lncRNA-CDKN2B-AS1 来源于 CDKN2A/CDKN2B，并与 2 型糖尿病易感相关。它所在的基因位置还编码三个肿瘤抑制因子：P16INK4A、P14ARF、P15INK4B。P16INK4A 在年龄依赖型的胰岛 B 细胞中上调，代表胰岛 B 细胞的增殖能力下降；在幼龄的胰岛 B 细胞中，组蛋白的甲基转移酶抑制 P16INK4A 的表达，代表胰岛 B 细胞增殖。这些研究表明，lncRNAs 在胰岛 B 细胞发生、发育和功能中具有特定影响。此外，胰岛素受体可以通过 lncRNA 结合蛋白和非编码 RNA（lncRNA 和 microRNA）等反式作用元件调节。例如，H19 通过 miR-675-3p 抑制 IGF-1R 表达，lncRNA-Airn 能使 IGF-2R 的表达发生沉默，lncRNA-HI-LNC25 通过一些未知途径影响胰岛 B 细胞的发育等。

目前关于 lncRNA 与妊娠糖尿病之间关联的研究中，H19 是第一个被报道与妊娠糖尿病相关的 lncRNA，通过影响胰岛细胞的功能，引起胰岛素分泌受限。南京医科大学团队检测了妊娠糖尿病新生巨大儿脐带静脉血中的 lncRNA 的表达情况，结果发现显著上调的 lncRNA 超过 300 个，显著下调的 lncRNA 超过 800 个。这些结果表明，lncRNA 的异常表达可能在妊娠糖尿病患者后代出现巨大儿的现象中发挥着关键性的作用，开辟了新的针对妊娠糖尿病患者的研究途径。

随着对 lncRNA 的深入研究，已知非编码 RNA 在许多发育环节，包括在脂肪形成中起重要的调节作用。普拉德-威利综合征（Prader-Willi syndrome，PWS）是引起儿童肥胖的主要遗传病，它也是人类发现的第一例由非编码 RNA（ncRNA）-HBII-85/SNORD116 缺失引起的疾病。HBII-85/SNORD116 编码了一个 SNORDA 和一段 lncRNA-116HG，SNORD116/116HG 仅在小鼠的神经元中表达，研究人员将该基因敲除后，发现会引起小鼠代谢缺陷、多食、嗜睡，最后导致机体的脂肪积累，引起肥胖。lncRNA 可以通过与调控脂肪生成的转录因子（PPARγ，CEBPα）的启动子区域相互作用影响脂肪细胞产生。Lei Sun 的研究团队利用基因芯片技术，在脂肪生成过程中发现脂肪前体细胞和成熟脂肪细胞之间有 175 个 lncRNA 的表达出现显著性的上调或下调，并且对其中的 10 个显著性上调或下调的 lncRNA 做了功能性分析，发现在分化后的脂肪细胞中沉默相关 lncRNA 后，成熟脂肪细胞内脂肪累积明显下降，并逐渐向脱分化的前体脂肪细胞的方向发展。此项工作，不仅证明了 lncRNA 在脂肪发育过程中发挥关键作用；同时也表明，lncRNA 在脂肪细胞的脂肪合成和代谢过程中也发挥重要作用。

三、短链非编码 RNA 与代谢综合征

短链非编码 RNA 中 miRNA 是近年来发现的一类非编码 RNA，广泛地存在于各种动

植物中，对蛋白质的合成过程具有调控作用，参与转录后水平调节基因表达，在细胞发生、发育、衰老等多种生理活动中发挥重要的调控作用。近年来研究发现，miRNA 与代谢综合征的发生、发展密切相关。

　　1993 年，有学者在秀丽新小杆线虫中发现了第一个能时序调控胚胎后期发育的基因 lin-4，即为首次发现的 miRNA。miRNA 是一个由 19～25 个核苷酸小分子组成的非编码 RNA 分子家族，能够在转录和翻译水平调控基因的表达。miRNA 涉及复杂的生物进化过程，包括细胞调控、分化、发展和新陈代谢等各阶段，有研究证实目前人类基因组包含大约 1000 多个 miRNA，它们能调节人类基因的大约 30%。miRNA 的产生首先是由细胞核内编码 miRNA 的基因在 RNA 聚合酶 II 的作用下转录得到初级转录产物（pri-miRNA）。Pri-miRNA 由数千个核苷酸分子组成，通过 RNase III 核酸内切酶 Drosha 及其辅酶 DGCR8 蛋白（双链 RNA 结合蛋白）/Pasha（dsRNA 结合蛋白）加工，将 pri-miRNA 剪切成具有发夹结构的、长度为 70～100 个核苷酸分子的 miRNA 前体，即 pre-miRNA，再通过核内小分子 GTP 结合蛋白（GTPase Ran）/转运蛋白 5 的转运机制将其转运到细胞质中。在 Dicer 酶的作用下将 pre-miRNA 剪切成约 22nt 的双链结构。经解螺旋酶解螺旋后成为两条单链 miRNA 分子，其中一条具有 5'端的单链被降解，另一条即为成熟的 miRNA，它是有功能的单链，能与沉默复合体结合，然后与靶 mRNA 的 3'端非翻译区结合。如果两者核苷酸序列完全匹配，则靶 mRNA 直接降解；若两者核苷酸序列部分匹配，尤其是位于 miRNA5'端的第 2 至第 8 个核苷酸处，被称为"种子序列"的核苷酸和靶 mRNA 匹配完好，则靶 mRNA 转录受到抑制。

　　miRNA 与糖尿病胰岛细胞和胰岛素在糖尿病发生、发展过程中发挥着重要的作用。从小鼠及人类的研究中发现一部分 miRNA 表达与胰岛素分泌有关。miR-375 是胰岛组织特异表达的 miRNA，是调控胰岛素分泌的重要因子，在成熟的胰岛 B 细胞中 miR-375 的过表达可抑制葡萄糖诱导的胰岛素分泌。相反，抑制内源性 miR-375 的功能则增强胰岛素分泌。为了探索 miR-375 在调节葡萄糖代谢上的作用，研究人员从葡萄糖反应性的 MIN6 胰岛 B 细胞系和 TC-1α 细胞系上克隆了多种 miRNA，miR-375 在 MIN6 胰岛 B 细胞上表达最多，经葡萄糖刺激后 miR-375 水平降低，miR-375 降低可引起胰岛素的分泌。研究证实，重组胰岛素样生长因子 1 是 miR-375 的靶标分子，可调控神经递质儿茶酚胺的释放，减少胰岛 MIN6 细胞上肌侵蛋白的表达，进而导致胰岛素分泌减少。另一项研究发现，葡萄糖能下调胰岛 B 细胞中 miR-375 的转录，使磷脂酰肌醇依赖型蛋白激酶 1 表达量增加，从而促进细胞合成胰岛素。miR-375 在维持血浆葡萄糖稳态的作用中做出了突出的贡献，抑制 miR-375 的小鼠表现出高血糖和葡萄糖不耐受，这种结果的出现是因为增加了胰岛 A 细胞数量和提高了血浆胰高血糖素水平，加强了糖原新生和肝葡萄糖的输出，而胰岛 B 细胞数量大量减少，特别是抑制了 miR-375 的 ob/ob 基因型小鼠，胰岛 B 细胞的减少更明显，胰腺代偿性增加，胰岛素分泌能力下降，结果导致严重糖尿病的发生。miR-124a 被认为在胰腺的发生及在胰岛 B 细胞的分化过程中起重要作用，它与基础胰岛素释放的增加，胰岛素胞外分泌的减少有关。叉头框 A2 基因被认为是 miR-124a 的直接靶基因，是参与胰岛 B 细胞分化、胰岛细胞发育、糖代谢和胰岛素分泌过程重要的转录因子，通过 miR-124a 可下调包括 ATP 敏感性的钾通道、内向整流钾通道 Kir6.2、磺酰脲类受体 1 和胰岛素促进因子 1 等多个与胰岛素合成和分泌相关的特异性转录因子的表达。其他 miRNA 在调节胰岛素分泌上也有重要作用,miR-9 可通过抑制其靶分子家族成员 2 的表达,上调 Rab27a 的效应蛋白/突触样蛋白 4,从而抑制胰岛素分泌;miR-103/107 在糖尿病诱导的肥胖小鼠的肝脏组织中高表达,对胰岛素敏感性有负调节作用,下调 miR-103/107 的表达水平可以改善血糖动态平衡和胰岛素敏感性,而 miR-103/107 的过表达在肝脏和脂肪组织中能诱导胰岛素抵抗和葡萄糖不耐受;miR-30d 的高表达使胰岛素基因的表达上调,相反,抑制 miR-30d 的表达将阻止葡萄糖刺激的胰岛素基因转录过程,使胰岛素分泌减少;miR-34a 和 miR-146a 可以从糖尿病肥胖小鼠胰岛中检测到,它直接影响了胰岛 B 细胞的生存能力和胰岛素胞外分泌,在高浓度的非酯化脂肪酸中长期培养的胰岛 B 细胞中,miR-34a 和 miR-146a 的表达水平升高,miR-34a 的过表达激活了 p53 通道,使细胞内分泌颗粒蛋白囊泡相关的膜蛋白 2 减少、葡萄糖诱导的胰岛素分泌下降,并通过在 MIN6 胰岛 B1 细胞中诱导 Bcl-2 的表达促进胰岛 B 细胞凋亡。

目前已发现数种 miRNA 与胰岛素抵抗有关,在非肥胖型糖尿病 GK 大鼠的肥胖组织和骨骼肌中 miR-29 的表达水平是升高的,将 3T3-L1 脂肪组织暴露在高糖和高胰岛素的环境中 miR-29a 和 miR-29b 的表达水平也是上调的,而这种高糖和高胰岛素的条件将导致胰岛素抵抗的发生。相关研究发现,miR-29 的过表达可能是通过丝氨酸/苏氨酸蛋白激酶磷酸化作用抑制胰岛素信号,从而减少胰岛素刺激的葡萄糖摄取实现的,miR-29 的靶标是 p85,当 miR-29 与 p85 结合,p85 就不能激活磷脂酰肌醇 3 激酶的催化亚单位 p110,从而抑制丝氨酸/苏氨酸蛋白激酶磷酸化,导致跨膜葡萄糖转运蛋白 4 摄取葡萄糖减少,血糖升高。胰岛素受体底物(insulin receptor substrates,IRS)是胰岛素信号通路的重要因子,有研究表明,剔除 IRS-1 基因的小鼠存在胰岛素抵抗,miR-145 的过表达直接作用于 IRS-1,使与 IRS-1 结合的蛋白表达水平下调及酪氨酸化水平降低,从而导致胰岛素抵抗。对糖尿病 GK 小鼠研究发现,其肝脏和脂肪组织中 miR-125 表达水平是上调的,通过生物信息学预测分析 miR-125 可能存在导致血糖和脂代谢紊乱的靶基因,上调 miR-125 的表达水平可能会使其靶基因的表达水平下降从而导致胰岛素抵抗。

目前已经发现多个 miRNA 与脂质代谢调节有关,miR-33a 和 miR-33b 能调节体内胆固醇的平衡,被认为是维持胆固醇和脂肪酸稳态的关键调节基因,它们由转录因子固醇响应元件结合蛋白基因 SREBF2 和 SREBF1 编码,协调胆固醇和脂肪酸合成,通过抑制多种基因参与胆固醇运输和脂肪酸氧化。miR-33 有三种靶基因,其中一种是腺苷三磷酸结合盒转运体 A1,能调节高密度脂蛋白的合成和反向运输胆固醇;另一种是腺苷三磷酸结合盒转运体 G1,能降低胆固醇流出转化为高密度脂蛋白;还有一种是尼曼匹克蛋白 1 型,能使胆固醇从溶酶体运输到组织中去。miR-33 通过以上三种靶基因调节胆固醇的运输途径。动物实验显示,抑制 miR-33a 能刺激胆固醇转化为载脂蛋白 A1 导致血浆高密度脂蛋白升高,而极低密度脂蛋白水平降低。miR-122 是第一个被证实参与脂质调节的 miRNA,是目前确定在肝组织中含量最丰富的一个 miRNA,占肝中总 miRNA 的 70%,在维护肝细胞的表型和胆固醇与脂肪酸代谢方面扮演着突出的角色。在小鼠实验中,miR-122 表达抑制可导致总血浆胆固醇水平持续地减少,增加肝脂肪酸氧化,减少肝脂肪酸和胆固醇的合成,最终可使高密度脂蛋白和载脂蛋白 A1 增加,而低密度脂蛋白和载脂蛋白 B 减少。miR-370 能使 miR-122 表达水平降低,影响脂肪合成,miR-370 的直接作用靶点为肉碱棕榈酰转移酶 1α，通过减少肉碱棕榈酰转移酶 1α 基因表达降低脂肪 β 氧化效率。还可通过调节固醇调节元件结合蛋白 1c 及甘油二酯酰基转移酶 2 影响肝脏中甘油三酯蓄积，间接调控脂代谢相关基因的表达。迄今发现，与人类脂肪细胞分化相关的 miRNA 主要为 miR-143 和 miR-27b。miR-143 在脂肪细胞分化成熟阶段表达上调，其靶基因是细胞外信号调节激酶 5，miR-143 过表达可下调细胞外信号调节激酶 5，从而促进脂肪细胞分化。miR-27b 过表达直接作用于过氧化物酶体增殖物活化受体 γ，通过抑制过氧化物酶体增殖物活化受体 γ 蛋白水平来抑制人脂肪细胞的形成。在动物肥胖模型中发现，miRNA 在棕色脂肪细胞分化上与肥胖相关的基因表达水平有关。

已有研究表明，miRNA 在内皮功能障碍和减少容量血管生成中发挥重要作用，miR-126 已被证实是内皮细胞特异的 miRNA，通过抑制血管生成的血管内皮生长因子激酶，如 SPRED-1（一种 Ras/Map 激酶信号通路的细胞内的抑制剂）和（或）磷脂酰肌醇 3-激酶控制内皮反应，调节血管细胞黏附分子 1 的表达，还能通过内皮细胞凋亡小体，释放出趋化因子 CXCL12（又称基质细胞衍生因子），防止细胞凋亡和动员内皮祖细胞。有研究表明，衰老的内皮细胞可能导致高血压，miR-217 被发现直接参与内皮细胞衰老过程，通过影响沉默信息调节 1 的表达，导致叉头框蛋白 O1 抗体和内皮一氧化氮合酶功能损失。肾素-血管紧张素-醛固酮系统通过影响血管收缩力、血管阻力和血管容量，在血压监管中起到必不可少的作用；肾素-血管紧张素-醛固酮系统的激活是高血压一个主要的发病机制，miRNA 已被证实与肾素-血管紧张素-醛固酮系统有关，miR-155 能调节血管紧张素 Ⅱ 受体 1 型的表达，并且其水平与血压高低呈负相关。在心脏和血管平滑肌细胞中盐皮质激素醛固酮可导致细胞肥厚效应，这种途径是激活 T 细胞活化核因子 C3 和心肌素的核因子所致，两者正是 miR-9 的靶目标分子，心肌素表达增加刺激醛固酮的反应，T 细胞活化核因子 C3 和心肌素的启动子区域绑定进一步刺激它的表达，miR-9 能抑制心肌素的表达，降低肥厚性刺激，逆转心血管系统中肥厚的细胞；盐皮质激素受体基因能通过促进钠水潴留，调节交感神经活性和血容量来控制血压，miR-124 和 miR-135 可能通过抑制盐皮质激素受体基因调控肾素-血管紧张素-醛固酮系统从而调节血压。有研究表明，miR-200a、miR-200b、miR-141、miR-429、miR-205、miR-192 在高血压患者中的表达水平增加，并且上调的程度与疾病的严重程度相关，然而这些 miRNA 在疾病病理学上的作用还有待进一步研究。

第二节 中医药调节非编码 RNA 缓解代谢综合征研究实例

目前中医药作用于调节非编码 RNA 进而缓解代谢综合征的研究也逐渐展开，未来将会有更多的相关研究结果进行报道，现就目前的相关研究列举如下。

一、小檗碱调节 HNF-4α-miR122 信号通路缓解糖尿病

小檗碱（berberine，BBR）是一种从黄连中分离得到的异喹啉类生物碱，作为抗炎、抑菌的传统药物在临床上已应用多年，近年来大量研究报道 BBR 在降糖、降脂方面有良好的疗效。研究团队经过一系列实验表明，BBR 能显著降低 2 型糖尿病大鼠的空腹血糖、胆固醇、甘油三酯水平，改善糖耐量异常，BBR 既能调节糖代谢，又能调节脂代谢。体内动物实验及体外细胞实验均证实，BBR 可以抑制肝细胞核因子-4α（HNF-4α）及 miR122

的表达，而糖异生过程中的关键酶（如磷酸烯醇式丙酮酸羧激酶、葡萄糖-6-磷酸酶），脂代谢过程中的关键酶（如固醇调节元件结合蛋白-1、脂肪酸合成酶-1、乙酰辅酶 A 羧化酶）表达量均下调，而肉碱脂酰转移酶 I 表达量增加；HNF-4α 在 HepG2 细胞中的表达增加了糖异生和脂代谢酶的表达，BBR 治疗或敲除 miR122 可减弱 HNF-4α 表达的影响。相反，BBR 处理并没有改变 HepG4 细胞的糖异生和脂质代谢酶的表达。此外，miR122 在 HepG2 细胞敲除 HNF-4α 后，可增加糖异生和脂代谢酶的表达。这些结果表明，miR122 是 HNF-4α 下游通路调节 HepG2 细胞肝脏糖异生和脂质代谢的关键调节因子。

二、雷公藤红素通过抑制 NF-κB 上调 miR-223，纠正软脂酸导致的 HepG2 细胞糖吸收下降

研究者分别检测由高浓度的软脂酸（palmitic acid，PA）诱导的 HepG2 细胞与对照组细胞糖吸收能力与其相关蛋白的变化，以及胰岛素抵抗相关的 miRNA。在经过表达与抑制分别调节 miR-223 后，检测葡萄糖降糖能力的变化，以及 miR-223 在 PA 诱导的糖吸收障碍与雷公藤红素的纠正作用中的影响。结果表明，HepG2 细胞经 250μmol/L 的 PA 诱导 2 天后，细胞受胰岛素驱动后产生的降糖能力及细胞基础降糖能力均发生损伤，而且导致多种与葡萄糖吸收相关的分子发生改变，其中包括葡萄糖转运体 1（glucose transporter 1，GLUT1）、GLUT4 和胰岛素受体底物蛋白-1（insulin receptor substrate protein-1，IRS-1）的下降，IRS-1 磷酸化丝氨酸 307（S307）及炎症因子 TNF-α、IL-1β 和 IL-6 的升高。但是，用 600nmol/L 雷公藤红素处理 6 小时，即可改善 PA 所导致的一系列变化。雷公藤红素对细胞糖耐受的纠正作用归因对 NF-κB 活化的抑制和纠正 PA 刺激后导致的 miR-223 下降；抑制 miR-223 后不仅可以模拟 PA 诱导的上述作用，而且雷公藤红素的纠正作用也不复存在了，而过表达 miR-223 却可以模拟雷公藤红素的作用，使 PA 对细胞的损伤作用消失，雷公藤红素通过抑制 NF-κB 的活化，继而升高 miR-223 纠正 PA 对细胞外葡萄糖降糖能力的损伤。

三、大明胶囊对 STZ 诱导的 1 型糖尿病大鼠胰腺 microRNA 表达谱的影响及其靶点分析

研究团队将 45 只成年雄性 Sprague-Dawley 大鼠随机分为 3 组：空白组、模型组及大明胶囊（DM）组。DM 组大鼠灌胃给予 200mg/（kg·d）DM，空白组和模型组给予同等体积的生理盐水，每天 2 次。2 周后，模型组及 DM 组腹腔注射 STZ（65mg/kg）建立 1 型糖尿病模型，注射 STZ 后 DM 组大鼠按上述剂量继续给予 DM，空白组和模型组给予同等体积的生理盐水，每天 2 次。STZ 注射后第 3 天、7 天检测大鼠空腹血糖，并于 STZ 注射后第 7 天取大鼠胰腺组织。用 microRNA 芯片技术检测各组大鼠胰腺组织 miRNA 表达，实时荧光定量 PCR（real-time PCR，RT-PCR）验证 miRNA 芯片结果，用 Targetscan 数据库预测 miRNA 靶点。结果，大鼠腹腔注射 STZ 3 天和 7 天后，大鼠空腹血糖值由（6.1 ± 0.6）mmol/L 上升至（21.9 ± 3.1）mmol/L 和（24.6 ± 2.4）mmol/L（$P<0.01$）；DM 组大鼠的空腹血糖为（6.5 ± 0.8）mmol/L，STZ 注射后 3 天和 7 天的血糖分别为（14.1 ± 5.1）mmol/L 和（12.4 ± 4.8）mmol/L，明显低于同期模型组血糖水平（$P<0.01$）。在注射 STZ 的大鼠胰腺中，有 47 个 miRNAs 表达上调大于 2 倍，32 个 miRNAs 表达下调大于 2 倍；DM 组

大鼠胰腺组织，有 35 个 miRNAs 表达上调大于 2 倍，34 个 miRNAs 表达下调大于 2 倍。其中在注射 STZ 大鼠胰腺组织表达上调的 21 个 miRNAs 及表达下调的 8 个 miRNAs 被 DM 逆转。随机选择 miR-200b、let-7b 和 miR-375 进行 RT-PCR 验证，结果显示，这些 miRNAs 的表达与芯片结果一致；对 DM 纠正的 miRNAs 靶点分析发现这些靶点参与了胰腺 B 细胞胰岛素的生成、分泌和葡萄糖代谢及胰岛细胞凋亡。这些结果表明，DM 降低了 STZ 诱导的 1 型糖尿病大鼠的空腹血糖，并改变了大鼠胰腺组织 miRNA 表达谱；miRNAs 通过调节胰岛素生成、分泌、葡萄糖代谢和胰岛细胞的凋亡参与了 DM 的降血糖作用。

四、天麦消渴片通过 miRNA 改善糖尿病大鼠血糖的机制

SD 大鼠通过高脂饮食/注射 STZ 法构建糖尿病大鼠模型。将 SD 大鼠分为四组：小剂量天麦消渴片组 8 只，给予 50mg/（kg·d）的天麦消渴片粉末悬浊液；大剂量天麦消渴片组 8 只，给予 100mg/（kg·d）的天麦消渴片粉末混悬液；糖尿病模型组 8 只，给予等体积生理盐水；正常对照组 8 只，给予等体积生理盐水。所有大鼠均连续灌胃 8 周。每 2 周测定 SD 大鼠空腹血糖和体重。7 周末进行口服糖耐量实验，测空腹和葡萄糖负荷后血糖；8 周末测定大鼠空腹血糖、血清胰岛素和血脂水平，观察天麦消渴片对糖尿病大鼠血糖和血脂的改善作用。取大鼠胰腺组织进行 miRNA 表达谱芯片实验，并运用 RT-PCR 验证芯片结果，以探讨天麦消渴片对糖尿病大鼠降血糖的机制。结果干预后，大剂量天麦消渴片组的大鼠较糖尿病模型组的大鼠空腹血糖和 OGTT 曲线下面积（AUC）显著下降。干预 8 周后，大剂量天麦消渴片组空腹血清胰岛素和胰岛素抵抗指数较糖尿病模型组显著降低（$P < 0.01$）。干预 8 周后，大剂量天麦消渴片组的血总胆固醇和甘油三酯较糖尿病模型组显著降低（$P < 0.05$）。大剂量天麦消渴片组的胰腺较糖尿病模型组有 18 个 miRNA 上调，3 个 miRNA 下调。这些结果表明，天麦消渴片不仅能有效降低糖尿病大鼠 FBG，改善胰岛素敏感性，还能调节脂代谢。天麦消渴片可能是通过上调胰腺 miR-375 和 miR-30d 水平，刺激胰岛 B 细胞增殖，抑制胰岛 A 细胞增殖，增加胰岛素基因表达；通过上调胰腺 let-7b、let-7e、miR-142-5p 和 miR-375 水平，抑制细胞因子及受体相互作用通路和 MAPK 通路的功能，从而改善糖尿病大鼠血糖和胰岛素抵抗状态。

第十八章 基于线粒体调节的中医药防治代谢综合征研究

线粒体是细胞的"发动机",它不仅是细胞内能量生成的关键细胞器,还在细胞凋亡、内钙平衡、氧化应激、脂肪酸代谢等多项重要的生理、生化过程的调节中起着决定性作用,线粒体功能障碍将导致代谢综合征,而阻止线粒体损伤或调节线粒体功能可成为治疗代谢综合征的有效途径之一。研究表明,许多中药可通过调节线粒体而缓解代谢综合征,因此评价中药对线粒体结构功能的调节作用对于揭示中药药效本质、研发创新中药及防治代谢综合征具有重要价值和意义。本章将从以下四部分进行讲述:

第一节 线粒体与代谢综合征

一、线粒体与肥胖症

肥胖症是指身体中含有过多的脂肪组织,而线粒体与脂肪的代谢密切相关,其中作用较为突出的是位于线粒体内膜上的解偶联蛋白(uncoupling protein,UCP),其主要调控产热作用和控制脂肪的代谢。

UCP 由 UCP1、UCP2、UCP3、UCP4、UCP5 组成,UCP1 是一种产热的解偶联蛋白,仅表达于棕色脂肪组织,对能量代谢并不重要。UCP2 是肥胖候选基因,因其可能导致质子在线粒体中的泄漏或发生氧化磷酸化脱偶联,从而以热能的形式释放能量。UCP2 在很多组织器官上表达,如白色脂肪组织、骨骼肌、胰腺、肝脏等,可调节全身能量。UCP3 主要表达于骨骼肌,其可解偶联氧化磷酸化,将减少有氧 ATP 生成,并以热能形式释放能量。UCP4 大多存在于神经元中,可调节能量和氧自由基的代谢。UCP5 主要存在于脑组织,可调节神经元线粒体呼吸效率。

总之,UCPs 可将线粒体内膜外的质子转运回基质,降低线粒体的跨膜质子电动势,形成质子漏,使氧化磷酸化解偶联,使用于合成 ATP 的能量以热的形式耗散,进而减少能量以脂肪的形式存储。

二、线粒体与非酒精性脂肪肝

目前非酒精性脂肪肝(nonalcoholic fatty liver disease,NAFLD)发病机制的主流学说仍为"二次打击"学说,研究证实线粒体在"二次打击"过程中起重要作用。线粒体是脂肪酸 β 氧化的主要部位,该功能受损将会导致肝脏脂肪变;其次,线粒体功能受损所致 ROS 增加出现在 NAFLD 不同阶段;此外,线粒体在肝细胞凋亡调控中发挥关键作用。近期大量研究也表明,线粒体功能障碍在 NAFLD 发生发展中占有重要角色,其可能通过多个途径在其发病机制中发挥作用:①肝细胞线粒体形态学改变;②线粒体 DNA 受损;③能量代谢障碍;④氧化应激与脂质过氧化;⑤线粒体主导的肝细胞凋亡;⑥脂肪酸代谢紊乱;⑦线粒体自噬异常。

三、线粒体与糖尿病

（一）线粒体糖尿病

线粒体糖尿病是因线粒体基因（mtDNA）突变导致线粒体氧化磷酸化功能障碍，ATP合成缺陷而引起胰岛素分泌不足的一种遗传性糖尿病，属于胰岛 B 细胞遗传缺陷疾病。目前人们已发现多种与糖尿病有关的线粒体基因突变位点，但 mtDNA tRNA 基因 3243A→G 突变仍是公认的致线粒体糖尿病的最常见病因。该位点线粒体基因突变使得胰岛素释放减少和胰岛素抵抗产生，导致持续性高血糖，反过来进一步引起线粒体功能障碍和胰岛素释放减少，肌肉活检也可发现线粒体代谢异常和线粒体数目减少。线粒体糖尿病有特殊的临床表现，在糖尿病人群中发病率为 0.5%～1.5%。

（二）2 型糖尿病

研究表明，胰岛素抵抗（insulin resistance，IR）及胰岛 B 细胞分泌功能障碍是 2 型糖尿病（type 2 diabetes mellitus，T2DM）的主要发病机制，IR 贯穿在 T2DM 发生发展的始终，胰岛 B 细胞分泌功能障碍则是发病的必要条件。在发病过程中持续存在的 IR 和长期高血糖对胰岛 B 细胞的毒性作用使胰岛素分泌功能逐渐减退，继而可引起胰岛素分泌不足。

大量研究证实，线粒体功能障碍可能是 IR 与胰岛 B 细胞分泌功能受损的共同机制。研究发现，高脂饮食大鼠骨骼肌线粒体基因表达下调、功能减低，骨骼肌 TG、FFA、长链酰基辅酶 A（long-chain acyl-CoA，LCACoA）水平增加，发生 IR；高脂喂养 IR 大鼠的肝脏线粒体出现退行性改变，表现为线粒体肿胀、密度降低，线粒体嵴消失和基质稀薄；在 IR 的肥胖受试者中脂肪组织线粒体功能也存在障碍，其皮下和内脏脂肪组织的 mtDNA 拷贝数较非肥胖对照组减少，参与三羧酸循环的丙酮酸羧化酶表达量亦下降，这些研究结果均表明，在 IR 的情况下，线粒体发生形态结构变异和功能障碍，通过修复其结构和功能障碍能缓解 IR。此外，线粒体对维持胰岛 B 细胞功能正常至关重要，可通过合成 ATP 和启动葡萄糖刺激的胰岛素分泌（glucose-stimulated insulin secretion，GSIS）调节胰岛 B 细胞对葡萄糖的反应。胰岛 B 细胞抗氧化酶表达水平较低，易受氧化损伤，当 ROS 过量产生达到细胞损伤水平时，可激活氧化应激和细胞凋亡通路，引起胰岛 B 细胞凋亡，加重 GSIS 功能损伤。导致线粒体功能障碍而诱发 IR 及胰岛 B 细胞分泌功能障碍的原因主要有遗传、衰老、活性氧簇生成增加、线粒体生物合成下降、乙酰化酶 3 基因下调、线粒体自噬异常、解偶联蛋白-2 过表达等。

第二节　基于线粒体调节的中药防治代谢综合征药效评价及机制研究

一、中药调节线粒体缓解代谢综合征概述

中药药效评价及作用机制研究是中药实现现代化的关键，但是由于中药成分复杂，药理作用多样，作用机制不明，如何作出正确的药效评价及药效机制阐释始终是药学工作者面临的一个难题。线粒体为细胞"发动机"部分，其功能障碍与代谢综合征相关疾病的发生发展密切相关，因此，探究中药对线粒体的影响成为当前中药防治代谢综合征药效评价

及阐释作用机制的重要途径之一。

近年大量研究表明，很多中药（包括复方、单味药材、有效部位及单体化合物）均可通过影响线粒体功能而缓解非酒精性脂肪肝、2 型糖尿病及肥胖等代谢综合征相关疾病。例如，有研究发现化痰祛湿活血方可通过增加线粒体嵴和线粒体数量，改善粗面内质网脱颗粒现象，保护肝细胞线粒体和内质网，恢复其形态结构和功能，增强肝细胞的能量代谢，从而缓解 NAFLD；另有研究发现糖耐康颗粒（夏枯草、三白草、番石榴叶、女贞子、人参）可通过调节 PGC1 活性，直接或间接地提高线粒体生物合成和氧化磷酸化功能，且可显著上调线粒体酶活性，增强线粒体功能，改善 db/db 小鼠的糖代谢、胰岛功能、脂质异位沉积和 IR；另有学者发现大黄提取片可能通过增加肥胖大鼠骨骼肌中 UCP3 表达，促进细胞能量代谢而有效减肥。

二、调节线粒体缓解代谢综合征的相关途径

线粒体功能障碍与代谢综合征相关疾病的发生发展密切相关，其可能通过多个途径在代谢综合征发病机制中占有重要的角色，可通过检测中药对这些相关途径的调节作用，从而实现中药药效评价及作用机制阐释的目的，其相关途径主要包括以下 8 个方面。

（1）线粒体膜通透性：可检测线粒体膜电位、线粒体膜通透性转换孔（mPTP）开放度的影响。

（2）能量代谢：可检测三羧酸循环关键酶（包括柠檬酸合酶、异柠檬酸脱氢酶、α-酮戊二酸脱氢酶等）、呼吸链复合酶（复合物 I～V）、线粒体耗氧量与呼吸控制率（RCR）及 ATP 生成量的影响。

（3）氧化应激：可检测线粒体 MDA、SOD 及 GSH-Px 水平的影响。

（4）脂肪酸代谢：可检测线粒体解偶联蛋白（UCP）、肉毒碱棕榈酰转移酶 1（CPT-1）、过氧化物酶体增殖物激活受体 γ（PPARγ）mRNA 和（或）蛋白表达量的影响。

（5）细胞凋亡（线粒体途径）：可检测细胞凋亡率及组织（或细胞）中 Bcl-2、Bax、cytochrome c、caspase-3、caspase-9 等凋亡相关蛋白的影响。

（6）线粒体 DNA：可检测线粒体 DNA 拷贝数及线粒体 DNA 转录水平的影响。

（7）线粒体融合分裂：可检测介导线粒体融合分裂相关蛋白表达量的影响，包括介导线粒体外膜融合的线粒体融合蛋白 1 和 2（Mfn1、Mfn2），介导线粒体内膜融合的视神经萎缩相关蛋白 1（OPA1），以及介导线粒体分裂的动力相关蛋白 1（Drp1）和线粒体分裂蛋白 1（Fis1）等。

（8）线粒体自噬：可检测线粒体自噬水平及其相关调控分子（包括 Pink1/Parkin、Nix 和 BNIP3、Mieap、FUNDC1、AMPK 等蛋白及其信号通路中的分子信使）的影响。

研究实例　滇黄精对高脂饮食诱导的 NAFLD 大鼠肝线粒体功能的调节

笔者研究团队一直关注线粒体与代谢综合征的关系及中药对其调节作用，前期发现滇黄精可缓解代谢综合征，于是提出滇黄精可调节线粒体而缓解代谢综合征的科学假说，为进一步阐明滇黄精缓解代谢综合征的科学内涵，对中药滇黄精干预代谢综合征相关的药理药效作用展开了系统研究，本章第二、三、四节以笔者团队围绕滇黄精的研究为案例展开介绍。本部分通过检测滇黄精对高脂饲料诱导的 NAFLD 小鼠肝细胞线粒体功能相关指标

的影响，探究滇黄精缓解 NAFLD 的药理作用及机制。

1. 滇黄精水提物制备 依据 2015 年版《中国药典》记载，将鲜滇黄精洗净，切成厚片，晒干为净黄精。而后按每 100kg 黄精，用黄酒 20kg 润透，置蒸制器内，蒸至黄精片表面棕褐色至黑色，有光泽，烘干即得蒸制滇黄精。将烘干（50℃）后的蒸制滇黄精药材粉碎，取粉末 500g，以水为提取溶剂水浴加热回流 3 次（每次分别用 10、8、6 倍量水），每次回流 1 小时；合并 3 次滤液，减压回收溶剂（50℃）；所得浸膏置于–80℃冰箱中结冰后，转移至冻干机中，冷冻干燥得冻干粉。将冻干粉研碎，混匀，置于干燥器中保存备用。

2. 分组及模型制备 42 只雄性大鼠随机分成 6 组，每组 7 只，即正常对照组（生理盐水）、模型组（生理盐水）、白藜芦醇组（阳性对照，40mg/kg）及滇黄精水提物低、中、高剂量组（1g/kg、4g/kg、8g/kg）；各组大鼠均以 4ml/kg 的剂量灌胃给药，连续 14 周，每天 1 次。除正常对照组喂普通饲料外，其余各组均喂高脂饲料（基础饲料 79%、猪油 10%、蛋黄 10%、胆固醇 1%），共喂养 14 周，建立大鼠 NAFLD 模型。

3. 样品采集 第 14 周进行眼内眦空腹采血，立即离心（10 000r/min，10 分钟）分离血清，收集血清检测 TC、TG、LDL-C、AST、ALT。在第 14 周最后一次给药后，对实验大鼠禁食处理 12 小时，使用水合氯醛对其进行麻醉，取血后收集所需脏器放置于–80℃冰箱保存。

4. 血清生化指标测定 按试剂盒说明书具体步骤操作，测定血清 TC、TG、LDL-C、AST、ALT 水平。

5. 肝组织生化指标测定 取肝组织匀浆液上清液，用 BCA 蛋白质浓度测定试剂盒测定蛋白质浓度；取该上清液 100μl，按试剂盒说明书操作，测定肝组织中 TC、TG、HDL-C 含量。

6. 组织病理学观察 肝组织于 10%甲醛固定液中固定 24 小时，用水冲洗后用梯度乙醇脱水，用二甲苯透明处理，进行石蜡包埋后，切成 4 μm 厚的薄片，H-E 染色观察。

7. 线粒体相关指标测定

（1）肝细胞线粒体分离：取大鼠肝脏 0.1g，加入 1ml 预冷的线粒体分离液（0.21mol/L 甘露醇、0.07mol/L 蔗糖、10mmol/L Tris 缓冲液、1 mmol/L EDTA、0.5mmol/L EGTA，pH7.4），于冰水浴中匀浆；将组织匀浆液转移至离心管中，于 4℃，$1000×g$ 离心 10 分钟，弃去沉淀，上清液转移至另一离心管中，4℃，$10\,000×g$ 离心 10 分钟，所得沉淀即为肝细胞线粒体。

（2）肝线粒体中 MDA、SOD、GSH-Px、ATP 合酶及 Complex Ⅰ、Ⅱ测定：取肝细胞线粒体，加生理盐水混匀成混悬液，用 BCA 蛋白质浓度测定试剂盒测定线粒体蛋白质浓度；分别取 100μl 线粒体混悬液，按试剂盒说明书操作，用羟胺法测定 SOD 活性，用硫代巴比妥酸法测定 MDA 含量，用比色法测定 GSH-Px、ATP 合酶活性，用双抗体夹心法酶联免疫吸附试验测定 Complex Ⅰ、Ⅱ活性。

（3）肝细胞线粒体 UCP-2 及 CPT-l mRNA 表达量测定：用 Trizol 一步提取法提取肝组织总 RNA，将总 RNA 反转为 cDNA。2 μl cDNA 模板进行 PCR 扩增，UCP-2 目的片段上游引物 5′-TCCCAATGTTGCCCGAAATG-3′，下游引物 5′-TCGTCTGTCATGAGGTTGGC-3′，产物长度 99bp；CPT-1 目的片段上游引物 5′-ATGATCCCTCAGAGCCACAGC-3′，下游引物 5′-TAGGTCTGCCGACACTTTGCC-3′，产物长度 91bp；以稳定表达的 GAPDH 作为内参照，目的片段上游引物 5′-CTGGAGAAACCTGCCAAGTATG-3′，下游引物 5′-GGTGGAAGAAT GGGAGTTGCT-3′，产物长度 138bp。反应总体积 25μl。条件为 95℃预变性 10 分钟；按

95℃变性 15 秒，60℃退火和延伸 15 秒，扩增 40 个循环。计算目的产物 UCP-2、CPT-1 和内参照 GAPDH 灰度值的比值（CT 值）来反映其相对含量，取 3 次重复实验结果的均值进行比较。

（4）肝组织中 Bcl-2、Bax、cytochrome c、caspase-3、caspase-9 凋亡相关蛋白表达量测定

1）蛋白样品制备：取 100mg 冻存肝脏组织置于匀浆器球状部位，用干净剪刀将组织块尽量剪碎；加 1ml RIPA（含 PMSF，RIPA：PMSF=99：1）于匀浆器中，置于冰上匀浆；几分钟之后于冰上再次匀浆使组织破碎；匀浆完继续裂解 30 分钟后，将裂解液移至离心管中，4℃下 12 000×g 离心 5 分钟，取上清液分装于离心管中。采用 BCA 法测定蛋白质浓度后，以 RIPA（含 PMSF）调整蛋白浓度至 6.25mg/ml，加入 5×蛋白上样缓冲液使样品终浓度为 5mg/ml，煮沸变性 10 分钟后待分析。

2）SDS-聚丙烯酰胺凝胶电泳（SDS-PAGE）：清洗电泳槽，玻璃板先后用 KOH/甲醇溶液（5g KOH 溶于 100ml 甲醇中）、去污剂、自来水及去离子清洗，竖直晾干后，安装好玻璃板；配制 12%分离胶，快速混匀，缓慢注入两块玻璃板之间，防气泡，高度约占模具的 70%，丙烯酰胺溶液上覆盖一层去离子水，防止气泡形成和隔绝空气，室温放置约 2 小时至聚合完全；倒去离子水，蒸馏水洗涤凝胶顶部，并用滤纸吸干水分后，将配好的浓缩胶 3ml 灌注在分离胶上，插入梳子，防止气泡形成，室温放置约 1 小时至聚合完全；将胶放入电泳槽，电泳槽中注入电泳缓冲液，拔除梳子；每个加样孔上 40μg 蛋白样品，5μl Marker 加于样品左侧，空白孔上等体积 1×上样缓冲液；盖上电泳槽盖，接上电泳仪，恒压 80V 电泳 25 分钟，然后 120V 电泳 60 分钟，至分离胶下缘约 0.5cm 时停止电泳，取出凝胶。

3）免疫印迹：根据上样孔数剪取 PVDF 膜，将其置于甲醇中浸透，再转移至缓冲液中，同时浸湿海绵与 Whatmman3MM 滤纸；拆卸凝胶夹层，去除浓缩胶，切去未上样部分凝胶，将含样品的凝胶置于转移缓冲液中，室温平衡凝胶 20 分钟；按正极、海绵、滤纸、PVDF 膜、凝胶、滤纸、海绵、负极的顺序组装转印夹层（注意驱除气泡），膜向阳极方向放入湿转槽中，恒流 300mA，电转 65 分钟；取出转移好的 PVDF 膜，切下目的膜条，置于封闭液中，室温慢速摇动封闭 2 小时；将一抗按表 18-1 所示比例以封闭液稀释，4℃孵育过夜；弃去一抗，用 TBST 于室温中速摇动洗涤膜条 6 次，每次 5 分钟；依一抗来源不同，按抗体：封闭液=1：10000 的比例分别稀释二抗，将 PVDF 膜与二抗室温孵育 1 小时；用 TBST 于室温中速摇动洗涤膜条 6 次，每次 5 分钟；将超敏化学发光底物反应液（A、B 试剂以 1：1 比例于临用前暗室下混合）加于 PVDF 膜上，凝胶成像仪显影、保存图片。

表 18-1　一抗稀释比例

抗体名称	稀释比例
Bax	1：8 000
Bcl-2	1：1 000
caspase-3	1：2 000
caspase-9	1：1 000
cytochrome c	1：10 000
β-actin	1：5 000

8. 统计处理 各组数据采用均数±标准差（$\bar{x} \pm s$）表示，采用 SPSS 21.0 统计软件分析处理数据，组间比较采用方差分析，$P < 0.05$ 认为有统计学差异。

9. 滇黄精对 NAFLD 大鼠血清脂质水平的影响 如图 18-1 所示，实验 14 周后，发现高脂饮食导致大鼠血清 TC、LDL-C、ALT 及 AST 显著升高，但对 TG 水平无明显影响，提示高脂饮食诱导大鼠血脂异常。白藜芦醇可显著降低血清 AST、TC、LDL-C 水平；滇黄精水提物低剂量能显著降低 ALT 含量，各剂量组均可显著降低血清 AST、TC、LDL-C 水平，提示滇黄精可调节高脂质诱导的血脂异常。

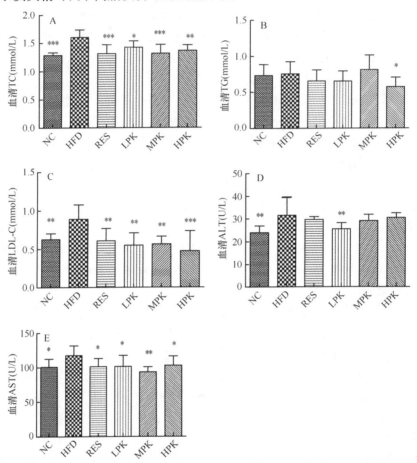

图 18-1 滇黄精对血清中 TC（A）、TG（B）、LDL-C（C）、ALT（D）、AST（E）水平的影响

NC：正常对照组；HFD：高脂饮食组；RES：白藜芦醇组；LPK：滇黄精低剂量组；MPK：滇黄精中剂量组；HPK：滇黄精高剂量组；与高脂饮食组相比，*$P < 0.05$，**$P < 0.01$，***$P < 0.001$

10. 滇黄精对 NAFLD 大鼠肝脏脂质水平的影响 如图 18-2 所示，14 周实验结束后，高脂饮食组大鼠肝脏 TC 和 TG 水平显著增加，且 HDL-C 水平显著降低，提示高脂饮食诱导大鼠肝脏脂质代谢异常。白藜芦醇可显著降低 TC 和 TG 水平；滇黄精可显著降低 TG、TC 水平，并升高 HDL-C 水平，提示滇黄精可调节高脂饮食诱导的肝脏脂质异常。各组大鼠肝组织病理切片光镜下观察结果显示（图 18-2D），正常组肝组织结构清晰可见，肝细胞排列有序，大小一致，汇管区无变性、坏死及炎症细胞浸润等病变；模型组大鼠肝细胞肿

胀变性，肝细胞细胞核固缩变小且大量聚集，排列不整齐，并出现大量大小不等圆形空泡样脂滴；白藜芦醇组肝细胞索呈明显放射状，汇管区无变性、坏死及炎症细胞浸润等病变；滇黄精水提物各剂量组大鼠肝脏病理形态接近正常组，汇管区炎性细胞浸润明显减轻，肝细胞内小脂滴亦明显减少。结果表明，滇黄精水提物可有效改善高脂饲料引发的肝组织形态学病变。

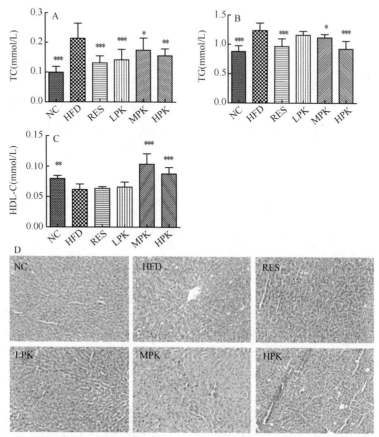

图 18-2　滇黄精对肝脏中 TC（A）、TG（B）、HDL-C（C）水平及大鼠肝组织形态学（D）的影响

NC：正常对照组；HFD：高脂饮食组；RES：白藜芦醇组；LPK：滇黄精低剂量组；MPK：滇黄精中剂量组；HPK：滇黄精高剂量组；与高脂饮食组相比，*$P<0.05$，**$P<0.01$，***$P<0.001$

11. 滇黄精对 NAFLD 大鼠肝线粒体中 MDA、SOD 及 GSH-Px 的影响　如图 18-3 所示，与正常组比较，高脂饮食组大鼠肝脏线粒体中 MDA 含量显著升高，且 SOD 与 GSH-Px 活力显著降低，提示 NAFLD 大鼠肝线粒体中存在氧化应激与脂质过氧化损伤。与高脂饮食组比较，白藜芦醇显著降低 MDA 含量，且一定程度提高 SOD 与 GSH-Px 活力，但无显著变化；给予不同剂量滇黄精水提物后，肝脏线粒体中 MDA 含量显著降低，且 SOD 与 GSH-Px 活力均显著升高，表明滇黄精可有效提高受损肝脏的抗氧化能力。

12. 滇黄精对 NAFLD 大鼠肝线粒体中 ATP 合酶与 Complex Ⅰ、Ⅱ 的影响　如图 18-4 所示，与正常对照组相比，高脂饮食组大鼠肝脏线粒体中 Na$^+$-K$^+$-ATP 酶、Complex Ⅰ 及 Complex Ⅱ 活力均显著降低，且一定程度降低 Ca^{2+}-Mg^{2+}-ATP 酶活性（无显著性差异），提示 NAFLD 大鼠能量代谢相关酶活性受抑制。与高脂饮食组比较，白藜芦醇组显著升高 Na$^+$-K$^+$-ATP 酶、Complex Ⅰ 及 Complex Ⅱ 活力，且一定程度提高 Ca^{2+}-Mg^{2+}-ATP 酶活性（无显著性差异），表明其可一定程度改善 NAFLD 大鼠能量代谢；给予不同剂量滇黄精水提物后，肝线粒体中 Na$^+$-K$^+$-ATP 酶、Complex Ⅰ 及 Complex Ⅱ 活力均显著升高，且一定程度提高 Ca^{2+}-Mg^{2+}-ATP 酶活性（无显著性差异），表明滇黄精可有效改善 NAFLD 大鼠能量代谢障碍。

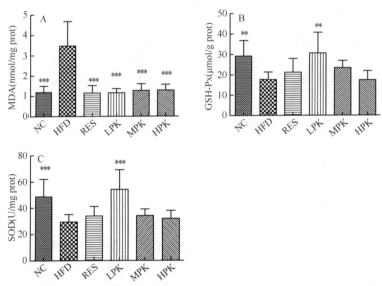

图 18-3　滇黄精对肝脏线粒体中 MDA（A）、GSH-Px（B）和 SOD（C）水平的影响

NC：正常对照组；HFD：高脂饮食组；RES：白藜芦醇组；LPK：滇黄精低剂量组；MPK：滇黄精中剂量组；HPK：滇黄精高剂量组；与高脂饮食组相比，**$P<0.01$，***$P<0.001$

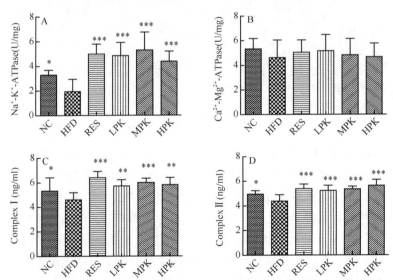

图 18-4　滇黄精对肝脏线粒体中 Na$^+$-K$^+$-ATP 酶（A）、Ca^{2+}-Mg^{2+}-ATP（B）、Complex Ⅰ（C）及 Complex Ⅱ（D）水平的影响

NC：正常对照组；HFD：高脂饮食组；RES：白藜芦醇组；LPK：滇黄精低剂量组；MPK：滇黄精中剂量组；HPK：滇黄精高剂量组；与高脂饮食组相比，*$P<0.05$，**$P<0.01$，***$P<0.001$

13. 滇黄精对 NAFLD 大鼠肝脏中 UCP-2 及 CPT-l mRNA 表达量影响　CPT-1 位于线粒体外膜上，催化长链脂酰辅酶 A 与肉碱合成脂酰肉碱，是长链脂肪酸进入线粒体进行 β 氧化的限速酶。如图 18-5 所示，与正常组比较，高脂饮食组 CPT-1 mRNA 显著降低，脂肪酸 β 氧化可能受抑制，给予滇黄精水提物及白藜芦醇后，CPT-1 mRNA 表达量显著升高，提示二者可能加速线粒体中脂肪酸 β 氧化。各种原因引起脂质代谢障碍，肝细胞脂质底物供给过多，诱导 UCP-2 表达上调，造成 ATP 下降，ATP 减少一方面造成甘油三酯形成时所需的能量供应减少，抑制脂质合成；另一方面则促进脂肪酸 β 氧化，减轻脂质蓄积。然而，UCP-2 表达过多又会降低线粒体能量储备，使细胞在面对能量需求急剧增加等情况时，由于 ATP 供应不足而导致损伤加剧。与高脂饮食组比较，滇黄精给药组可显著降低 UCP-2 mRNA，提示其可能加速线粒体中脂肪酸 β 氧化，生成 ATP 增加，促进能量代谢而缓解损伤。

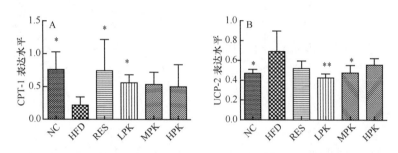

图 18-5　滇黄精对肝脏中 CPT-1（A）与 UCP-2（B）mRNA 表达水平的影响

NC：正常对照组；HFD：高脂饮食组；RES：白藜芦醇组；LPK：滇黄精低剂量组；MPK：滇黄精中剂量组；HPK：滇黄精高剂量组；与高脂饮食组相比，*$P<0.05$，**$P<0.01$

14. 滇黄精对 NAFLD 大鼠肝组织中 Bcl-2、Bax、cytochrome c、caspase-3、caspase-9 凋亡相关蛋白表达量的影响　cytochrome c 的释放是细胞凋亡关键步骤。释放到细胞质的 cytochrome c 在脱氧腺苷三磷酸（dATP）存在的情况下，与凋亡蛋白酶活化因子-1（Apaf-1）结合，形成多聚体，促使 caspase 前体蛋白（pro-caspase）与其结合为凋亡小体，其中主要是与 caspase-9 前体蛋白（pro-caspase-9）结合，从而激活 caspase-9，被激活的 caspase-9 又能激活其他 caspase，如 caspase-3 等，进而导致细胞发生凋亡。Bax 是最早发现的促凋亡家族成员，在正常细胞中主要存在于细胞质中，受到凋亡刺激后转位到线粒体上，引起 cytochrome c 释放；Bcl-2 是其家族蛋白中最主要的抗凋亡蛋白，含 4 个结构域 BH1～BH4，此结构可稳定线粒体膜功能，且可阻止线粒体释放 caspase、AIF 及 cytochrome c 等。如图 18-6 所示，与正常组相比，高脂饮食组大鼠肝脏中 Bax 显著升高，Bcl-2 显著降低，且线粒体中 cytochrome c 含量显著降低，同时 caspase-3 与 caspase-9 含量显著升高，提示线粒体介导了肝细胞凋亡。而白藜芦醇和滇黄精均能显著逆转高脂饮食组的这些变化，提示二者能调控线粒体凋亡通路抑制肝细胞凋亡，从而缓解 NAFLD。

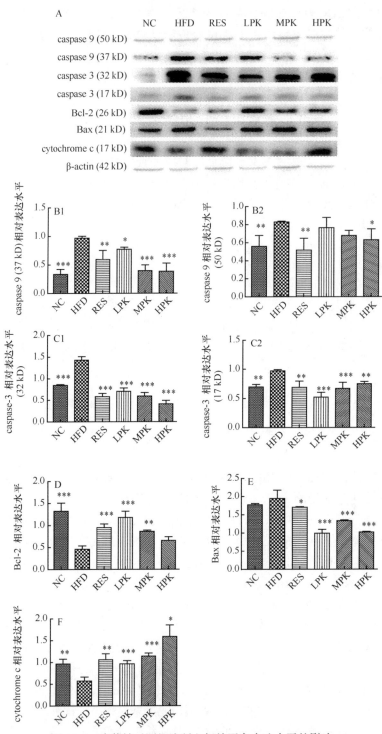

图 18-6　滇黄精对肝细胞凋亡相关蛋白表达水平的影响

A：凋亡相关蛋白免疫印迹；B～F：caspase-9（B1，37kD；B2，50kD）、caspase-3（C1，32kD；C2，17kD）、Bcl-2（D）、Bax（E）、cytochrome c（F）蛋白相对表达丰度；NC：正常对照组；HFD：高脂饮食组；RES：白藜芦醇组；LPK：滇黄精低剂量组；MPK：滇黄精中剂量组；HPK：滇黄精高剂量组；与高脂饮食组相比，*$P<0.05$，**$P<0.01$，***$P<0.001$

第三节　基于线粒体代谢组学的中医药防治代谢综合征研究新思路

一、线粒体代谢组学

线粒体代谢组学（mitochondrial metabonomics）是对生物细胞线粒体内所有代谢物（分子量 1000 以内的小分子物质）进行定性、定量分析，并寻找线粒体内代谢物小分子与生理病理变化的相对关系的研究方式。

目前线粒体代谢组学已广泛用于化学药物作用机制研究、药物靶点发现、疾病早期诊断及疾病机制研究等领域，但仍未有关于采用线粒体代谢组学探究中药药理机制的报道。为此，本文借鉴线粒体代谢组学用于研究化学药物作用机制的思路，采用线粒体代谢组学探究中药调节线粒体而发挥其疾病治疗作用的分子机制，为中药药效机制的探讨提供新思路。

二、基于线粒体代谢组学探究中医药防治代谢综合征分子机制的技术设计

采用线粒体代谢组学探究中医药防治代谢综合征分子机制的技术路线如图 18-7 所示。

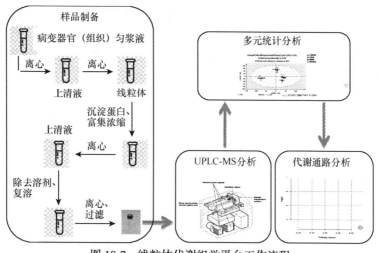

图 18-7　线粒体代谢组学平台工作流程

研究实例　采用线粒体代谢组学技术探究滇黄精对高脂饮食诱导的 NAFLD 大鼠肝线粒体功能的调节机制

灌胃给予高脂饮食诱导的 NAFLD 大鼠滇黄精水提物 14 周后，处死大鼠，分离大鼠肝脏线粒体，采用 UPLC-MS 检测肝线粒体中内源性小分子代谢物的变化情况，并鉴定发生显著变化的小分子化合物结构，同时分析其代谢通路，以探究滇黄精调节线粒体功能而缓解 NAFLD 的药理机制。

1. 滇黄精水提物制备　同本章第二节研究实例。

2. 分组及模型制备　将 28 只雄性大鼠随机分成 4 组，每组 7 只，即正常对照组（生理盐水）、模型组（生理盐水）、辛伐他汀组（阳性对照，40mg/kg）及滇黄精水提物组（8g/kg）；各组大鼠均以 5ml/kg 的剂量灌胃给药，连续 14 周，每天 1 次。除正常对照组

喂普通饲料外，其余各组均喂高脂饲料（基础饲料 79%、猪油 10%、蛋黄 10%、胆固醇 1%），共喂养 14 周，建立大鼠 NAFLD 模型。

3. 肝细胞线粒体供试品溶液制备 取各组大鼠肝脏，按本章第二节研究实例中"肝细胞线粒体分离"制备得到线粒体沉淀，然后加入 400μl 80%甲醇沉淀蛋白，离心取上清液；用氮气吹干溶剂，再加入 100μl 乙腈复溶，得到线粒体供试品溶液。

4. UPLC-MS 仪器及分析条件

（1）UPLC-MS 仪器：Ultimate 3000 超高效液相色谱串联 QExactive 四极杆-静电场轨道阱高分辨质谱仪（赛默飞世尔科技，美国），配有 CBM-20A 系统控制器、LC-20AD 四元泵、SIL-20A 自动进样器、CTO-20A 柱温箱及 SPD-M20APDA 检测器。

（2）色谱条件：Thermo C18 柱（2.1mm×100mm，1.9μm）；流动相为 0.1%甲酸-水溶液（A）和乙腈（B），梯度洗脱程序见表 18-2；流速为 0.2ml/min；进样量为 4μl。

（3）质谱条件：采用全扫描（full mass）和数据相关二级质谱（DD-MS2）模式检测；离子源为 ESI；毛细管温度 320℃；喷雾气流速 1.5L/min；加热模块 250℃；全扫描正、负离子同时检测，分辨率 70 000；接口电压：（+）3.5kV，（-）2.8kV；质量范围 m/z：100～1000Da；最长注入时间（maximun IT）：200 毫秒。二级质谱正、负离子同时检测，数据相关二级质谱对最高的 5 个峰进行二级质谱裂解，分辨率：17 500，质量范围 m/z：50～1000Da；最长注入时间（maximun IT）：50 毫秒；CID 能量：30%；使用动态排除，动态排除时间：10 秒。工作站：Xcalibar3.0.63，用于 UPLC-MS 数据处理、分子式预测和精确分子质量计算。

表 18-2 梯度洗脱程序

时间（分钟）	流动相 A（%）	流动相 B（%）
3	95	5
5	77	23
10	57	43
13	36	64
16	15	85
18	0	100
22	0	100

5. 数据处理 用 Xcalibur 2.0 软件将 UPLC-MS 原始数据文件打开，分离正负离子，并将包含化合物的保留时间和质荷比信息的.raw 文件转为.cdf 文件。通过 XCMS-online（https：//xcmsonline.scripps.edu/landing_page.php?pgcontent=mainPage）工具箱进行数据的分组与对比等预处理。将 XCMS 中处理后生成的 Excel 表格进行筛选并导入 SIMCA-P14.1 软件中，进行 PCA 分析和 OPLS-DA 分析，在 OPLS-DA 模型中计算变量的 VIP（variable importance in the project）值，当 VIP 值大于 1 时，表明该变量在本实验研究中较重要，推断相应化合物为多元统计中有差异的代谢物。经模式识别与特征代谢物的提取，得到引起 2 组间差异的主要潜在代谢标志物所对应的保留时间和 m/z，经 METLIN 数据库检索、文献对照等方法，对潜在标志物结构进行指认。最后通过 MetaboAnalyst 4.0（http：//www.metaboanalyst.ca/MetaboAnalyst/faces/home.xhtml）生物学数据库进行代谢通路的分析。

6. 线粒体代谢物轮廓分析 采用 UPLC-MS 对线粒体样品进行分析，模型组和滇黄精水提物组大鼠肝线粒体在正离子模式和负离子模式下的总离子流图（TIC）见图18-8。由图18-8可知，二者的TIC未发生较大改变，但某些成分的相对含量发生了明显变化。说明模型组大鼠在滇黄精给药后，一些线粒体内源性小分子发生变化，从而影响了相关信号通路，进而发挥治疗NAFLD的作用。

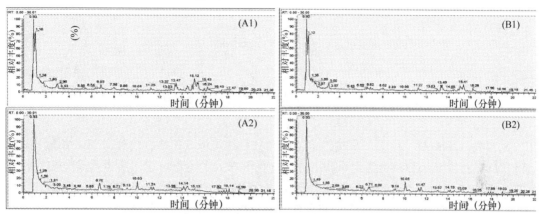

图18-8　模型组（1）和滇黄精水提物组（2）大鼠肝线粒体在正离子模式（A）
和负离子模式（B）的TIC

7. PCA分析　如图18-9所示，负离子模式下，正常对照组与模型组大鼠肝线粒体的代谢物明显分离，表明正常对照组与模型组代谢状态明显不同；滇黄精水提物组各样本点显示不同程度向正常对照组靠近的趋势，且比辛伐他汀组更趋近于正常对照组。正离子模式下，各组基本分离但组内差异较大，正常对照组与模型组显著分离，给药后滇黄精水提物组有向正常对照组靠近的趋势，说明滇黄精水提物组大鼠的线粒体代谢物与正常对照组大鼠的线粒体代谢物组成和浓度接近，滇黄精可逆转高脂饮食诱导的病理改变。

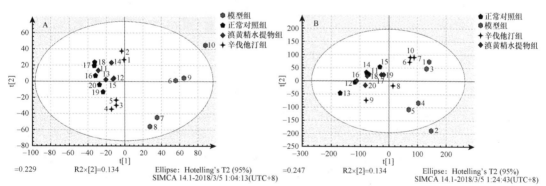

图18-9　正常对照组、模型组、滇黄精水提物组和辛伐他汀组的PCA散点图
A：负离子模式；B：正离子模式

8. OPLS-DA分析　图18-10所示，正、负离子模式下，四组样本分别位于散点得分图的四个区域，正常对照组大鼠肝线粒体代谢物与模型组有明显差异，而给予滇黄精水提物后大鼠肝线粒体代谢物有向正常对照组靠近及偏离模型组的趋势，说明滇黄精可逆转高脂饮食诱导的病理改变。负离子模型RX=0.498，RY=0.936，Q=0.708；正离子模型RX=0.906，RY=0.988，Q=0.681，表明建立的数学模型可靠。结合PCA分析结果，进一步说明滇黄精可逆转高脂饮食诱导的病理改变。

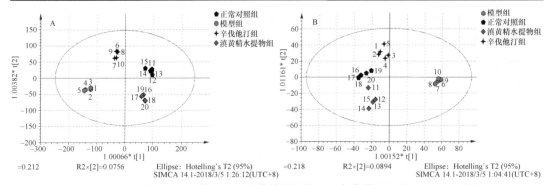

图 18-10 正常对照组、模型组、滇黄精水提物组和辛伐他汀组的 OPLS-DA 图

A: 正离子模式；B: 负离子模式

9. S-Plot 图分析 为进一步确定给药后大鼠肝线粒体代谢物各成分的变化情况，采用 OPLS-DA 对模型组和滇黄精水提物组进行分析后得到了 S-Plot 图，结果见图 18-11。在 S-Plot 图中，每一个点代表一个变量，说明在给药后小分子代谢物发生了明显变化，变量对分类的重要程度由 VIP 值的大小来衡量，变量离原点越远，VIP 值越大，由此可筛选得到 VIP 值>1.0 的代谢物。

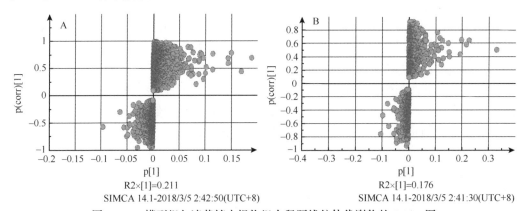

图 18-11 模型组与滇黄精水提物组大鼠肝线粒体代谢物的 S-Plot 图

A: 正离子模式；B: 负离子模式

10. 生物标志物的鉴定 根据 VIP 值对变量进行筛选，选取 VIP 值>1.0 的变量并结合 Xcalibur 软件与 METLIN 数据库检索、文献对照等方法筛选造成模型组与滇黄精水提物组间差异的生物标志物，由表 18-3 所示，在正离子模式下，得到 2 种潜在生物标志物，负离子模式下得到 8 种潜在生物标志物，这些化合物包括氨基酸类（amino acids）、有机酸类（organic acids）、核苷类（nucleoside）、有机盐类（organic salts）等。

表 18-3 模型组与滇黄精水提物组潜在的生物标志物

保留时间 （分钟）	分子量 （Da）	VIP	潜在标志物	分子式	变化趋势 （Model-PKRP）
ESI-					
15.066 7	338.208	1.576 37	PGJ$_2$（前列腺素 J$_2$）	C$_{20}$H$_{30}$O$_4$	上调
5.520 16	203.082	1.398 07	ascorbate-2-sulfate（抗坏血酸-2-硫酸酯）	C$_6$H$_8$O$_9$S	下调

保留时间（分钟）	分子量（Da）	VIP	潜在标志物	分子式	变化趋势（Model-PKRP）
2.099 75	267.074	1.362 83	allopurinol-1-ribonucleoside（别嘌醇-1-核糖核苷）	$C_{10}H_{12}N_4O_5$	下调
1.787 73	298.069	1.330 35	D-4'-phosphopantothenate（D-4'-磷酸泛酸）	$C_9H_{18}NO_8P$	上调
15.384	293.18	1.242 97	sodium tetradecyl sulfate（十四烷基硫酸钠）	$C_{14}H_{30}O_4S$	上调
20.333 8	383.189	1.190 12	bortezomib（硼替佐米）	$C_{19}H_{25}BN_4O_4$	上调
3.961 13	254.08	1.14379	pantothenic acid（泛酸）	$C_9H_{17}NO_5$	上调
6.514 05	455.097	1.115 57	flavine mononucleotide（黄素单核苷酸）	$C_{17}H_{21}N_4O_9P$	上调
ESI+					
7.030 8	301.208	1.533 12	pinolenic acid（皮诺敛酸）	$C_{18}H_{30}O_2$	上调
1.096 52	266.124	1.445 66	N^6-methyl-2'-deoxyadenosine（N^6-甲基-2'-脱氧腺苷）	$C_{11}H_{15}N_5O_3$	上调

11. 代谢通路分析 选择影响值大于 0.1 的通路作为滇黄精水提物调节脂代谢紊乱的代谢通路，大鼠肝线粒体样本代谢通路分析如图 18-12 所示，纵坐标–log（p）用由白到红且越来越深的颜色来表示富集分析所得结果。肝线粒体样本得到的通路有 1 条（图 18-12）；表 18-4 为核黄素代谢通路分析结果。

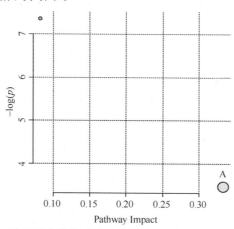

图 18-12 滇黄精水提物干预后大鼠肝线粒体样本代谢通路分析

A：核黄素代谢

表 18-4 滇黄精水提物干预后大鼠肝线粒体样本代谢通路分析结果

No	代谢通路	Match Status	p	Impact	Details
1	riboflavin metabolism（核黄素代谢）	1/11	0.031 049	0.333 33	KEGG

黄素单核苷酸（flavin mononucleotide，FMN），亦称核黄素-5-磷酸，是黄素蛋白（flavoprotein）的辅基，对呼吸等生物氧化过程中的电子传递起重要作用，是一个由核黄素激酶自核黄素产生的生物分子。线粒体是细胞内自由基产生的场所，同时线粒体内较高

浓度的自由基首先攻击线粒体内酶复合物、内膜脂质、核酸等生物大分子，而线粒体酶复合物损伤可引发线粒体呼吸功能障碍。FMN 是线粒体酶复合物 I 中黄素蛋白辅基的活性形式。研究显示，FMN 能够提高氧化损伤线粒体酶复合物 I 的活性，增加线粒体呼吸过程中的耗氧速率。FMN 可被磷酸酶水解，生成核黄素与磷酸。核黄素是体内黄酶类辅基的组成部分（黄酶在生物氧化还原中发挥递氢作用），当其缺乏时，会导致呼吸链电子传递受损，ATP 生成不足，影响机体的生物氧化，从而发生代谢障碍。肝脏蛋白质组学分析发现，核黄素缺乏导致肝脏线粒体内脂肪酸 β 氧化、呼吸链电子传递和三羧酸循环过程中的关键蛋白质表达量下降，阻碍脂肪分解导致脂肪蓄积。本研究发现，模型组 FMN 含量减少，引发线粒体呼吸功能障碍，在给予滇黄精水提物后，FMN 含量升高，推测其含量升高提高了氧化损伤线粒体酶复合物 I 的活性，增加了线粒体呼吸过程中的耗氧速率，提高了 ATP 生成速率，进而缓解了由于脂肪分解障碍导致的脂肪蓄积。结果表明，滇黄精水提物可通过提高大鼠肝线粒体中核黄素的代谢，增加 FMN 含量而改善线粒体功能，进而缓解 NAFLD。

第四节　基于"线粒体药理学"与"线粒体药物化学"的防治代谢综合征中药的药效物质研究新思路

一、基于"含药线粒体"的中药药效物质研究新策略及"线粒体药理学"与"线粒体药物化学"新概念的提出

　　线粒体是细胞的"发动机"，它不仅是细胞内能量生成的关键细胞器，还在细胞凋亡、内钙平衡、氧化应激、脂肪酸代谢等多项重要的生理、生化过程的调节中起决定性作用，线粒体功能障碍将导致多种疾病发生，而阻止线粒体损伤或调节线粒体功能已成为当前疾病治疗的有效途径之一。因此，线粒体已成为重要的细胞内药物作用靶点。研究表明，许多中药（包括复方、单味药、单体化合物）可通过调节线粒体功能而发挥各种治疗效果，包括抗肿瘤、抗非酒精性脂肪肝、抗糖尿病、减肥、肝保护、心脏保护及神经保护等。遗憾的是，这些中药（包括复方、单味药）调节线粒体功能而发挥药理作用的活性物质基础仍不清楚，这已成为制约中医药现代化发展的瓶颈问题。寻找适合中药复杂体系的研究方法，阐明中药药效的物质基础，一直是中药研究的关键科学问题。

　　寻找中药中影响线粒体的活性物质的经典方法是先从中药中制备得到单体化合物，然后再用药理实验筛选化合物活性，该方法存在劳动强度高、筛选周期长、命中率低等缺点。为提高筛选效率，科学家开发了高通量筛选技术和高内涵筛选技术，但两项技术均需预先分离制备大量化合物，也存在筛选周期长、命中率低等缺点。更重要的是以上方法和技术均很难直观反映出中药针对某一病症具有多成分作用的特点，当然也就很难找到中药针对某一病症治疗的有效成分群（物质基础）。

　　为实现不经分离纯化而直接快速筛选中药结合线粒体的活性物质，笔者已将亲和超滤与 LC-MS 联用，构建了以离体线粒体为靶点的集"识别-分离-鉴定"于一体的中药活性成分筛选方法（图 18-13），并用此法快速筛选出了多味中药中可与线粒体结合的主要活性物质。研究表明，一味中药中存在多种可与线粒体结合的活性成分。

　　尽管我们所构建的方法可实现快速筛选，但仍存在如下问题：①用离体线粒体为靶点进行体外筛选，筛选到的活性成分进入活体动物后还能否到达（进入）线粒体，并与之发生作用？②线粒体相关疾病有多种，用正常细胞线粒体（肿瘤细胞线粒体除外）筛选出的活性成分究竟与哪种（些）疾病相关？即是针对哪种（些）疾病的物质基础？可见，用此方法仍难以阐明中药调节线粒体功能而发挥针对某一病症治疗效果的物质基础，需提出新的分析策略。

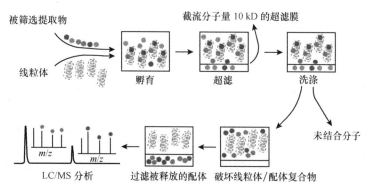

图 18-13　以线粒体为靶点的集"识别-分离-鉴定"于一体的中药活性成分筛选技术路线图

　　众所周知，药物吸收进入体内，分布到靶器官（组织）后方可发挥效应。同样，药物要影响线粒体发挥疗效，也需分布到病变靶器官（组织）的线粒体（少部分药物可能通过其他靶点而间接影响线粒体），如紫草素可进入细胞线粒体损伤线粒体而抗肿瘤；千层纸素 A 苷均可进入线粒体而发挥药效；可调节线粒体功能而缓解 NAFLD 的白藜芦醇也可分布到线粒体，且能直接与线粒体作用。另外，本研究也发现，一味中药中有多种可作用于线粒体的活性成分；可影响线粒体功能而干预 NAFLD 的滇黄精及何首乌中的成分可分布于 NAFLD 大鼠肝线粒体。为此笔者推测分布于病变器官线粒体的成分群可能是该药物影响线粒体功能而治疗某一病症的主要物质基础，即通过检测分布于病变器官线粒体的药源性成分（包括原形成分及代谢产物）可探究中药调节线粒体功能而发挥药理作用的物质基础。

　　日本学者田代真一于 20 世纪 80 年代提出了一种基于"含药血清"的中药药效物质研究策略，该策略包括"血清药理学（serum pharmacology）"和"血清药物化学（serum pharmaceutical chemistry）"研究。"含药血清"是指给动物或人服用药物一定时间后采血、分离的血清，该血清中含有原形药物成分及其代谢产物。"血清药理学"是指将含药血清作用于体外细胞模型进行药效评价；"血清药物化学"是指采用现代分析方法对含药血清中药源性成分进行定性、定量分析。"血清药理学"与"血清药物化学"已成为当前中药药效物质基础研究的重要手段。

　　综合以上分析，笔者借鉴"含药血清"的中药药效物质研究思路，提出一种基于"含药线粒体"的中药药效物质研究新策略，该策略包括"线粒体药理学（mitochondrial pharmacology）"与"线粒体药物化学（mitochondrial pharmaceutical chemistry）"研究。"含药线粒体"是指给动物或人服用药物一定时间后采集靶器官、组织而分离出的线粒体，该线粒体中含有原形药物成分及其代谢产物。"线粒体药理学"是指将含药线粒体作用于体外细胞模型进行药效评价，确认线粒体中具有生物活性的药源性成分；"线粒体药物化学"是指采用现代分析方法对含药线粒体中药源性成分进行定性（鉴定药源性成分的化学结构）、定量分析。

二、基于"线粒体药理学"与"线粒体药物化学"探究中药药效物质的方案设计（图 18-14）

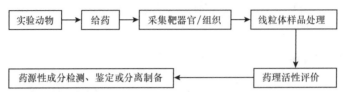

图 18-14 基于"线粒体药理学"与"线粒体药物化学"探究中药药效物质的方案设计路线图

（一）线粒体药理学研究

1. 含药线粒体供体动物选择 为了提高实验结果的可靠性，缩小或避免动物血清和人类血清之间的理化、生物等特性上的差异，应选用与人类生物学特性近似的动物制备含药线粒体，最大限度模拟体内环境，可选用大鼠和家兔等。选择健康动物还是病理模型动物需依据药效实验结果确定。

2. 给药方案设计 一般情况下，给药剂量为原方药剂量的 3～20 倍，针对目标成分连续给药 5～7 个半衰期；或以主要成分在线粒体中的"平均稳态浓度"为指导确定；也可依据"给药剂量＝临床常用量×动物等效剂量系数×培养基内的稀释度"的方法计算等。

3. 靶器官/组织采集 由于中药成分复杂，不同药物成分在线粒体中的达峰时间不同，故对于样本采集时间很难有统一标准，需进行预实验确定。理想的采集时间应落在线粒体中药物浓度的高峰期，这样可避免由于有效物质尚未吸收或代谢殆尽而造成的假阴性结果。

4. 线粒体样品处理 采用差速离心分离线粒体，由于线粒体样品中内源性杂质多，药源性成分浓度低，样本量有限，一般须经分离、纯化和富集后再检测。可采用有机溶剂萃取法、沉淀蛋白法、固相萃取法及超滤法等方法富集、纯化目标成分，尽量排除干扰成分。实验中可通过比较不同处理方法的效果确定最佳处理方法。

（二）线粒体药物化学研究

线粒体样品检测分析常用的方法有高效液相色谱法（HPLC）、高效液相色谱-质谱联用法（HPLC-MS）、气相色谱法（GC）、气相色谱-质谱联用法（GC-MS）、超临界流体色谱法（SFC）、超临界流体色谱-质谱联用法（SFC-MS）、毛细管电泳（CE）、毛细管电泳-质谱联用法（CE-MS）、高效液相色谱-核磁共振联用法（HPLC-NMR）等。例如，可在相同条件下，采用 HPLC-MS 法测定中药、空白线粒体、含药线粒体的指纹图谱，分析比较 3 组指纹图谱，对含药线粒体中出现的目标成分进行归属和结构解析等研究，对部分成分进行结构鉴定，不能鉴定结构的化合物可选择性分离制备后再结合 NMR 确定结构。

第十九章 基于代谢组学的中医药防治代谢综合征研究

代谢组学研究思路与方法已广泛应用于评价中药药效及探究中药药效分子机制，包括中药防治代谢综合征中。因此，采用代谢组学研究中药药效及其分子机制对于揭示中药药效机制及防治代谢综合征具有重要意义，可为中药现代化和国际化提供充分科学依据。本章将从以下两节内容进行讲述：

第一节 代谢组学及相关研究技术方法

一、代谢组学

代谢组学（metabonomics）是利用现代分析手段对生物体中，如尿液、粪便、组织/器官、细胞等中所有代谢物（分子量 1000 以内的小分子物质）进行定性、定量分析，并寻找体内代谢物小分子与生理病理变化的相对关系的研究方式。近年来，代谢组学研究思路与方法已广泛应用于中药药效机制研究、药物靶标发现、药物临床疗效评价、疾病早期诊断及疾病机制研究等领域。

二、代谢组学研究技术方法

（一）样品前处理技术

生物样品前处理是体内药物分析中的重要环节，样品前处理直接关系到信息获取的准确性，应根据不同的化合物选择不同的提取方法，并对提取条件进行优化，最大限度地将样品中的干扰杂质（如蛋白质、糖类、脂肪等）除去，在提取和前处理样品操作过程中，应尽可能保留样品中的整体代谢物或特异性目标代谢物，将样品转化为适合测定的物质形式，以提高仪器检测时的灵敏度和选择性。常用的前处理方法有蛋白沉淀法、固相萃取法、固相微萃取法、液相萃取法及液相微萃取法等。

1. 蛋白沉淀法 通过蛋白沉淀的方法可以达到对待测组分提取纯化的目的。由于蛋白沉淀法操作简单，在满足分析条件的情况下应首先考虑此方法。在处理样品前去除蛋白质可以减少乳化并且具有保护仪器的作用。由于乙腈和甲醇对液相和液相-质谱的兼容性好，所以最常用的沉淀蛋白的有机溶剂为乙腈和甲醇，一般用待处理样品体积的 1～3 倍，可以去掉98%以上的蛋白质，然而蛋白沉淀法可能稀释样品，降低灵敏度，因此往往还需进行进一步的浓缩富集。

2. 固相萃取法 固相萃取（solid phase extraction，SPE）被越来越多地应用到代谢组学研究中，它是由液固萃取柱和液相色谱技术相结合发展而来，主要用于样品的分离、纯化和浓缩。相比于传统蛋白沉淀法，其能更好地去除样品中的杂质且保留样品中的代谢物。SPE 与色谱技术的联用实现了样品前处理与分析分离的优化组合。杨为进等通过对尿液样品 SPE 前处理，结合核磁共振分析技术对尿液样本代谢物进行分析鉴别，共解析了 74 种代谢物，并对一维 H 谱的多数谱峰进行了有效指认。有研究建立以二醇基键合硅胶（$SiO_2/diol$）为填料的固相萃取和基于多维度串联质谱的方法分离纯化并测定乌鳢肌肉组织中的磷脂的脂质组学分析，结果，在乌鳢样品中成功检出磷脂酰胆碱、磷脂酰乙醇胺、磷脂酰肌醇和磷脂酰丝氨酸 4 类磷脂，共计 67 种磷脂分子。

3. 固相微萃取法 固相微萃取（solid phase microextraction，SPME）是集采样、萃取、浓缩和进样于一体的检测技术，其既继承了 SPE 的优点，又改善了 SPE 的操作烦琐、空白值高、易堵塞吸附柱等缺点。SPME 已成功应用于气态、液态、固态样品中各类非极性、极性有机物的提取分离中。有学者用 SPME 结合 GC-MS 法对癌症代谢标志物进行研究，发现己醛和庚醛是肺癌的标志物。

4. 液相萃取法 液相萃取（liquid-liquid extraction，LLE）指利用化合物在两种互不相溶（或微溶）的溶剂中溶解度或分配系数的不同，使化合物从一种溶剂转移到另外一种溶剂中，经过反复多次萃取，将绝大部分的化合物提取出来的方法。在代谢组学分析中，LLE 是较为通用的样品处理技术，然而也存在花费时间长、步骤烦琐、样品易损失、容易乳化、不易自动化操作等缺点。如有学者利用 LLE 对样品进行前处理，并用代谢组学的方法证明了银杏提取物可通过综合调控多条途径实现心脏保护作用。

5. 液相微萃取法 液相微萃取（liquid-phase microextraction，LPME）技术集采样、分离、纯化、浓缩、进样于一体，并能适应复杂介质、痕量成分、特殊性质成分的分析，具有操作简单、快捷，无须特殊仪器设备，萃取方式多，可选用的有机溶剂种类多且用量少等优点。LPME 的萃取相可直接进行 UV-Vis 法、荧光分光光度法、原子吸收分光光度法测定，也可进入 GC、HPLC、HPCE 或色谱-质谱联用等仪器进行分析。LPME 技术已在环境、食品、药物、中药活性成分分析等领域得到了广泛的应用。

（二）检测技术

在进行代谢组学分析研究时，要选择合适的检测技术。其原则是同时考虑仪器和技术的检测速度、选择性和灵敏度，以选择出最适合目标化合物的检测技术。检测技术是连接原始生物样本和生物标记物及相关代谢通路的桥梁，因此代谢组学研究中采集信息的检测技术应能够全面、无偏向性地反映生物样本的代谢轮廓。代谢组学分析检测技术应具备几点特征：①无偏向性：涵盖各种代谢物类型，可测浓度范围广；②高通量：样本处理简单或者不需要样品前处理；③稳定性和重现性好；④可同时定性、定量测定代谢物。目前代谢组学检测技术主要有色谱-质谱联用技术、核磁共振技术及其与液相色谱联用的技术等。

1. 色谱-质谱联用技术 色谱技术具有高分离度和高灵敏度，质谱技术普适性高、灵敏度高及特异性强，具有优异的定性、定量功能。色谱-质谱联用技术（包括气相色谱、高效液相色谱及高效毛细管电泳与质谱联用）是目前代谢组学研究中使用最为广泛的检测技术，其应用极大地提高了分析检测的灵敏度和对未知代谢物的分析鉴别能力。

（1）气相色谱-质谱联用：系气相色谱（GC）的高效分离功能结合质谱（MS）的结构鉴定功能，目前在植物代谢组学、诊断代谢组学、药物毒理学等领域具有广泛的应用，成为代谢组学研究的重要平台之一。它可从标准谱图库中获得化合物结构信息，对代谢物进行定性鉴别，但主要用于易挥发性组分的分析测定，对于非挥发性组分如生物体系中极性比较大的糖类、氨基酸等组分的分析，需要进行衍生化才能得到较多的代谢组分信息。有研究利用 GC-MS 和图模型分析方法，寻找脂代谢异常患者可能的血浆代谢标志物群，结果显示缬氨酸、甘氨酸、丙氨酸、焦谷氨酸、葡萄糖醛酸、半乳糖、甘露糖、亚油酸和甘油等 9 种代谢物在脂代谢异常患者组和健康人组中存在显著差异，则认为它们可能是脂代谢异常疾病早期诊断和预后新的特异性代谢标志物群。

（2）高效液相色谱-质谱联用：高效液相色谱（HPLC）对待测组分的挥发性和热稳定性没有要求，无须烦琐的衍生化步骤，样品前处理简单，检测温度低，分离物质快速、高效，与具有高灵敏度、高专属性及结构鉴定功能的 MS 联用是目前代谢组学研究中最常用的检测技术。有研究采用超高效液相色谱串联静电场轨道阱高分辨质谱（UPLC-Orbitrap MS）技术结合多变量统计学分析对糖尿病模型小鼠血浆整体代谢物谱特征、代谢轮廓变化和生物标志物群进行研究，并对桑叶生物碱类、黄酮类、多糖类提取物干预后的生物效应转归与分子机制进行探究。结果鉴定出糖尿病模型小鼠血浆中 8 种潜在生物标志物，主要涉及鞘脂、氨基酸代谢途径。将数据进行主成分分析，结果表明，正常组与糖尿病模型组得到明显区分，糖尿病模型小鼠体内代谢发生异常，桑叶生物碱类、黄酮类及多糖类提取物干预后对糖尿病模型小鼠均有不同程度的回调作用，其作用机制与其调节氨基酸代谢、鞘脂代谢密切相关。另有研究采用超高效相色谱-飞行时间质谱技术（UPLC-Q-TOF-MS）结合正交偏最小二乘分析法进行了五味子治疗糖尿病肾病大鼠血清代谢组学研究，共鉴定出 7 种潜在生物标志物，分别为黄尿酸、油酰胺、棕榈酰胺、尿素、5-羟基己酸、硫酸对甲酚和对甲酚葡萄糖苷酸；对这些代谢物进行通路分析，结果表明，五味子是通过影响色氨酸代谢、嘌呤代谢、脂肪酸代谢及肠内菌代谢等通路发挥治疗作用，其中嘌呤代谢与肠内菌代谢通路是其减少肾病损伤的重要作用途径。

（3）高效毛细管电泳-质谱联用：高效毛细管电泳（HPCE）作为近年来发展较快的分析技术之一，其分辨率较高，耗费的溶剂少，且成本较低，因此被广泛应用。其与高灵敏度的质谱检测器联用时，可以得到较低的检测限。此外，MS 可以提供分子量而用于代谢产物的定性，多级质谱可以提供结构碎片信息而用于代谢产物的结构鉴定。HPCE-MS 对极性化合物有较好的分离能力，因此被广泛用于生物样品的分析中，包括蛋白质、多肽和氨基酸等。有研究结合 HPLC-MS、GC-MS 及 HPCE-MS 三种检测技术分析了 60 位青春期肥胖儿童的血清，结果发现胰岛素抵抗肥胖儿童与没有胰岛素抵抗肥胖儿童间有 47 种代谢物发生显著变化，其中胆汁酸在胰岛素抵抗肥胖儿童血清中显著增加，两组间差异较大的代谢物为溶血磷脂素类（15 种）和氨基酸类（17 种），结果表明，胰岛素抵抗肥胖儿童的发病主要与炎症、碳代谢及肠道菌群改变有关。

2. 核磁共振　核磁共振氢谱（H-NMR 谱）最早应用于代谢组学研究，含氢化合物的检测都能适用。目前,950MHz 的高场强 NMR 已经实现商品化，超低温探头技术(cryoprobe technology) 也日趋成熟，仪器的分辨率和灵敏度得到极大提高，检测时间也显著缩短。NMR 法样品前处理简单，样品用量少，样品无损伤性，可测出的信息量大，适合于液体、固体样品的分析，尤其是 H-NMR 对含氢化合物都有响应，可检测到大多数的化合物，得到丰富的样品信息。此外，NMR 可在一定的温度和缓冲液范围内选择试验条件，能够在接近生理条件下进行试验。然而 NMR 仪器的购置成本较高，还需要专业人员进行日常维护和操作，且其动态范围有限，很难同时对生物体系中共存且浓度相差较大的代谢物进行分析测定。

NMR 对生物体液内源性代谢物进行测定，结合模式识别等数据分析方法，可分析探讨机体在各种状态下的代谢表型，能够高通量、全景式、直观地研究生物体在生理、病理及药物和毒物作用下发生的各种代谢动态变化，从而有助于发现外源性物质作用的靶器官和靶点，揭示其作用机制，进而确定与之相关的生物标记物。有学者等基于 NMR 的代谢组学方法研究了痰湿型和气虚型肥胖人群的血清和尿液，分析其特征代谢物进而来研究不同类型肥胖人群在微观物质层面的个体差异，结果发现两种类型肥胖人群在糖代谢、脂代谢、能量代谢及相关脏腑功能改变方面均存在一定差异。

3. 高效液相色谱-核磁共振联用 高效液相色谱-核磁共振联用（HPLC-NMR）技术自 1978 年出现，已经成为快速分离、确定结构的强有力的药物分析手段。HPLC-NMR技术在分析未知杂质时，无须纯品做对照，不产生破坏性，具有专属性强、快速、准确、精密度好等优点，可通过该技术获得复杂提取物的初步信息，了解其性质等。HPLC-NMR技术进一步提高了 1H-NMR 谱的分辨率，优化了其在代谢物中的应用，同时也为临床疾病标本检测标记物提供保障，该技术在生物流体学方面，在药物代谢产物分析领域取得了巨大成功，为代谢物领域的分析提供了完整的实验思路。有学者应用 NMR、HPLC-NMR-MS 及 UPLC-MS 技术对人肝胆汁中的 40 种代谢物进行了分离鉴定，对多种胆汁酸及其结合物进行了结构鉴定，为肝脏排泄功能及器官移植研究提供了依据。另有学者应用基于 NMR 技术的代谢组学方法发现高血压大鼠尿液中具有未知化合物，用HPLC-NMR 联用技术对该代谢物进行了分离及结构鉴定，并进一步合成了该代谢物以进行结构的确认，发现其为内源性代谢物牛磺酸的相关代谢物，此结果为该化合物的生理及病理作用研究奠定了基础。

（三）数据处理方法

在代谢组学研究中，采用正确的统计方法处理、分析数据是获取可靠结果和结论的重要保障。采用 NMR、HPLC-MS 等方法对样品进行检测获得大量数据后，采用合适的统计方法处理数据，以探讨样本间存在的联系与差异。目前，常用的多元统计方法有主成分分析、偏最小二乘-判别分析、正交偏最小二乘-判别分析等。

1. 主成分分析 主成分分析（PCA）旨在利用降维的思想，把多指标转化为少数几个综合指标，它是一种基于投影技术的数据分析方法。在模型计算时首先利用最小二乘法找到一条直线使所有样品距离该直线的残差平方和最小，而投影在此方向的矢量平方和最大，那么该直线方向也就体现了样品间最大差异，由此得到第一个主成分（PC1），在此基础上，沿着与 PC1 直线垂直的方向找到下一条差异最显著的直线，得到第二个主成分（PC2），依次反复。通过这种方式将细小、无序的差异抛弃，并保留最大、有序的差异，最终将得到少数几个主成分的数学模型，使其更易分析与理解。主成分是原始变量按一定的权重线性组合之后而产生的新变量，每个主成分通常代表了一类具有相似特征的变量并体现了它们的综合特点，且第一个主成分包含了原始数据的最大差异。通常，前面几个主成分即可最大限度地描述数据特点。有学者利用 PCA 法对获得的数据进行处理，PCA 轨迹图显示，田黄方（黄连及三七组成）组与正常组在 PC1 处接近，表明田黄方通过干预高脂血症模型大鼠内源性代谢产物，使之代谢紊乱恢复正常的趋势。

2. 偏最小二乘-判别分析与正交偏最小二乘-判别分析　偏最小二乘-判别分析（PLS-DA）是一种用于判别分析的多变量统计分析方法。判别分析是一种根据观察或测量到的若干变量值，来判断研究对象如何分类的常用统计分析方法。其原理是对不同处理样本（如观测样本、对照样本）的特性分别进行训练，产生训练集，并检验训练集的可信度。有学者采用 PLS-DA 法进行研究，结果表明正常金黄地鼠的体内代谢组与高脂血症对照组有明显的差异，且甲硝唑给药后的金黄地鼠与正常对照组也存在明显的差异。另有学者利用 PLS-DA 法区分了脂代谢异常患者与健康人。PLS-DA 法有时需要与 PCA 法结合来得到更好的结果。然而 PCA 属于无监督的模式识别方法，它能反映数据的原始状态，但不能忽略与研究目的无关的组内误差和随机误差，因而不利于准确确定组间差异。为了确定两组样品间的差异，需要继续进行正交偏最小二乘-判别分析（OPLS-DA），OPLS-DA 必须以通过 PLS-DA 模型验证为基础。

3. 其他　在代谢组学研究中，通常是从获得的代谢产物信息中进行两类或多类的判别分类，一般采用无监督的 PCA、非线性映射（NLM）、簇类分析（HCA）等，及有监督的 PLS-DA、人工神经元网络（ANN）分析等数据分析方法。然而近年来支持向量机（SVM）法已逐渐应用于代谢组学后期数据的判别分析中，其预测精度明显优于传统的 PLS-DA 法。此外，基于 NMR 数据分析的相关统计学方法也取得了一些进展，如最新发展起来的统计全相关谱（STOCSY）技术是一种基于 NMR 谱图数据的潜在生物标志物的辅助鉴定方法，STOCSY 与模式识别方法的结合将成为代谢组学数据分析的新框架，并可应用于代谢物的鉴定及生物学重要性的阐释。

第二节　代谢组学在中医药防治代谢综合征中的应用

一、阐释代谢综合征病理机制

中医通过对代谢综合征（metabolic syndrome，MS）的不断深入研究与探讨，发现 MS 的发生涉及肝、脾胃、肾等多脏腑，多脏腑功能紊乱为其发病之本，痰浊瘀血贯穿疾病始末，病变虚实夹杂。MS 的证治较复杂，对于其病机的认识古今医家多持有不同观点，呈现出百家争鸣的现象。杨宇峰发现 N-乙酰-D-葡萄糖胺、溶血磷脂酰胆碱、鞘磷脂、5-甲基胞嘧啶、促黑素抑制素、三羟基异黄酮、前列腺素 A_2、同型半胱氨酸、L-丝氨酸等是潜在脾气虚证 MS 的生物标志物，揭示脾气虚证 MS 的发生与糖类、脂类、蛋白质代谢紊乱有关，这些体内的小分子化合物可能是 MS 中医证候的物质基础。杨宇峰等对气滞湿阻证 MS 大鼠模型血浆标本进行代谢组学检测，找到了 β-羟丁酸、乙酰乙酸、丙酮酸、丝氨酸、溶血磷脂酰胆碱、N-乙酰-D-氨基葡萄糖、同型半胱氨酸等潜在标志物，证实其发生与糖类、脂类、蛋白质代谢紊乱有关。有学者进行血清代谢组学研究发现，痰浊郁阻证 MS 和非痰浊郁阻证 MS 患者血清的代谢物存在差异，痰浊郁阻证 MS 患者血清相关代谢物有 27 种。

二、阐释中医药防治代谢综合征的分子机制

相比于西药，中药在对脂代谢紊乱的治疗中具有多途径、多靶点、广谱性及副作用少等优点。有研究采用GC-MS技术研究银杏叶提取物对高脂血症大鼠血浆代谢物的影响，鉴定出40种以上的潜在标志物，结果显示，银杏叶提取物预防组和治疗组大鼠血浆中鸟氨酸、酪氨酸、脯氨酸、柠檬酸、亚油酸、棕榈酸、肌酐等11种代谢物发生显著变化，其降脂效果可能是通过抑制胆固醇吸收，使羟甲基戊二酰辅酶A失活等途径实现的。有研究对田黄方降脂作用机制进行代谢组学研究，通过UPLC-TOP/MS技术对大鼠尿液进行检测，结合PCA、PLS-DA法对获得的数据进行处理，结果显示，田黄方给药组趋近于正常组，拆方效果不如全方效果，三七、黄连、田黄方各给药组干预潜在生物标志物的数量分别为8、10、15种，田黄方干预的主要生物标志物有乙酸乙酰、肌酐、甜菜碱、三羟基丁酸、柠檬酸、N-氧化烟酰胺、N-乙酰基谷氨酸、3-吲哚硫酸、牛磺酸等，这些代谢物参与了三羧酸循环、能量代谢、胆碱代谢等途径。有研究采用代谢组学方法证实中药复方益糖康胶囊不仅能降低血浆中溶血磷脂酰胆碱、鞘磷脂、同型半胱氨酸等代谢物的含量，而且能产生一些新的生物活性物质如甘油二酯、6-酮-前列腺素$F_{1\alpha}$、苯丙氨酸等，从而修复糖类、脂类、蛋白质代谢紊乱，使整个代谢谱向正常范围回归而缓解MS。有学者运用代谢组学技术分析二陈汤合桃红四物汤干预后痰瘀互结证MS大鼠模型血清样本，找到了L-苏氨酸、3-羟基丁酸、谷氨酰胺、2，3-二羟基吡啶、苯甲酸、木糖酸，1，4-内酯等潜在的生物标志物，说明中药复方干预痰瘀互结证MS的作用机制与糖类、脂类、蛋白质等的代谢有关。

▌ 研究实例　采用代谢组学探究滇黄精对高脂饮食诱导NAFLD大鼠的干预机制

灌胃给予高脂饮食诱导的NAFLD大鼠滇黄精水提物14周，第14周开始收集大鼠尿液，末次给药2小时后采集血清，处死大鼠，并收集大鼠肝脏。采用LC-MS检测大鼠尿液、血清及肝脏中内源性小分子代谢物的变化情况，并鉴定发生显著变化的小分子化合物结构，同时分析其代谢通路，以探究滇黄精缓解NAFLD的药理机制（技术路线见图19-1）。

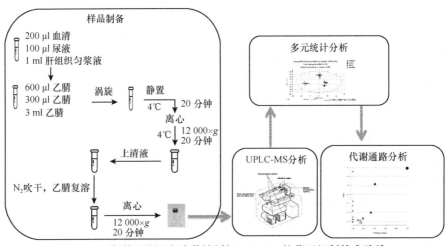

图19-1　代谢组学探究滇黄精缓解NAFLD的药理机制技术路线

1. 滇黄精水提物制备　同第十八章第二节研究实例。

2. 分组及模型制备　将28只雄性大鼠随机分成4组，每组7只，即正常对照组（生

理盐水）、模型组（生理盐水）、辛伐他汀组（阳性对照，40mg/kg）及滇黄精水提物组（8g/kg）；各组大鼠均以 5ml/kg 的剂量灌胃给药，连续 14 周，每天 1 次。除正常对照组喂普通饲料外，其余各组均喂高脂饲料（基础饲料 79%、猪油 10%、蛋黄 10%、胆固醇 1%），共喂养 14 周，建立大鼠 NAFLD 模型。

3. 供试品溶液制备

（1）血清供试品制备：各组大鼠处死后，用采血管收集其肝门静脉血，所有样本 10 000 r/min 离心 10 分钟分离血清，分装于 2ml 离心管中于–80℃保存备用。取冷冻储存的肝门静脉血清样本，置室温下解冻，涡旋震荡 5 秒。分别取 200μl 样本加入 600μl 乙腈，涡旋震荡 30 秒，在 4℃静置 20 分钟；所有样本 12 000×g 离心 15 分钟（4℃），取上清液于离心管中，用温和氮气吹干后，加入 100μl 乙腈复溶，超声 20 分钟；室温条件下 12 000×g 离心 10 分钟，取上清液于进样小瓶中待 UPLC-MS 分析。

（2）尿液供试品制备：收集实验最后 3 周尿液样本于–80℃保存。取冷冻储存的尿液样本，置室温下解冻，涡旋震荡 5 秒。分别取 200μl 于 24 孔板中，在–80℃冰箱中放置完全结冰后，于冻干机中冻干。取出冻干后的样品，用 100μl 蒸馏水溶解于离心管中，向离心管中分别加入 300μl 乙腈，在 4℃冰箱中静置 20 分钟。所有样本 12 000×g 离心 15 分钟（4℃），取上清液于离心管中，用温和氮气吹干，用 100μl 乙腈复溶，超声 20 分钟，室温条件下，12 000×g 离心 10 分钟，取上清液于进样小瓶中待 UPLC-MS 分析。

（3）肝脏供试品制备：取冷冻储存的肝脏样本，于室温下解冻，放入盛有生理盐水的表面皿中，去除表面残留物，用滤纸吸干水分，取 0.2g 于匀浆管中，用剪刀剪碎，再倒入 1ml 生理盐水将其匀浆，将匀浆液转移至 4ml 离心管中，加入 3ml 乙腈，涡旋 30 秒，于 4℃冰箱中静置 20 分钟。将所有样本 12 000×g 离心 15 分钟（4℃），取上清液于离心管中，用温和氮气吹干，用 100μl 乙腈复溶，超声 20 分钟，12 000×g 离心 10 分钟（室温），取上清液于进样小瓶中待 UPLC-MS 分析。

4. UPLC-MS 仪器及分析条件

（1）UPLC-MS 仪器：Ultimate 3000 超高效液相色谱串联 QExactive 四极杆-静电场轨道阱高分辨质谱仪（赛默飞世尔科技，美国），配有 CBM-20A 系统控制器、LC-20AD 四元泵、SIL-20A 自动进样器、CTO-20A 柱温箱及 SPD-M20A PDA 检测器。

（2）色谱条件：Thermo C18 柱（2.1mm×100mm，1.9μm）；流动相为 0.1%甲酸水溶液（A）和乙腈（B），梯度洗脱程序见表 19-1 和表 19-2；流速为 0.2ml/min；进样量为 4μl。

（3）质谱条件：同第十八章第二节。

表 19-1　血清和尿液样本的 UPLC 梯度洗脱程序

时间（分钟）	流动相 A（%）	流动相 B（%）
3	95	5
5	77	23
10	57	43
13	36	64
16	15	85
18	0	100
20	0	100

表 19-2　肝脏的超高效液相色谱梯度洗脱程序

时间（分钟）	流动相 A（%）	流动相 B（%）
3	95	5
5	77	23
10	57	43
13	36	64
16	15	85
18	0	100
22	0	100

5. 数据处理　同第十八章第二节。

6. 代谢物轮廓分析　图 19-2～图 19-4 分别为血清、尿液、肝脏样本模型组、滇黄精水提物组的正、负离子模式下的总离子流图（TIC）。由图可见，血清、尿液、肝脏三种样品中的模型组与滇黄精水提物组各样本内源性代谢物均存在明显差异，表明各组的代谢状态明显不同，且色谱峰较多，包含了各类大量参与脂代谢紊乱的内源性代谢物的信息。三种样品的模型组与滇黄精水提物组的 TIC 存在明显差异，在同一保留时间的色谱峰面积亦有差异，说明在滇黄精水提物给药后，血清、尿液、肝脏三种样品中的内源性代谢物均发生了显著变化，从而影响了相关信号通路，进而发挥治疗 NAFLD 的作用。

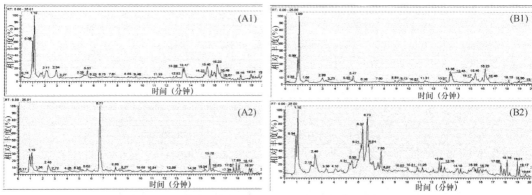

图 19-2　模型组（1）和滇黄精水提物组（2）大鼠血清代谢物在正离子模式（A）
和负离子模式（B）的 TIC

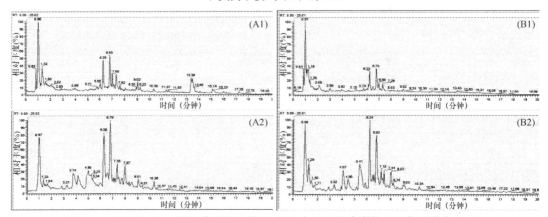

图 19-3　模型组（1）和滇黄精水提物组（2）大鼠尿液代谢物在正离子模式（A）
和负离子模式（B）的 TIC

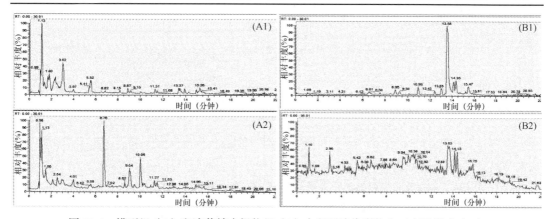

图 19-4　模型组（1）和滇黄精水提物组（2）大鼠肝脏代谢物在正离子模式（A）
和负离子模式（B）的 TIC

7. PCA 分析　图 19-5 为血清样本在正、负离子模式下的 PCA 图。正常对照组、模型组、滇黄精水提物组和辛伐他汀组分别位于散点得分图的 4 个不同区域。四组样本基本分开，滇黄精水提物组比辛伐他汀组更靠近正常对照组，且与正常对照组有部分重合，说明滇黄精水提物组大鼠的代谢物与正常对照组大鼠的代谢物组成和浓度接近，滇黄精可逆转高脂饮食诱导的病理改变，且效果优于辛伐他汀。

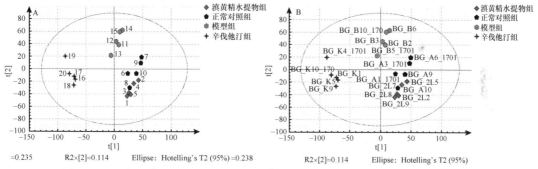

图 19-5　血清正常对照组、模型组、滇黄精水提物组和辛伐他汀组的 PCA 散点图
A：正离子模式；B：负离子模式

尿液样本在正、负离子模式下的 PCA 图见图 19-6，正常对照组与其他三组区分明显，模型组、滇黄精水提物组与辛伐他汀组有部分重叠。负离子模式下，正常对照组有异常观测值，这是由于样品来源个体差异等原因，出现了分布在 95% 置信区间外的离群样本点，且纵向分散；模型组偏离横坐标，各样本分散于横坐标两侧，相比于正常对照组有明显差异；辛伐他汀组各样本有与模型组偏离的趋势；滇黄精水提物组较集中，组内差异较小，相比于模型组各样本更加靠近横坐标，显示在给药后，样本有与模型组偏离的趋势，且效果优于辛伐他汀组。相比于模型组，滇黄精水提物组有向正常对照组部分样本靠近的趋势，而偏离正常对照组的其他部分样本，这是由于离群样本点的出现会严重影响聚类结果。正离子模式下，正常对照组出现了离群样本点；模型组相比于正常对照组有向左偏离的趋势；滇黄精水提物组与辛伐他汀组样本组内差异较小且有部分重合，且没有向正常对照组靠近的趋势，这被认为与正常对照组的离群样本点有关。

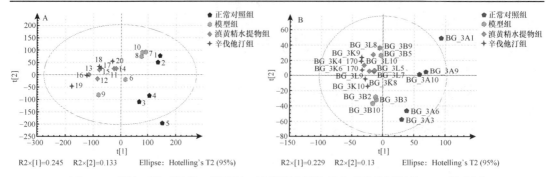

图 19-6 尿液正常对照组、模型组、滇黄精水提物组和辛伐他汀组的 PCA 散点图
A：正离子模式；B：负离子模式

图 19-7 为肝脏样本在正、负离子模式下的 PCA 图。负离子模式下，正常对照组、模型组、滇黄精水提物组、辛伐他汀组所有样本均分布于 95% 置信区间内。正常对照组组内差异较小，与模型组有部分重合，分离不明显，这可能主要是因为 PCA 分析是无监督模式识别分析技术，分类判别能力较弱。正离子模式下，正常对照组存在离群样本点，且与模型组有部分重合，滇黄精水提物组与辛伐他汀组有部分重合，组间差异不明显。而滇黄精水提物组与正常对照组、模型组差异较大，显示滇黄精水提物干预了大鼠体内代谢，且滇黄精水提物与辛伐他汀效果相似。

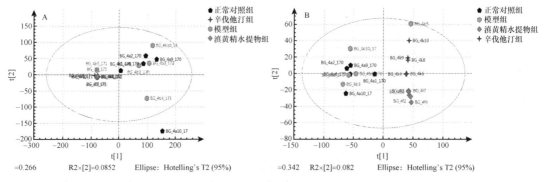

图 19-7 肝脏正常对照组、模型组、滇黄精水提物组和辛伐他汀组的 PCA 散点图
A：正离子模式；B：负离子模式

8. OPLS-DA 分析 为进一步验证正常对照组、模型组、滇黄精水提物组、辛伐他汀组干预大鼠各样本的分离情况，最大化组间分离，并从中识别有效的标志物，本研究对各组数据进行 OPLS-DA 分析，结果见图 19-8～图 19-10。图 19-8 所示为血清样本在正、负离子模式下的 OPLS-DA 图，从图中可发现 OPLS-DA 分析明显提高了数据的分离聚合能力。横坐标为第 1 主成分得分，纵坐标为第 2 主成分得分，RX（表示 X 变量的可解释性），RY（表示 Y 变量的可解释性），Q（表示模型的可预测性）越接近于 1 表示 OPLS-DA 模型越能更好地解释两组样本之间的差异。正、负离子模式下，正常对照组、模型组、滇黄精水提物组和辛伐他汀组组间差异显著，滇黄精水提物组与辛伐他汀组都有向正常对照组靠近的趋势，结合 PCA 分析进一步说明滇黄精可逆转高脂饮食诱导的病理改变。负离子模型 RX=0.535，RY=0.993，Q=0.8；正离子模型 RX=0.534，RY=0.993，Q=0.796，表明建

立的数学模型可靠。

　　图 19-9 为尿液样本在正、负离子模式下的 OPLS-DA 图，四组样本区分明显，组内差异较小，组间差异较大。模型组与正常对照组区分显著，说明在高脂饮食的诱导下，大鼠尿液的生理代谢被严重干扰；滇黄精水提物组各样本点显示出不同程度向正常对照组靠近的趋势，说明在给予滇黄精水提物后脂代谢紊乱得到了一定的缓解，且有与辛伐他汀相似的缓解效果。结合 PCA 分析进一步说明滇黄精可逆转高脂饮食诱导的病理改变。负离子模型 RX=0.497，RY=0.934，Q=0.685；正离子模型 RX=0.606，RY=0.988，Q=0.694，表明建立的数学模型可靠。

　　图 19-10 为肝脏样本在正、负离子模式下的 OPLS-DA 图。负离子模式下，正常对照组、模型组、滇黄精水提物组与辛伐他汀组分别位于四个不同区域，显示四组分离效果良好。正常对照组与模型组区分明显，给药后，滇黄精水提物组各样本较辛伐他汀组相对靠近正常对照组，显示滇黄精水提物较辛伐他汀对肝脏中代谢物的变化影响大。正离子模式下，四组样品基本区分开位于四个不同区域，而组内差异较大。结合 PCA 分析进一步说明滇黄精可逆转高脂饮食诱导的病理改变。负离子模型 RX=0.892，RY=0.1，Q=0.726；正离子模型 RX=0.386，RY=0.893，Q=0.46，表明建立的数学模型可靠。

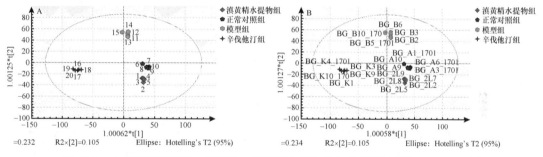

图 19-8　血清正常对照组、模型组、滇黄精水提物组和辛伐他汀组的 OPLS-DA 图
A：正离子模式；B：负离子模式

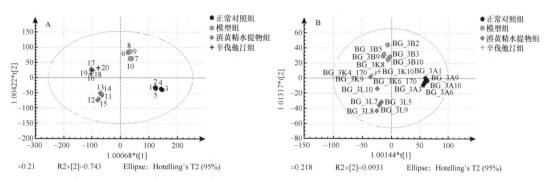

图 19-9　尿液正常对照组、模型组、滇黄精水提物组和辛伐他汀组的 OPLS-DA 图
A：正离子模式；B：负离子模式

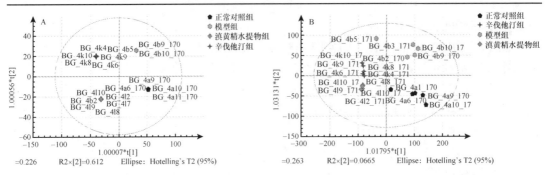

图 19-10 肝脏正常对照组、模型组、滇黄精水提物组和辛伐他汀组的 OPLS-DA 图

A：正离子模式；B：负离子模式

9. S-Plot 图分析 进一步确定给药后各成分变化情况，采用 OPLS-DA 对模型组和滇黄精水提物组进行分析后得到了 S-Plot 载荷图，结果见图 19-11～图 19-13。在 S-Plot 图中，每一个点代表一个变量，显示造成模型组与滇黄精水提物组差异的内源性分子，变量对分类的重要程度由 VIP 值的大小来衡量，变量离原点越远，VIP 值越大。根据 VIP 值对变量进行筛选，选取 VIP 值＞1.0 的物质作为生物标志物。

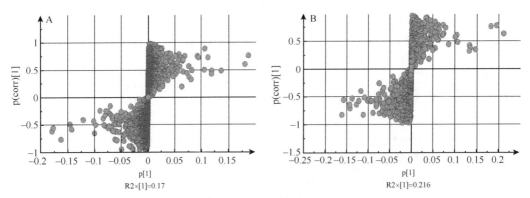

图 19-11 模型组与滇黄精水提物组大鼠血清 S-Plot 图

A：正离子模式；B：负离子模式

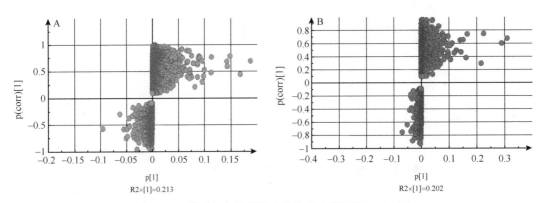

图 19-12 模型组与滇黄精水提物组大鼠尿液 S-Plot 图

A：正离子模式；B：负离子模式

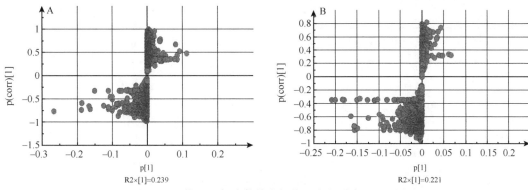

图 19-13　模型组与滇黄精水提物组大鼠肝脏 S-Plot 图

A：正离子模式；B：负离子模式

10. 生物标志物的鉴定　根据血清、尿液、肝脏的模型组与滇黄精水提物组对比的 VIP 值对变量进行筛选，选取 VIP 值>1.0 的变量并结合 Xcalibur 软件与 METLIN 数据库检索、文献对照等方法筛选造成模型组与滇黄精水提物组差异的生物标志物，结果如下：

从血清样本中筛选到 17 种化合物，其中负离子模式下 4 种，正离子模式下 15 种，这些化合物包括氨基酸类、糖类、酯类等（表 19-3）。

从尿液样本中筛选到 24 种化合物，其中负离子模式下 7 种，正离子模式下 17 种，这些化合物包括氨基酸类、有机酸类、酯类等（表 19-4）。

从肝脏样本中筛选到 40 种化合物，其中负离子模式下 18 种，正离子模式下 22 种。这些化合物包括氨基酸类、有机酸类、酯类等（表 19-5）。

表 19-3　血清样本模型组与滇黄精水提物组潜在生物标志物

保留时间（分钟）	分子量（Da）	VIP	潜在标志物	分子式	变化趋势（Model-PKRP）
ESI–					
0.928 261	215.032	6.266 99	2-*C*-methyl-D-erythritol-4-phosphate（2-*C*-甲基-D-赤藓糖醇-4-磷酸酯）	$C_5H_{13}O_7P$	下调
8.305 72	245.048	2.597 74	pimpinellin（茴芹素）	$C_{13}H_{10}O_5$	下调
17.703 4	327.233	1.534 93	3-methyl-5-pentyl-2-furanoonic acid（3-甲基-5-戊基-2-呋喃壬酸）	$C_{19}H_{32}O_3$	下调
13.057 4	437.291	1.033 38	4，4'-diaponeurosporene	$C_{30}H_{42}$	上调
ESI+					
1.116 29	132.102	21.806	isoleucine（异亮氨酸）	$C_6H_{13}NO_2$	下调
0.997 628	132.077	16.057 6	3-guanidinopropanoate（3-胍基丙酸）	$C_4H_9N_3O_2$	上调
1.091 3	118.087	14.958 9	aminovaleric acid（氨基戊酸）	$C_5H_{11}NO_2$	上调
15.977 3	496.338	14.214 1	lysoPC（16：0）	$C_{24}H_{50}NO_7P$	上调
2.155 4	166.086	11.884 9	L-phenylalanine（L-苯丙氨酸）	$C_9H_{11}NO_2$	下调
5.461 47	205.097	10.629 8	L-tryptophan（L-色氨酸）	$C_{11}H_{12}N_2O_2$	上调
0.976 7	203.053	10.433 6	α-D-glucose（α-D-葡萄糖）	$C_6H_{12}O_6$	下调
18.568 7	400.332	9.597 88	palmitoyl-L-carnitine（棕榈酰左旋肉碱）	$C_{23}H_{45}NO_4$	下调
1.096 87	150.058	9.093 47	L-methionine（L-甲硫氨酸）	$C_5H_{11}NO_2S$	下调
1.108 44	182.081	8.073 13	L-tyrosine（L-酪氨酸）	$C_9H_{11}NO_3$	上调

续表

保留时间（分钟）	分子量（Da）	VIP	潜在标志物	分子式	变化趋势（Model-PKRP）
5.6576	202.086	6.729 53	2'-aminobiphenyl-2,3-diol（2'-氨基联苯-2,3-二醇）	$C_{12}H_{11}NO_2$	下调
6.833 29	160.096	6.657 96	4-hydroxystachydrine（4-羟基水苏碱）	$C_7H_{13}NO_3$	上调
0.960 596	140.068	6.040 6	pentanoic acid（戊酸）	$C_5H_{11}NO_2$	下调
15.099 3	478.306	1.003 34	1-oleoyllysophosphatidic acid（1-油酰基溶血磷脂酸）	$C_{21}H_{41}O_7P$	下调
10.439 4	288.216	2.120 52	L-octanoylcarnitine（L-辛酰基肉碱）	$C_{15}H_{29}NO_4$	下调

表 19-4 尿液样本模型组与滇黄精水提物组潜在生物标志物

保留时间（分钟）	分子量（Da）	VIP	潜在标志物	分子式	变化趋势（Model-PKRP）
ESI–					
9.008 95	213.113	1.421 24	2,2'-（3-methylcyclohexane-1,1-diyl）diacetic acid［2,2'-（3-甲基环己烷-1,1-二基）乙酰乙酸］	$C_{11}H_{18}O_4$	上调
3.937 17	218.103	1.322 34	pantothenic acid（泛酸）	$C_9H_{17}NO_5$	上调
14.067 5	265.148	1.350 19	cumanin	$C_{15}H_{22}O_4$	上调
1.113 79	254.981	1.305 7	ascorbate-2-sulfate（抗坏血酸-2-硫酸酯）	$C_6H_8O_9S$	下调
0.990 052	308.099	1.253 3	N-acetylneuraminic acid（N-乙酰神经氨酸）	$C_{11}H_{19}NO_9$	下调
3.035 97	365.135	1.152 11	tetrahydropentoxyline	$C_{17}H_{22}N_2O_7$	下调
17.899 4	303.233	1.123 74	arachidonic acid（花生四烯酸）	$C_{20}H_{32}O_2$	上调
ESI+					
8.409 88	173.117	1.515 59	4-hydroxynonenoic acid（4-羟基壬烯酸）	$C_9H_{16}O_3$	上调
6.147 52	172.007	1.501 65	L-homocysteine sulfonic acid（L-高半胱氨酸磺酸）	$C_3H_9NO_3S_2$	上调
10.495 9	187.126	1.477 14	1-phenyl-5-propyl-1H-pyrazole（1-苯基-5-丙基-1H-吡唑）	$C_{12}H_{14}N_2$	上调
8.406 56	155.106	1.460 75	4-oxo-2-nonanenal（4-氧代-2-壬烯醛）	$C_9H_{14}O_2$	上调
8.245 8	190.115	1.449 48	N^6-carbamoyl-DL-lysine（N^6-氨基甲酰基-DL-赖氨酸）	$C_7H_{15}N_3O_3$	上调
1.899 02	213.123	1.391 63	butethal（正丁巴比妥）	$C_{17}H_{22}N_2O_7$	上调
13.785 9	256.263	1.384 83	palmitic amide（棕榈酰胺）	$C_{16}H_{33}NO$	上调
6.679 69	172.097	1.340 87	（3-methylcrotonyl）glycine methyl ester［（3-甲基巴豆酰基）甘氨酸甲酯］	$C_8H_{13}NO_3$	上调
17.983 6	315.252	1.334 99	9,10-DiHOME	$C_{18}H_{34}O_4$	上调
3.919 79	220.118	1.300 61	pantothenic acid（泛酸）	$C_9H_{17}NO_5$	上调
7.087 34	192.066	1.261 02	5-hydroxyindoleacetic acid（5-羟基吲哚乙酸）	$C_{10}H_9NO3$	上调
0.839 605	146.165	1.248 38	spermidine（亚精胺）	$C_7H_{19}N_3$	上调
0.924 092	170.093	1.245 02	1-methylhistidine（1-甲基组氨酸）	$C_7H_{11}N_3O_2$	上调
1.095 09	189.123	1.236 44	N-alpha-acetyllysine（N-α-乙酰赖氨酸）	$C_8H_{16}N_2O_3$	上调
9.404 33	139.112	1.205 85	2-pentylfuran（2-戊基呋喃）	$C_9H_{14}O$	上调
7.331 04	143.107	1.204 54	2-octenoic acid（2-辛烯酸）	$C_8H_{14}O_2$	上调
3.917 14	222.122	1.195 06	vinyl-L-NIO（乙烯基-L-NIO）	$C_9H_{17}N_3O_2$	上调

表 19-5　肝脏样本模型组与滇黄精水提物组潜在生物标志物

保留时间 （分钟）	分子量 （Da）	VIP	潜在标志物	分子式	变化趋势 （Model-PKRP）
ESI–					
3.957 87	218.103	9.026 21	pantothenic acid（泛酸）	$C_9H_{17}NO_5$	下调
5.520 16	203.082	5.175 33	L-tryptophan（L-色氨酸）	$C_{11}H_{12}N_2O_2$	上调
17.914 4	303.232	2.674 41	arachidonic acid（花生四烯酸）	$C_{20}H_{32}O_2$	上调
8.185 57	241.073	2.087 95	lumichrome（光色素）	$C_{12}H_{10}N_4O_2$	下调
17.694 4	327.233	2.031 02	docosahexaenoic acid（二十二碳 六烯酸）	$C_{22}H_{32}O_2$	下调
9.271 29	201.112	1.778 91	sebacic acid（癸二酸）	$C_{10}H_{18}O_4$	下调
18.194 2	279.232	1.757 55	linoleic acid（亚油酸）	$C_{18}H_{32}O_2$	上调
11.318 8	464.302	1.750 82	glycocholic acid（甘胆酸）	$C_{26}H_{43}NO_6$	下调
13.945 5	313.24	1.665 17	9，10-DiHOME	$C_{18}H_{34}O_4$	下调
15.958 8	319.227	1.586 62	16（R）-HETE	$C_{20}H_{32}O_3$	上调
7.087 34	353.234	1.560 66	PGE$_1$（前列腺素 E$_1$）	$C_{20}H_{34}O_5$	上调
10.898 4	227.128	1.451 55	traumatic acid（愈伤酸）	$C_{12}H_{20}O_4$	下调
2.516 8	251.079	1.416 13	deoxyinosine（脱氧肌苷）	$C_{10}H_{12}N_4O_4$	下调
11.428 5	221.081	1.393 99	apiole（芹菜脑）	$C_{12}H_{14}O_4$	下调
16.281 5	339.199	1.280 69	canrenone（烯睾丙内酯）	$C_{22}H_{28}O_3$	下调
11.412 7	351.219	1.148 83	PGE$_2$（前列腺素 E$_2$）	$C_{20}H_{32}O_5$	上调
15.635 7	343.228	1.058 4	medroxyprogesterone（甲羟孕 酮）	$C_{22}H_{32}O_3$	下调
19.046 8	281.249	1.032 42	ethyl palmitoleate（十六碳一烯 酸乙酯）	$C_{18}H_{34}O_2$	下调
ESI+					
5.581 68	205.097	25.642 1	L-tryptophan（L-色氨酸）	$C_{11}H_{12}N_2O_2$	上调
1.129 85	123.055	23.456 9	niacinamide（烟酰胺）	$C_6H_6N_2O$	上调
3.945 34	220.118	15.528 3	pantothenic acid（泛酸）	$C_9H_{17}NO_5$	下调
1.073 98	244.092	13.544 5	cytarabine（阿糖胞苷）	$C_9H_{13}N_3O_5$	下调
1.654 58	182.081	12.384 2	L-tyrosine（L-酪氨酸）	$C_9H_{11}NO3$	上调
0.901 697	132.077	8.822 97	3-guanidinopropanoate（3-胍基 丙酸酯）	$C_4H_9N_3O_2$	下调
0.990 524	203.053	8.069 45	L-（+）-gulose［L-（+）-古洛 糖］	$C_6H_{12}O_6$	下调
2.078 51	269.088	7.668 22	inosine（肌苷）	$C_{10}H_{12}N_4O_5$	下调
15.094 2	302.305	7.592 74	sphinganine（神经鞘氨醇）	$C_{18}H_{39}NO_2$	下调
1.481 96	153.04	7.193 94	xanthine（黄嘌呤）	$C_5H_4N_4O_2$	下调
6.382 05	130.159	6.902 21	octylamine（辛胺）	$C_8H_{19}N$	下调
1.211 81	150.058	6.259 79	L-methionine（L-甲硫氨酸）	$C_5H_{11}NO_2S$	下调
0.835 38	146.165	6.244 39	spermidine（亚精胺）	$C_7H_{19}N_3$	下调
2.909 83	285.083	5.163 23	xanthosine（黄嘌呤核苷）	$C_{10}H_{12}N_4O_6$	下调
1.646 12	165.055	1.280 69	*m*-coumaric acid（*m*-香豆酸）	$C_9H_8O_3$	下调
11.336 6	181.122	4.586 65	dihydroactinidiolide（二氢猕猴 桃内酯）	$C_{11}H_{16}O_2$	下调
1.143 82	204.123	4.295 42	succinylmonocholine（琥珀酰单 胆碱）	$C_9H_{17}NO_4$	下调
2.206 61	218.139	4.216 55	propionyl-L-carnitine（丙酰左旋 肉碱）	$C_{10}H_{19}NO_4$	下调
5.733 61	114.092	3.422 89	ε-caprolactam（ε-己内酰胺）	$C_6H_{11}NO$	下调

续表

保留时间 （分钟）	分子量 （Da）	VIP	潜在标志物	分子式	变化趋势 （Model-PKRP）
17.961 3	305.248	1.877 1	arachidonic acid（花生四烯酸）	$C_{20}H_{32}O_2$	下调
13.243 5	299.201	1.608 93	norethindrone（炔诺酮）	$C_{20}H_{26}O_2$	下调
11.717 1	181.122	1.589 94	dihydroactinidiolide（二氢猕猴 桃内酯）	$C_{11}H_{16}O_2$	下调

11. 代谢通路分析　选择影响值大于 0.1 的通路作为滇黄精水提物调节脂代谢紊乱的代谢通路，四个样本代谢通路分析如图 19-14～图 19-16，纵坐标–log（p）用由浅到深的颜色来表示富集分析所得结果。结果从三种样本中共找到 12 种代谢通路，其中血清中 7 种，尿液中 1 种，肝脏中 7 种，线粒体中 1 种。

从血清样本中得到的通路有 7 条（图 19-14、表 19-6），分别为苯丙氨酸、酪氨酸和色氨酸的生物合成，苯丙氨酸代谢，缬氨酸、亮氨酸和异亮氨酸的生物合成，淀粉和蔗糖代谢，甘油磷脂代谢，色氨酸代谢和酪氨酸代谢通路。

从尿液样本中得到的通路有 1 条（图 19-15、表 19-7），为花生四烯酸代谢通路。

从肝脏样本中得到的通路有 7 条（图 19-16、表 19-8），分别为花生四烯酸代谢，苯丙氨酸、酪氨酸和色氨酸的生物合成，亚油酸代谢，烟酸和烟酰胺代谢，鞘脂代谢，色氨酸代谢和酪氨酸代谢通路。

（1）苯丙氨酸、酪氨酸和色氨酸的生物合成，苯丙氨酸代谢，酪氨酸代谢及色氨酸代谢通路：体内氨基酸作为蛋白质合成原料及分解代谢产物，参与多种生理和病理过程，其水平的高低往往可反映机体的代谢情况。血清和肝脏样本中涉及很多氨基酸代谢通路，这些代谢物水平的降低表明氨基酸代谢紊乱。当肝脏受到刺激，必定会导致氨基酸代谢异常，进而影响肝脏正常生理功能。脂代谢紊乱可引起苯丙氨酸代谢失调，致使苯丙氨酸转化为酪氨酸受阻，引起血中苯丙氨酸浓度过高。本研究发现，在给予滇黄精水提物后，苯丙氨酸含量降低，酪氨酸含量升高。酪氨酸由苯丙氨酸转化而来，是肾上腺素等儿茶酚胺类激素的前体物质，是人体的半必需氨基酸。酪氨酸在促进能量代谢、清除自由基、延缓疲劳等方面均有积极作用。酪氨酸在酪氨酸氨酶催化下转变为 4-羟苯丙酮酸（HPPA），后者被 4-羟苯丙酮酸二加氧酶（HPPD）氧化为尿黑酸，再经一系列代谢反应后生成延胡索酸和乙酰乙酸，参与三羧酸循环。参与到三羧酸循环的乙酰辅酶 A 可以合成脂肪酸，最后由甘油和脂肪酸合成脂肪。在给予滇黄精水提物后，酪氨酸含量回升，提高了乙酰辅酶 A 的含量，加速了脂质的分解，即可通过三羧酸循环缓解脂代谢紊乱。表明滇黄精水提物可以通过调节苯丙氨酸、酪氨酸和色氨酸的生物合成、苯丙氨酸代谢及酪氨酸代谢，提高酪氨酸生成量，并降低苯丙氨酸生成量而缓解 NAFLD。

色氨酸是人体必需氨基酸之一，参与色氨酸代谢，同时具有调控脂肪代谢的重要功能。正常生理情况下，色氨酸不仅可作为氨基酸底物参与机体组织细胞各种蛋白质的合成，还可对蛋白质的合成过程进行调节。色氨酸的代谢失调还与糖尿病有关。色氨酸可以转化为丙酮酸参与到三羧酸循环中，丙酮酸转化为甘油后与脂肪酸合成脂肪。在给予滇黄精水提物后，色氨酸含量升高，进而增加了乙酰辅酶 A 的含量，加速了脂质的分解。因此，滇黄精水提物可以通过提高色氨酸含量调节色氨酸代谢进而起到缓解 NAFLD 的作用。

（2）缬氨酸、亮氨酸和异亮氨酸的生物合成通路：缬氨酸、亮氨酸和异亮氨酸生物合成参与到血清样本代谢中，它们可分解转化为葡萄糖。在脂代谢紊乱的模型中，血糖含量的升高抑制了异亮氨酸的分解，因此相比于正常对照组，模型组中异亮氨酸含量水平降低，在给予滇黄精水提物后，异亮氨酸含量有所上升，这表明血清中血糖含量在给药之后有所降低，血糖含量的降低影响了丙酮酸的氧化脱羧，进而降低了由脂肪酸与甘油合成的脂肪的含量而缓解脂代谢紊乱。结果说明，滇黄精水提物可调节缬氨酸、亮氨酸和异亮氨酸生物合成，提高异亮氨酸含量而缓解 NAFLD。

（3）淀粉和蔗糖代谢通路：淀粉和蔗糖代谢参与到血清样本代谢中。葡萄糖是活细胞的能量来源和新陈代谢的中间产物，是机体生命活动所依赖的能源物质。淀粉是多糖，是由若干个葡萄糖分子结合而成；蔗糖为双糖，是由一个葡萄糖分子和一个果糖分子组成。淀粉和蔗糖可被消化液分解成葡萄糖与果糖而被吸收。糖经酵解产生磷酸二羟丙酮，磷酸二羟丙酮可以还原为甘油；磷酸二羟丙酮也能继续通过糖酵解途径形成丙酮酸，丙酮酸氧化脱羧后转变成乙酰辅酶 A，乙酰辅酶 A 可用来合成脂肪酸，最后由甘油和脂肪酸合成脂肪。本研究发现，给予滇黄精水提物后，血清样本中葡萄糖含量降低，这表示滇黄精水提物可通过调节淀粉和蔗糖代谢，降低葡萄糖含量而减少脂肪的合成。

（4）甘油磷脂代谢通路：甘油磷脂代谢参与到血清样本代谢中。甘油磷脂是机体中含量最多的一类磷脂，除构成生物膜外，还是胆汁和膜表面活性物质等的成分之一。磷脂酰胆碱是参与到甘油磷脂代谢通路中的差异性小分子，它是磷脂的一种，是细胞膜脂质双层结构的主要成分，也是脂蛋白的重要组成部分和合成胆固醇酯的前体，并且其中的花生四烯酸可以合成前列腺素；此外，磷脂酰胆碱在胆汁中对胆固醇有助溶作用，在肺泡表面是表面活性剂，有助于肺泡进行扩张等，由此可得磷脂酰胆碱在人体的生命活动中发挥着重要的作用。磷脂酰胆碱可溶解血液中和管壁上的脂溶性物质如甘油三酯及胆固醇等，从而减少脂质在血管壁上的沉积。曾有研究将一定量的磷脂酰胆碱添加至食用高胆固醇人群的膳食中，一年半后发现，人群中大部分人的血液胆固醇含量有所降低，因此说明磷脂酰胆碱有较好的降血脂功效。磷脂酰胆碱还具有修复肝细胞的作用，由于脂肪在体内主要由脂蛋白进行转运，而磷脂酰胆碱又是肝细胞合成脂蛋白的重要活性物质，因此，当磷脂酰胆碱含量升高时，肝脏中脂蛋白合成加快，从而加速了甘油三酯的转化，促进了甘油三酯的代谢，起到降脂的作用。本研究发现，给予滇黄精水提物后磷脂酰胆碱含量明显升高，表明滇黄精水提物通过调节甘油磷脂代谢通路，促进磷脂酰胆碱合成进而起到缓解 NAFLD 的作用。

（5）花生四烯酸代谢通路：尿液样本与肝脏样本同时涉及了花生四烯酸代谢通路。花生四烯酸是花生四烯酸代谢通路中的差异性小分子，一般由油酸、亚油酸等转化而来，主要以磷脂的形式存在于生物膜上，是生物体内分布最广的一种必需多不饱和脂肪酸。当细胞受到刺激时，花生四烯酸在磷脂酶 A2 的作用下被分解成游离形式并释放到细胞液中，进而在一系列代谢酶的作用下形成上百种生物活性代谢物，这些活性物质对脂蛋白代谢等具有重要的调节作用。有研究显示花生四烯酸与高血脂的发生有着密切的联系，花生四烯酸可以促进体内脂肪 β-氧化，从而可有效降低血脂和 LDL-C 的含量，预防血液中脂质的堆积，同时，花生四烯酸还可以降低丙二醛的含量，而丙二醛可以反映组织细胞脂质过氧化的强度及速率，这说明花生四烯酸可以使组织细胞脂质过氧化的强度减少。本研究结果表明，给予滇黄精水提物后，大鼠尿液及肝脏中花生四烯酸含量明显升高，说明滇黄精水提物可以通过促进大鼠体内花生四烯酸代谢，增加花生四烯酸含量来调节脂代谢紊乱。

（6）亚油酸代谢通路：亚油酸代谢参与到肝脏样本代谢中。亚油酸具有抗动脉粥样硬化、抗氧化，提高免疫功能，降低血脂与血液胆固醇含量等作用。研究发现，亚油酸可以加快细胞内脂肪酸氧化，促进葡萄糖的分解，且随着亚油酸浓度的增加，其可促进脂肪细胞的增殖和分化。亚油酸是亚油酸代谢的差异性小分子，本文研究发现在给予滇黄精水提物后，亚油酸含量明显增加，显示了滇黄精水提物通过促进亚油酸代谢，增加亚油酸含量而降低体内血脂含量，起到调节 NAFLD 的作用。

（7）烟酸和烟酰胺代谢通路：烟酸和烟酰胺代谢参与到肝脏样本代谢中。烟酰胺是烟酸通过酰胺化途径生成的代谢产物，烟酸是一种脂溶性维生素，其可抑制脂肪组织中游离脂肪酸的释放，并增加脂蛋白酶的活性，降低 LDL-C 的合成速率，同时降低 TC、TG 含量，升高 HDL-C 含量，显示了烟酸具有良好的调节脂代谢紊乱的作用。烟酰胺是烟酸和烟酰胺代谢通路中的差异性小分子，本研究在滇黄精水提物调节脂代谢紊乱过程中，烟酰胺含量有所增加，提示烟酸含量增加，说明滇黄精水提物可通过促进肝脏中烟酸和烟酰胺代谢，增加烟酰胺和烟酸含量而缓解 NAFLD。

（8）鞘脂代谢通路：鞘脂代谢参与到肝脏样本代谢中。鞘脂是一类以鞘氨醇为骨架的复杂化合物，是细胞膜脂质双层的主要结构成分，并可调控细胞的重要生理功能，其代谢异常与多种疾病密切相关。有研究发现肥胖个体的鞘脂代谢紊乱，表现在神经酰胺等鞘脂在组织中堆积及在循环中水平升高，而鞘脂又可代谢为鞘氨醇。本研究中，鞘氨醇为鞘脂代谢通路中的差异性小分子，在给予滇黄精水提物后神经鞘氨醇含量降低，表明滇黄精水提物可调节鞘脂代谢异常，降低鞘氨醇含量而缓解 NAFLD。

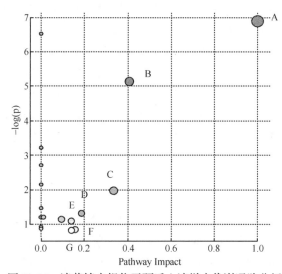

图 19-14 滇黄精水提物干预后血清样本代谢通路分析

A. 苯丙氨酸、酪氨酸和色氨酸的生物合成；B. 苯丙氨酸代谢；C. 缬氨酸、亮氨酸和异亮氨酸的生物合成；D. 淀粉和蔗糖代谢；E. 甘油磷脂代谢；F. 色氨酸代谢；G. 酪氨酸代谢

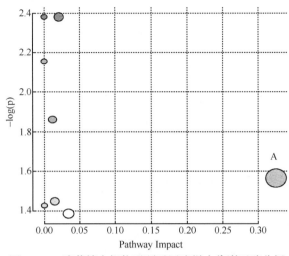

图 19-15　滇黄精水提物干预后尿液样本代谢通路分析

A. 花生四烯酸代谢

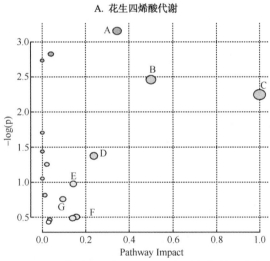

图 19-16　滇黄精水提物干预后肝脏样本代谢通路分析

A. 花生四烯酸代谢；B. 苯丙氨酸、酪氨酸和色氨酸的生物合成；C. 亚油酸代谢；D. 烟酸和烟酰胺代谢；E. 鞘脂代谢；

F. 色氨酸代谢；G. 酪氨酸代谢

表 19-6　滇黄精水提物干预后血清样本代谢通路分析结果

序号	通路名称	匹配状态	P 值	影响度	具体信息
1	phenylalanine，tyrosine and tryptophan biosynthesis（苯丙氨酸，酪氨酸和色氨酸生物合成）	2/4	8.190 5E–4	1.0	KEGG
2	phenylalanine metabolism（苯丙氨酸代谢）	2/9	0.004 7415	0.407 41	KEGG
3	valine，leucine and isoleucine biosynthesis（缬氨酸，亮氨酸和异亮氨酸生物合成）	1/11	0.126	0.333 33	KEGG
4	starch and sucrose metabolism（淀粉和蔗糖代谢）	1/23	0.246 35	0.187 83	KEGG
5	glycerophospholipid metabolism（甘油磷脂代谢）	1/30	0.309 16	0.197 53	KEGG

续表

序号	通路名称	匹配状态	P 值	影响度	具体信息
6	tryptophan metabolism（色氨酸代谢）	1/41	0.398 01	0.156 84	KEGG
7	tyrosine metabolism（酪氨酸代谢）	1/42	0.405 52	0.140 45	KEGG

表 19-7　滇黄精水提物干预后尿液样本代谢通路分析结果

序号	通路名称	匹配状态	P 值	影响度	具体信息
1	arachidonic acid metabolism(花生四烯酸代谢）	1/36	0.209 27	0.326 01	KEGG

表 19-8　滇黄精水提物干预后肝脏样本代谢通路分析结果

序号	通路名称	匹配状态	P 值	影响度	具体信息
1	arachidonic acid metabolism（花生四烯酸代谢）	3/36	0.042 685	0.346 77	KEGG
2	phenylalanine，tyrosine and tryptophan biosynthesis（苯丙氨酸，酪氨酸和色氨酸生物合成）	1/4	0.085 643	0.5	KEGG
3	linoleic acid metabolism（亚油酸代谢）	1/5	0.105 92	1.0	KEGG
4	nicotinate and nicotinamide metabolism（烟酸和烟酰胺代谢）	1/13	0.253 18	0.2381	KEGG
5	sphingolipid metabolism（鞘脂代谢）	1/21	0.376 85	0.14286	KEGG
6	tryptophan metabolism（色氨酸代谢）	1/41	0.605 53	0.15684	KEGG
7	tyrosine metabolism（酪氨酸代谢）	1/42	0.614 52	0.14045	KEGG

（顾　雯　杨兴鑫）

参 考 文 献

邓冬，王伟，李雪丽，等，2017. 中药复方治疗高血压机制的研究进展[J]. 中草药，48(21)：4565-4570.

邓泽元，2017. 功能食品学[M]. 北京：科学出版社：221-225.

李庆生，2014. 庆生诊治中医疑难病医理探真[M]. 北京：中国中医药出版社：382-394.

卢方晋，丁丽琴，曹世杰，等，2018. 调节糖脂代谢的苦味中药的化学及生物学研究[J]. 中国中药杂志，43(19)：3834-3840.

吕圭源，苏洁，陈素红，2016. 中药抗高血压药理学研究现状与展望[J]. 中国药理学与毒理学杂志，30(12)：1301-1311.

苏润泽，2018. 代谢综合征证治规律研究[M]. 太原：山西科学技术出版社：35-96.

温伟波，张超. 2016. 中医肝胆病学[M]. 昆明：云南大学出版社：253-262.

杨兴鑫，王曦，董金材，等，2018. 线粒体在非酒精性脂肪肝病中的作用及中药对其缓解作用研究进展[J]. 中成药，40(8)：
1800-1805.

杨兴鑫，徐风，俞捷，等，2017. 中药对线粒体功能的影响及其药理作用研究进展[J]. 生命科学仪器，15(4)：15-21.

于新，李小华，李奇林，2015. 功能性食品与疾病防御[M]. 北京：化学工业出版社：250.

张小莺，孙建国，陈启和，2012. 功能性食品学[M]. 北京：科学出版社：208-251.

张酉珍，苏光悦，夏晓艳，等.2016，天然达玛烷型皂苷降血糖作用的研究进展[J]. 中草药，47(15)：2758-2763.

郑建仙，2006. 功能性食品学[M]. 2 版. 北京：中国轻工业出版社：161-228.

中国成人血脂异常防治指南修订联合委员会，2017. 中国成人血脂异常防治指南（2016 年修订版）[J]. 中华全科医师杂志，
6(1)：5-35.

中国高血压防治指南修订委员会. 2011. 中国高血压防治指南[J]. 中华高血压杂志，19(8)：701-743.

中华医学会糖尿病学分会，2018. 中国 2 型糖尿病防治指南（2017 年版）[J]. 中华糖尿病杂志，10(1)：1-65.

中华中医药学会脾胃病分会，2017. 非酒精性脂肪性肝病中医诊疗专家共识意见[J]. 中医杂志，8(19)：1706-1710.

朱春胜，张冰，林志健，等，2015. 中医药治疗高尿酸血症的研究进展[J]. 中华中医药杂志，30(12)：4374-4376.

Arumugam M，Raes J，Pelletier E，et al，2011. Enterotypes of the human gut microbiome[J]. Nature，473：174-180.

Catalano KJ，Maddux BA，Szary J，et al，2014. Insulin resistance induced by hyperinsulinemia coincides with a persistent alteration
at the insulin receptor tyrosine kinase domain[J]. PLoS One，9(9)：1-11.

Huang B，Zhang R，2014. Regulatory non-coding RNAs：revolutionizing the RNA world[J]. Molecular Biology Reports，41(6)：
3915-3923.

Mastrangelo A，Martos-Moreno GÁ，García A，et al，2016. Insulin resistance in prepubertal obese children correlates with
sex-dependent early onset metabolomic alterations[J]. Int J Obes(Lond)，40(10)：1494-1502.

Ota Ajda，Ulrih Nataša P，2017.An Overview of Herbal Products and Secondary Metabolites Used for Management of Type Two
Diabetes. [J] . Front Pharmacol，8：436.

Tremaroli V，Bäckhed F，2012. Functional interactions between the gut microbiota and host metabolism[J]. Nature，71(7415)：242-249.

Wang TJ，Larson MG，Vasan RS，et al，2011. Metabolite profiles and the risk of developing diabetes[J]. Nat Med，17(4)：448-453.

Wang Z，Zhang JL，Ren TK，et al，2016. Targeted metabolomic profiling of cardioprotective effect of Ginkgo biloba L. extract on
myocardial ischemia in rats[J]. Phytomedicine，23(6)：621-631.

Yang XX，Xu F，Wang D，et al，2015. Development of a mitochondria-based centrifugal ultrafiltration/liquid chromatography/mass
spectrometry method for screening mitochondria-targeted bioactive constituents from complex matrixes：herbal medicines as a case
study[J]. J Chromatogr A，1413：33-46.

Yang XX，Zhou YZ，Xu F，et al，2018. Screening potential mitochondria-targeting compounds from traditional Chinese medicines
using a mitochondria-based centrifugal ultrafiltration/liquid chromatography/mass spectrometry method[J]. J Pharm Anal，8(4)：
240-249.

Yeh G Y，Eisenberg D M，Kaptchuk T J，et al，2003. Systematic review of herbs and dietary supplements for glycemic control in
diabetes[J] . Diabetes Care，26：1277-1294.